校企(行业)合作
系列教材

现代医学检验进展

伦永志 ◎ 主编

厦门大学出版社 国家一级出版社
XIAMEN UNIVERSITY PRESS 全国百佳图书出版单位

图书在版编目(CIP)数据

现代医学检验进展/伦永志主编. —厦门:厦门大学出版社,2018.10(2022.2 重印)
校企(行业)合作系列教材
ISBN 978-7-5615-6818-7

Ⅰ.①现… Ⅱ.①伦… Ⅲ.①医学检验—教材 Ⅳ.①R446

中国版本图书馆 CIP 数据核字(2017)第 319643 号

出版人	郑文礼
策划编辑	张佐群
责任编辑	眭 蔚 黄雅君
封面设计	蒋卓群
技术编辑	许克华

出版发行 **厦门大学出版社**

社　　址　厦门市软件园二期望海路 39 号
邮政编码　361008
总 编 办　0592-2182177　0592-2181406(传真)
营销中心　0592-2184458　0592-2181365
网　　址　http://www.xmupress.com
邮　　箱　xmupress@126.com
印　　刷　广东虎彩云印刷有限公司

开本　787 mm×1 092 mm　1/16
印张　19
插页　1
字数　440 千字
版次　2018 年 10 月第 1 版
印次　2022 年 2 月第 2 次印刷
定价　55.00 元

本书如有印装质量问题请直接寄承印厂调换

厦门大学出版社
微信二维码

厦门大学出版社
微博二维码

主　编： 伦永志

副主编： 武会娟　邱尚立　涂海健　肖玉鹏

参　编：（按姓氏笔画排列）

于增国　莆田学院药学与医学技术学院
马　凯　北京市理化分析测试中心
王　欣　南京医科大学基础医学院
叶小莉　福州艾迪康医学检验所有限公司
田彦捷　北京市理化分析测试中心
伦永志　莆田学院药学与医学技术学院
刘　旭　北京市理化分析测试中心
刘晓婷　解放军总医院临床检验科
许黎娟　莆田市第一医院
孙　杰　莆田学院药学与医学技术学院
肖玉鹏　莆田市第一医院
邱尚立　福州艾迪康医学检验所有限公司
张　静　福州艾迪康医学检验所有限公司
武会娟　北京市理化分析测试中心
涂海健　莆田学院附属医院
程小艳　北京市理化分析测试中心
雷　莎　海军军医大学附属长征医院
潘志鹏　福建医科大学附属协和医院
潘凌鸿　莆田学院药学与医学技术学院
魏　玲　北京市理化分析测试中心

秘　书： 王秋燕　莆田学院药学与医学技术学院

前 言

伦永志

医学检验主要通过现代实验室技术，利用检测仪器为疾病诊断、疗效评价及预后判断提供全面、快速、准确的实验室数据，是临床诊断不可缺少的一部分，在现代医学中的地位和作用日渐重要。作为诊断疾病的重要依据，诸多先进的新技术正逐步应用于医学检验。

为了更好地适应医学检验发展步伐，需要不断提高专业人员的个人素质与知识水平，从而满足医学检验各方面要求与标准。从20世纪80年代起，经过30余年的发展，开设医学检验专业的高校已达140余所。莆田学院医学检验技术专业于2014年获教育部批准正式招生，由此学校也成为当时福建省唯一开设医学检验技术本科层次教育的地方综合性高校。莆田学院是2002年3月经教育部批准成立的全日制普通本科高校，由福建省政府领导和管理，实行省市共建、以市为主的办学体制。学校坚持"做强医科"和"医科走基层"的学科专业发展定位与校地融合发展理念，面向莆田市和福建省经济社会发展需求，对接地方产业链和创新链，组建应用型人才培养专业群。作为医学类专业群之一的医学检验技术专业意在培养"实践能力强、发展后劲足"的应用型人才。

由于医学检验发展迅速，分工越来越精细，各种新技术、新设备不断问世，只有高素质的专业人员才能完成高质量的检测。随着科技、经济的快速发展和人们对健康的日益重视，医学检验得到了飞速发展，同时产生了许多新理论和新技术，专业人员应当努力学习，把握机遇，推动医学检验事业的发展。因此，有必要使专业人员了解医学检验相关学科的前沿理论和技术的发展动态，了解医学检验国内外发展趋势，使之具备较强的创造性思维、开拓创新精神及创业实践能力。基于此，我们邀请了国内从事医学检验工作的专家以及在临床一线工作的中青年学者共同编写了这部校企合作教材。

本教材共分12章。前七章以医学检验技术专业主干课程为线索，着重介绍学科进展和教材中悬而未明的理论，作为教材的补充和更新。由于近年来涌现出一大批灵敏度高、特异性强、耗时短、成本低的先进检验技术，后五章重点介绍其中相对更加成熟的技术，作为教材的延伸和拓展。在编写过程中，编者们力求使本教材具有实用性、前沿性和创新性的特点，有助于读者全面、完整地了解医学检验最新进展。

本教材除适用于医学检验专业本/专科生教学外,也可供医药、卫生、生物、农林以及相关专业的科研、教学、技术人员和在读研究生参考。

本书各章内容均几易其稿,虽经再三斟酌与校对,但由于时间仓促和限于编者学识水平,难免有疏漏和不足之处,在此敬请广大读者不吝指正。

2018 年 6 月

目 录

第一章 临床生物化学检验 ………………………………………………………………… 1

　第一节 实验室自动化解决方案 ………………………………………………………… 1
　　一、CCM 实验室自动化解决方案 …………………………………………………… 1
　　二、TCAutomation™ 实验室自动化解决方案 ……………………………………… 3
　　三、ACCELETATOR a3600 实验室自动化解决方案 ……………………………… 4
　　四、Aptio™ 自动化解决方案 ………………………………………………………… 4
　　五、Power Processor 实验室自动化流水线 ………………………………………… 5
　第二节 微流控芯片及其在心肌标志物中的应用 ……………………………………… 5
　第三节 纳米材料及其在临床检验中的应用 …………………………………………… 11

第二章 临床分子生物学检验 ……………………………………………………………… 17

　第一节 基因遗传病的分子生物学检验 ………………………………………………… 17
　　一、单基因遗传病的分子生物学检验 ……………………………………………… 17
　　二、多基因遗传病的分子生物学检验 ……………………………………………… 19
　第二节 线粒体病的分子生物学检验 …………………………………………………… 22
　　一、线粒体的功能 …………………………………………………………………… 22
　　二、线粒体病的概述 ………………………………………………………………… 23
　　三、线粒体病的分子生物学检验 …………………………………………………… 25
　第三节 染色体病的分子生物学检验 …………………………………………………… 31
　　一、染色体与染色体畸变 …………………………………………………………… 31
　　二、染色体病的种类 ………………………………………………………………… 36
　　三、染色体病的分子生物学检验 …………………………………………………… 41
　　四、无创产前染色体病的分子生物学检验 ………………………………………… 47

第三章 临床微生物学检验 ………………………………………………………………… 48

　第一节 细菌学检验 ……………………………………………………………………… 48
　　一、经典临床细菌学检验技术 ……………………………………………………… 48
　　二、临床细菌学检验新技术及其应用 ……………………………………………… 49
　第二节 病毒学检验 ……………………………………………………………………… 56
　　一、核酸检测技术 …………………………………………………………………… 56

二、基因芯片技术 ·· 58
　　三、集成毛细管电泳芯片技术 ·· 59
　　四、高通量测序技术 ·· 59
　　五、质谱技术 ·· 61
　第三节　真菌学检验 ·· 62
　　一、经典临床真菌学检验技术 ·· 63
　　二、临床真菌学检验新技术及其应用 ······························ 63

第四章　临床免疫学检验 ·· 65
　第一节　自动化分析 ·· 65
　　一、免疫荧光测定的自动化分析 ···································· 65
　　二、时间分辨免疫荧光技术的自动化分析 ······················ 66
　　三、荧光偏振免疫测定的自动化分析 ······························ 67
　　四、免疫浊度测定的自动化分析 ···································· 68
　　五、发光免疫测定的自动化分析 ···································· 71
　　六、酶联免疫测定的自动化分析 ···································· 75
　第二节　量子点及其标记技术 ·· 76
　　一、量子点及其性质 ·· 76
　　二、量子点制备及表面修饰 ·· 78
　　三、量子点与生物大分子的偶联 ···································· 80
　　四、量子点在免疫分析中的应用 ···································· 81

第五章　临床血液学检验 ·· 83
　第一节　造血 ·· 83
　　一、造血器官与造血的分期 ·· 83
　　二、造血细胞的生成及发育 ·· 88
　　三、造血的调控 ·· 93
　第二节　骨髓细胞形态学检验 ·· 99
　　一、骨髓常规检验的临床应用 ······································· 99
　　二、骨髓标本的采集 ··· 100
　　三、骨髓常规检验方法 ·· 103
　　四、骨髓象分析 ·· 107
　第三节　白血病的分类与分型 ·· 110
　　一、传统分类法 ·· 110
　　二、FAB分型 ·· 111
　　三、MIC和MICM分型 ··· 113
　　四、WHO分型 ·· 119

第四节 血液凝固 ······ 126
一、凝血因子及其特性 ······ 127
二、凝血因子的功能 ······ 132
三、血液凝固机制 ······ 134

第六章 临床检验实验室管理 ······ 138

第一节 实验室设备管理 ······ 138
一、设备验收 ······ 138
二、仪器检定/校准 ······ 140
三、设备档案管理 ······ 160
四、设备利用率 ······ 165

第二节 医学实验室物料管理 ······ 166
一、企业物料管理部门的职能 ······ 166
二、BOM 管理 ······ 166

第三节 文件管理及培训 ······ 168
一、概述 ······ 168
二、文件培训和管理系统 ······ 169

第四节 实验室"5S"管理 ······ 171
一、"5S"概论 ······ 171
二、推行"5S"的意义 ······ 172
三、"5S"的经典步骤 ······ 173

第五节 实验室目视化管理 ······ 182
一、目视化管理的概述 ······ 182
二、目视化管理在实验室中的应用 ······ 183

第七章 临床检验质量控制 ······ 186

第一节 ISO 15189 质量管理体系 ······ 186
一、ISO 15189:2012 管理要求 ······ 186
二、ISO 15189:2012 技术要求 ······ 187

第二节 检验前质量控制 ······ 187
一、检验前质量保证体系的定义 ······ 187
二、标本采集前采集者的指导 ······ 189
三、标本的运送 ······ 190
四、标本检测前的处理、准备和保存 ······ 190

第三节 检验中质量控制 ······ 190
一、正态分布 ······ 190
二、室内质量控制 ······ 191

三、室内质量控制的应用 …… 198
　　四、室间质量评价 …… 200
　　五、计量的溯源性 …… 200
　　六、测量不确定度 …… 202
　第四节　检验后质量控制 …… 203
　　一、检验结果的评审 …… 203
　　二、检验后标本的保存和处理 …… 203
　　三、结果报告 …… 204

第八章　流式细胞学检验 …… 206
　第一节　流式细胞术概况 …… 206
　　一、荧光流式细胞术 …… 206
　　二、质谱流式细胞术 …… 209
　第二节　流式细胞学检验的应用举例 …… 210
　　一、血液学检验 …… 210
　　二、免疫学检验 …… 215
　　三、肿瘤学检验 …… 217
　　四、精子学检验 …… 220

第九章　法医学物证检验 …… 223
　第一节　法医物证学发展概况 …… 223
　　一、发展历史 …… 223
　　二、应用前景 …… 224
　　三、法医物证鉴定遗传标记 …… 224
　　四、DNA长度多态性 …… 225
　　五、DNA序列多态性 …… 226
　　六、线粒体DNA多态性 …… 226
　第二节　法医学物证检验的应用举例 …… 229
　　一、个体识别 …… 229
　　二、亲子鉴定 …… 231
　　三、法医DNA数据库 …… 236
　　四、法医物证鉴定新方法 …… 238

第十章　高通量测序检验 …… 241
　第一节　高通量测序仪发展现状及原理 …… 241
　　一、第一代测序 …… 241
　　二、第二代测序（高通量测序） …… 242

三、第三代测序(单分子实时 DNA 测序) 244
　第二节　高通量测序检验的应用举例 245
　　一、无创产前检验 245
　　二、肿瘤相关分析诊断 249

第十一章　色谱-质谱联用检验 252

　第一节　色谱-质谱联用技术的基本概念 252
　　一、色谱常用概念 252
　　二、质谱常用概念 254
　第二节　液相色谱-质谱联用技术 255
　　一、液相色谱-质谱联用技术的发展历史与前景 256
　　二、液相色谱-质谱联用技术的原理及组成 257
　第三节　气相色谱-质谱联用技术(GC/MS) 262
　　一、气相色谱-质谱联用技术的发展历史与前景 263
　　二、气相色谱-质谱联用技术的原理及组成 264
　第四节　色谱-质谱联用技术的应用 267
　　一、色谱-质谱联用技术在肿瘤诊疗中的应用 267
　　二、色谱-质谱联用技术在代谢性疾病诊疗中的应用 270
　　三、色谱-质谱联用技术在肝病诊疗中的应用 271

第十二章　毛细管电泳检验 273

　第一节　基本概念与原理 273
　　一、毛细管电泳的基本原理 273
　　二、毛细管电泳的基本装置 273
　　三、毛细管电泳的主要分离模式 275
　　四、毛细管电泳的主要检测方法 277
　第二节　发展历史与前景 278
　　一、毛细管电泳技术的发展历程 278
　　二、毛细管电泳技术的发展前景 279
　第三节　应用举例与要点 279
　　一、毛细管电泳在重要生命物质检测中的应用 279
　　二、毛细管电泳在核酸、蛋白质检测中的应用 281
　　三、毛细管电泳在病毒学中的应用 285
　　四、毛细管电泳在临床诊断中的应用 286
　　五、毛细管电泳在药物分析中的应用 289

参考文献 292

第一章　临床生物化学检验

第一节　实验室自动化解决方案

随着检验技术的发展,实验室的自动化程度在不断提高。原来的追求生化免疫流水线到今天的追求实验室自动化的整体解决方案,这一趋势已成为大多数检验科提升区域影响力的重要表现。实验室自动化整体解决方案,简单来讲就是把检验前、检验中、检验后的检验流程,通过自动化的方式来完成,同时运用信息化的工具,实现科室最全面的自动化过程。它主要包括智能化前处理系统、自动化样本运输系统、自动化样本分析系统、自动化后处理系统、智能化数据管理系统,这些系统能够实现生物化学、免疫学、特定蛋白、血常规、血凝分析、尿液分析、分子生物学检测等的全面自动化。

实验室自动化解决方案与传统意义上的实验室流水线系统的不同点在于其不仅是检验本身的自动化,还是从样本采集直至样本过期废弃的全流程自动化。采集到的病人血液样本通过轨道或者气动方式自动运输到自动化流水线上;前处理系统各功能模块之间通过轨道连接或集成化组合在一起;通过轨道运输到分析模块中;在样本分析的模块化设计中能够随着标本量及测试数的增加随时插入模块;后处理系统的超大容量和集成化能够覆盖全科室的血液样本,从而满足 ISO 15189 和等级医院评审对检验质量管理的要求。

实验室自动化解决方案有如下明显优势:

①检验样本在实验室内的检测周转时间(turn-around time,TAT)大大缩短,工作流程大大简化,工作效率大大提高。

②流水线模式使生化、免疫实验室生物安全情况得到改善。传统模式分析前及分析后对样本的处理过程,特别是去盖环节存在气溶胶污染等隐患,检测前流水线自动去盖装置的应用,去盖后整个检测过程和检测后机器手抓起样本管放入样本储存冰箱的作业模式,使得工作人员无须触摸样本,从而改善了生化、免疫检验工作的生物安全状况,实现了检验分析全过程生物安全的有效控制,减少了职业暴露的机会。

③实验室工作人员日常主要工作是维护好流水线,确认仪器工作性能正常,大部分时间用来审核异常结果,因为流水线的自动审核功能已经将符合条件的大部分结果审核过了。

一、CCM 实验室自动化解决方案

CCM(Cobas® connection modules)实验室自动化解决方案是一个样本前处理系统拥有离心、开盖、分类、轨道传输、自动化分析仪、智能化中间体软件等功能齐全的高科技平台。

它采用Cobas p 671离心机,具有低温、高速、自动配平的特点,每小时处理样本量达940个,减少了实验室手工离心样本的人力投入;Cobas p 612前处理系统具有服务全科室血液样本的功能,采用高清拍照系统,拍摄血清图片,判断血清质量,计算血清量并能监控离心状态,从而全面地把控检验前质量,减少不必要的试剂浪费;采用精准化分杯技术,安全精确,最小分杯量为50 μL,减少病人抽血管数,进而节约看病费用;采用可达4 000样本/小时的样本传输轨道,极大地节约了样本的周转时间;采用了模块化Cobas 8000分析系统,能够随着医院的发展灵活地扩展升级;拥有电化学发光专利技术,具有信号稳定、持久的特点,从而获得更准确的检验结果。开展生化免疫项目200多项,尤其在心肌疾病、传染病、肿瘤、妇女健康等方面最早推行从早期筛查、诊断、治疗监测、预后评估等全面检测菜单。CCM自动化流水线系统,以服务全面、检测菜单全面、检测技术先进的技术优势,全面提升检验质量,为患者及临床医护人员提供更及时、准确、可靠的诊断依据。

全新一代CCM实验室自动化系统,在原有基础上实现了全程样本自动化升级,从样本签收到归档整个流程都无须手工干预,同时可自由配置单向、双向轨道,轨道速度提升了2倍,离心速度提升了1.3倍,后处理速度提升了2.3倍,每小时可整线综合处理样本2 800个,整体处理能力及效率大幅提高,进一步打破了实验室建设与发展中的瓶颈。

作为检测的一个重要环节,全新一代CCM解决方案具有的前处理系统,可对样本进行试管类型识别、血清量探测、离心状态监测、血清质量监测、样本图像采集等综合检查,第一时间提高了整体检测流程的工作效能,减少了工作量与试剂浪费。其中,离心状态监测功能可透过3层条形码标签检测出样本的离心状态,避免未离心样本接受检测。系统还可定位样本存储位置,因而检验人员对科室所有样本可以做到实时掌握,再无须担心样本报告时间不可控、样本查找困难、手工操作失误等问题,最大限度地减少了操作错误和风险,全面提升了检测质量。

全新一代CCM解决方案兼容多元化平台,升级更灵活,可无缝连接生化和免疫检测、血常规检测、血凝分析、尿液分析、分子诊断等不同领域的分析仪。同时,结合智能化信息管理系统解决方案,实现设备远程管理、TAT实时监控、危机值提醒、样本状态监测、仪器负载平衡、质控管理和报警处理等功能,保证样本质量的有效控制和周转时间的可预测性,让实验室样本管理更为直观、有效。

(一)自动化样本传输系统

样本传输系统是实验室自动化的必要补充,通过运输轨道把各个临床科室与检验科连接在一起,护士采集好的血液标本通过轨道车或者气动传输桶快速到达检验科,一方面,可以大大节约人力长距离运输的时间,另一方面,解决了人力运输无法监控的问题,减少了人为接触对样本的影响。

(二)自动化前处理系统

自动运输到实验室的样本,直接到达前处理系统前面的批量加载单元,通过与实验室信息系统(laboratory information system,LIS)的对接,实现自动签收。通过对样本类型的识别,判断并自动分拣是否需要离心的样本,不需要离心的样本自动进入下一个流程,需要离心的样本自动配平、高速离心。通过高清拍照系统,对每一个样本进行拍照,计算血清量,判断血清中是否有黄疸、脂血、溶血等现象,通过激光探测液面技术自动判断离心状态。将错误样本放到错误区,将正确样本按照项目分类到出样区并进入流水线。对需要分杯的样本进行精准分杯,最小分杯量大约 50 μL,满足手工检测样本的要求。

(三)高速的传输轨道

对于自动分配到样本架的样本,前处理已设定好路径和目标,运输轨道通过高速传输带直接到达各个模块。如果一管血需要走不同的模块,则可自动从一个模块到另一个模块,无须人工干预或分杯。对轨道的功能进行简约化设计,只承担样本传输功能,无须多余的扫描和识别匹配过程,样本从前处理出来一直处于架子上,无须来回转换样本架。

(四)模块化分析仪器

CCM 自动化解决方案中的分析仪器包括 Cobas 8000、Cobas 6000、U 5600、Cobas 6800 以及兼容的第三方分析仪器。其中生化模块和免疫模块可以自由组合,可达 40 多种组合方式,适应不同规模的实验室需求。独特的模块化设计,可以组成 8000 测试数/h 以上的生化测试模块,680 测试数/h 以上的荧光测试模块,以及生化免疫一体机模式。同时每个模块配备有样本缓冲模块(MSB),可以缓存 20 个样本架。仪器内部 4 条轨道(两条进样轨道,两条加样轨道)与 MSB 配合,始终保持轨道的畅通无阻,高效转运样本。仪器、试剂、校准品配套的标准化系统解决方案,可提供包含酶类、底物、电解质、特定蛋白、荧光免疫、药物浓度等超过 200 项检测项目,每一项都提供了可追溯到最高方法学的检验结果,为区域结果互认提供可靠的质量保障,为实验室认可提供保障。

(五)智能化后处理系统

智能化后处理系统既有在线冰箱的存储功能,又具有样本管追溯功能。按照实验室质量管理对样本保存的要求温度——2～8 ℃,对检测完的样本进行自动加盖、扫描剩余血清量、漏检项目筛查,最后自动存储到后处理冰箱。根据检测的要求,能够自动从后处理返回分析仪器并进行复查和加做检测项目。对于达到保存周期的样本,系统会自动将其丢弃到内置垃圾桶,无须人工查看丢弃样本。后处理系统不仅仅是流水线的后处理系统,更是对全科室非流水线样本进行分析后样本管理的最佳工具。

二、TCAutomation™实验室自动化解决方案

实现复杂的实验流程,常常需要多种仪器设备,单一类型的自动化设备及其软件(如移液工作站)难以满足这样的自动化需求。赛默飞世尔科技公司(Thermo Fisher Scientific)依据 30 年的实验室自动化整合经验,提供了强大的进程管理软件和功能全面的机械手,同时还可以整合包括移液工作站、自动化培养箱、核酸提取仪、流式细胞仪等在内的各类设备。无论是自动化的单个步骤,还是整个工作流程,整体解决方案都将降低构建成本,并提高投

资回报率。

TCAutomation™系统的通量范围在250～1 000管/h不等。由于采用了模块化方案，所以很容易扩展。自动化可始于某个特定功能，逐渐扩展到整个实验室自动化。该系统中，样品在可适应多种试管尺寸的多管试管转运架内的双通道传送带上运转。该转运架包括一个基于射频识别(radio frequency identification，RFID)技术的嵌入式芯片，可快速、可靠地鉴别样品，并获得极佳的实时样品追踪效果。该系统包含：

①输入模块：通过用户指定支架进行高容量样品自动加载。

②离心机模块：对样品进行自动、持续地离心处理。

③分装器/贴标器模块：根据用户自定义的规则，使用一次性吸头将样品自动分装至二级试管。根据用户自定义字段，自动以初级试管的唯一编码(identification，ID)标记二级试管。

④去盖器模块：用于从不同类型和尺寸的初级试管上自动移除盖帽。

⑤退出和分类模块：用于高通量样品退出。极佳的样品分类能力可实现将样品分到不同的试管架上，还具有样品存档功能。

⑥控制单元：易于操作的用户界面可用于控制整个自动化系统；简化了路由定义，可以灵活地对工作流程进行优化。

⑦分析仪接口：实现多个分析仪连接的空间点接口或智能接口，可兼容不同制造商生产的分析仪。

三、ACCELETATOR a3600 实验室自动化解决方案

医院在不断的发展中，标本也会不断增多。ACCELETATOR a3600 设计之初就考虑到流水线的可扩展性，它是一条能够随着医院的成长而不断成长的流水线。每一条 ACCELETATOR a3600 都是独一无二的，都是根据用户需求而量身打造的。每个系统可整合多达 99 个模块，轨道速度最大可达每小时 3 600 管样本，无论现在或是未来，实验室都不用担心样品量增加带来的问题。

四、Aptio™自动化解决方案

Aptio™自动化解决方案是一套为满足业务量增加以及不断扩展的临床实验室需求而开发的解决方案。通过将优异性能、适应能力、智能技术与独具一格的自动化业务流程专业知识经验相结合，使实验室在业务优化方面具备了可拓展性。

凭借 Aptio™自动化解决方案，各种规模的实验室运营能顺应变化，发挥理想的生产能力；实验室的检测能力可与不断发展的检测环境保持同步扩张，适应并调节日益增长的业务量，而不会影响实验室的正常运行。自动化仪器与分析前模块、分析后模块所构成的扩展型产品组合可为用户定制配置方案，适应各种实验室的环境要求。

智能技术 Aptio™自动化解决方案可与各种型号的自动化仪器相连接；还能通过功能强大的数据集中技术，利用 CentraLink™ 数据管理系统提供综合性预分析和事后分析。CentraLink™ 数据管理系统可完成自动查证、全面质控管理及样本跟踪，将实验室人员从耗

费时间的繁重任务中解放出来。通过远程服务更可有效、主动发现系统问题，防患于未然，增加设备的正常工作时间。

五、Power Processor 实验室自动化流水线

Power Processor 实验室自动化流水线将相同或不相同的分析仪器与实验室分析前和分析后的分析系统整合，将实验室自动化流水线和信息网络进行连接，构成全自动化的流水线作业环境，覆盖整个检验过程，形成大规模的全检验过程的自动化，实现临床实验室内某一个或几个检测系统（如临床化学、免疫学、血液学等检验的检测系统）的整合。

Power Processor 实验室自动化流水线采用创新的整体解决方案，使流程简单化、自动化，消除"瓶颈"，提高效率，保证质量，为临床医护人员提供及时、可靠、稳定的检测结果，使临床实验室达到国际一流水平。

Power Processor 实验室自动化流水线的特点有：
①减少差错，缩短出报告时间，提高检验质量；
②减少手工操作步骤，改进流程，有效配置人力资源，提高整体效率；
③减少操作人员接触来自病人样本的潜在的生物污染，提高安全性；
④即使工作量增加也无须额外增加工作人员，减少运营费用。

（肖玉鹏）

第二节 微流控芯片及其在心肌标志物中的应用

当前生物化学分析发展的一个重要方向就是微型化和集成化，而微流控芯片（microfluidic chip）则是其研究的前沿领域之一，该技术又称微型全分析系统（miniaturized total analysis systems，TAS）或芯片实验室（lab on a chip，LOC），以微机电加工为依托、微通道网络为结构特征，将生化分析等领域中所涉及的取样、预处理、分离、混合、反应、检测等操作单元部分或全部集成于一块几平方厘米大小的芯片上，通过对芯片微通道网络内微流体的操控，实现常规生化实验室的各种功能。该技术在样品分析方面不仅具有快速、高通量和低消耗的特点，而且拥有操作灵活和便携化的优势，使其在检验医学方面展现出巨大的发展潜力和应用价值。

（一）微流控芯片的发展

1990 年，Manz 和 Widmer 首先提出微流控芯片的概念。

1992 年，Manz 采用微机电系统（micro electro mechanical system，MEMS）技术在平板上刻蚀微管道，研制出毛细管电泳微芯片分析装置，开创了微流控芯片技术的先河。

1994 年，美国橡树岭国家实验室的 Ramsey 等人在 Manz 的工作基础上改进了芯片毛细管电泳的进样方法，提高了其性能和实用性。

1995年,美国加州大学伯克利分校的Mathies等人在微流控芯片上实现了高速DNA测序,其商业价值开始显现。同年9月,首家微流控芯片企业——Caliper Technologies公司成立。

1996年,Mathies等人又将聚合酶链反应(polymerase chain reaction,PCR)扩增和毛细管电泳集成在一起,之后又实现了微流控芯片上多通道毛细管DNA测序。

1998年,首台微流控分析仪器面世,随后各种仪器和芯片如雨后春笋般上市。

1999年,Shi等人研制出具有96根分离泳道的毛细管阵列电泳芯片,可在2 min内同时分离pBR322样品。

2000年,Anderson等人研制出一种可用于多样品一系列复杂分子处理的高度集成的芯片,它可从毫升级水溶液样品中提取核酸,对其进行微晶化学扩增、酶反应、杂交、混合、测定等,并可进行涉及十几种反应物的60多个连续操作。

(二)微流控芯片的制作

1. 制作芯片的材料

目前,用于制作芯片的材料主要有单晶硅、无定形硅、玻璃、金属,以及有机聚合物如环氧树脂、聚甲基丙烯酸甲酯(PMMA)、聚碳酸酯(PC)、聚二甲基硅氧烷(PDMS)等。其中,PDMS是目前使用最为广泛的一种高聚物材料,具有化学惰性、光学透明性、电绝缘性、生物兼容性、可塑性等均较佳的优点。但是表面疏水性的特点使得当其应用于免疫分析时,可出现液体中易形成气泡、耐久性差、蛋白质和小分子非特异性吸附等问题。不过,这些问题可通过表面修饰来解决。

2. 芯片的制作

①芯片的微结构制作:根据光刻与蚀刻,分为模塑法、热压法、激光烧蚀法、微接触印刷法、湿法刻蚀和干法刻蚀。激光烧蚀法是一种新的微加工技术,直接根据计算机辅助设计(computer-aided design,CAD)进行复杂的微加工,目前广为使用。

②芯片的封合方法:键合是芯片制作中的一个关键技术。方法有热键合、阳极键合、黏结等。其中最常用的是热键合,它是指将芯片的制作材料洗净、烘干、对齐、紧贴平放在高温炉中,高温炉升温速度为10 ℃/min,在620 ℃中保温3.5 h,再以10 ℃/min的速率降温。

③芯片的微通道构型和进样、驱动方式:较普遍的微通道结构为T形、十字交叉形和双T形。在设计通道时注意的是死体积区、弯道效应等。进样方式基于时间的有T形通道进样和门式通道进样;基于体积的进样方法通常通道为十字形或双T形,其优点是可以消除进样中的歧视效应。样品的驱动方式主要是电渗流即电动进样,其缺点是可以产生歧视效应,但可以通过收缩进样模式和双T形进样微通道结构加以改进。

(三)微流控芯片的检测方法

目前,在微流控芯片的检测中,较常用的方法有紫外吸收检测法、荧光检测法、化学发光检测法以及电化学检测法。

紫外吸收检测是一种技术较为成熟、价格相对较低的检测方法,其原理是多数有机物和生物分子对 210 nm 左右紫外光有较强的吸收。

荧光检测是微流控免疫分析中最常见的检测形式,通常基于电泳的免疫分析芯片都使用激光诱导荧光检测器,其具有高灵敏度和快速响应的特性,一般可检测 $10^{-12} \sim 10^{-9}$ mol/L。另外一种荧光检测是利用荧光的偏振作用,用于检测由于结合的荧光标记和游离的荧光标记缓慢旋转引起的各向异性,由于不需要分离步骤,分析可在均相中完成。

化学发光检测通过在二抗上标记某种作用于底物的酶,使底物分子吸收反应中释放的化学能从而跃迁至激发态,处于激发态的分子以光辐射的形式返回基态而产生发光现象。该方法无需发光源,检测器结构简单,是一种较为理想的检测器。

电化学检测采用电极作为传感器,直接将溶液中待测组分的化学信号转变为电信号,其集成化的检测方式具有独特的优势,技术要求相对简单,灵敏度不会因为通道尺度的微型化而降低。

(四)微流控芯片在心肌标志物中的应用

微流控芯片在微型化、自动化、集成化和便携化方面的巨大潜力,为其在生物医学、环境监测、卫生防疫、检验检疫等众多领域的应用提供了广阔的前景。目前,在临床上主要将其应用于进行免疫分析、蛋白质分析、核酸分析、细胞分析、小分子分析等。以下主要介绍其在心肌标志物中的应用。

1. 心肌损伤标志物(marker of myocardial injury)

心肌损伤标志物指具有心肌特异性的物质,当心肌受损时,其大量释放至血液循环中,通过血液检测可测得其变化,进而判断心肌损伤程度。由于急性心肌梗死(acute myocardial infarction,AMI)发病急,危害大,因此及时诊治对疾病转归有重要意义。国际临床化学和实验室医学联合会(International Federation of Clinical Chemistry and Laboratory Medicine,IFCC)建议将测定周期(TAT)控制在 1 h 内。临床应用时反映心肌损伤的理想生物标志物应具有以下特点:①具有高度的心脏特异性;②心肌损伤后浓度迅速升高,并能够持续较长时间;③检查方法简便迅速;④应用价值已为临床所验证。

自 20 世纪 50 年代以来,动态测定一些代谢酶活性,如乳酸脱氢酶(LDH)及其同工酶、谷草转氨酶(AST)、肌酸激酶(CK)及其同工酶等,即所谓的心肌酶谱,一直是诊断 AMI 的"金标准"。但由于这些代谢酶在人体的其他器官和肌肉中也大量存在,除 AMI 外,运动、炎症也可引起 LDH、AST 等的升高。为提高检测特异性和反映早期损伤,一些新的心肌标志物检测指标被普遍用于临床实验室诊断,如心肌肌钙蛋白(cTn)、肌红蛋白(Mb)、B 型尿钠肽(BNP)、超敏 C 反应蛋白(CRP)等。

心肌肌钙蛋白(cTn)是存在于心肌内的蛋白质,根据结构和功能不同可划分为 3 种亚型,即 cTnT、cTnC 和 cTnI,其中 cTnT 和 cTnI 只存在于心肌组织中,故在临床上广泛用于检测心肌损伤。由于 cTnI 对心肌损伤的特异性极高,且仅存在于心肌收缩蛋白的细肌丝上,是心肌损伤的特异标志物,所以一旦检测到 cTnI,即表明病人已出现不可逆的心肌损害,不会因骨骼肌或其他组织的损害而出现假阳性。但由于其在心肌损伤后 4~8 h 才升高,故无法用于早期心肌损伤的诊断。

心肌损伤的早期标志物主要有 CRP、Mb 和 BNP,这些标志物在心肌损伤的早期即可出现异常增高。CRP 是肝脏合成的一种急性时相反应蛋白,其异常增高反映了动脉本身内在炎症和组织损伤与 AMI 梗死面积的大小有关。Mb 在心肌细胞质中含量丰富,AMI 发作后的 1～2 h 内,Mb 即可高出正常水平,发作后的 4～12 h 内达到峰值,是 AMI 早期诊断中最灵敏的指标。BNP 是由心肌细胞合成的具有生物学活性的天然激素,主要在心室表达。当心肌细胞受到刺激时,BNP 快速合成并释放入血液中,在心肌梗死的早期诊断、病程进展监测等方面有重要的临床意义。虽然 CRP、Mb 和 BNP 对诊断早期心肌细胞损伤有较高的灵敏度,但在辅助心血管疾病诊断时缺乏特异性。CRP 是血管炎症的标志物,在炎症、创伤和肿瘤浸润时其血清浓度都会显著升高。Mb 同样存在于骨骼肌中,骨骼肌损伤、创伤、肾功能衰竭等疾病,都可导致其升高。血浆 BNP 浓度的升高也并不一定由心肌梗死引起,某些心脏病、肾功能衰竭、肝硬化等也可使血浆 BNP 浓度升高。所以 CRP、Mb 和 BNP 对冠状动脉综合征、心力衰竭及 AMI 均具有较重要的危险性预测和辅助诊断价值,但不具有确诊价值。总体而言,联合检测心肌酶谱、Mb、cTn、BNP 及 CRP 对心血管疾病诊断、疗效观察、预后判断等具有重要的临床价值,能为临床医师及时抢救和诊治病人提供快捷有效的依据。

微流控芯片技术作为近年来发展迅速,集生物、化学、医学、流体、电子、材料、机械等于一体的崭新研究领域,具有液体流动可控、消耗试样和试剂极少、分析速度快、高通量测试等特点,可以在几分钟甚至更短的时间内进行上百个样品的同时分析,并且可以实现样品的在线预处理及全过程分析,是进行心肌标志物检测的理想平台。

2. 微流控芯片心肌标志物检测原理

目前,利用微流控芯片进行心肌标志物检测大多依赖芯片上的免疫分析原理,即将微流控芯片与常规的免疫分析方法相结合,通过芯片微尺度通道的流体控制和抗原抗体反应来完成快速的免疫反应。以芯片为载体的免疫分析具有试剂耗量少、分析时间短、易于集成、自动化等特点。常规免疫分析与微流控芯片免疫分析的对比具体见表 1-1。目前,微流控免疫分析芯片材料主要以单晶硅片、玻璃、石英、有机聚合物材料、纸基材料等为主。根据作用介质的均一性,芯片免疫分析包括均相免疫分析和非均相免疫分析两种基本类型。

表 1-1 常规免疫分析与微流控芯片免疫分析的对比

项目	常规免疫分析	微流控芯片免疫分析
体积	3～4 m^3	0.5 m^3
样本试剂消耗量	几百微升	十几微升
分析时间	2～3 h	20～30 min
检测项目数量	每次只能检测一个项目	可多项目同时检测
检测设备	部分需要大型仪器	设备微型化
适用范围	大型医院	基层医院和大型医院
产业化程度	深度产业化	初始阶段

均相微流控免疫是指免疫试剂和底物在微流控系统同一液相介质中进行的抗原-抗体

复合物形成与实时分离检测的分析方法。该方法集成了微流控芯片多路流体控制与芯片快速电泳分离的特点,可实现对抗原-抗体复合物的快速同步化分离及检测。Koutny 等人建立了血清中可的松的免疫测定方法,利用电动力驱动液流,实现芯片外抗原-抗体复合物与游离的抗原、抗体的分离,因此仅为部分意义上的微流控芯片免疫分析。Wang 等人在玻璃芯片上先进行抗原与酶标记抗体的混合反应,然后经电泳分离后,在分离通道下游检测鼠免疫球蛋白。均相微流控免疫分析免去了抗体固定、洗涤等步骤,且液流操作方便,有利于实现多种心肌标志物的并行检测和集成分析。

与均相微流控免疫分析相比,非均相微流控免疫分析则是将抗原(或抗体)固定在微流控芯片固相载体表面,经过特异性免疫反应,目标抗体(或抗原)结合在固相载体表面即形成抗原-抗体复合物。由于其是在不同介质中形成抗原-抗体复合物,故一般通过常规清洗可完成抗原-抗体复合物与游离抗原、抗体的分离。非均相微流控免疫方法可以用于心肌标志物的分析检测,其中用于固定抗原(或抗体)的固相载体种类较多,包括芯片通道表面、微珠、电极表面、多聚物薄膜材料等。相对于均相微流控免疫分析,非均相微流控免疫分析速度更快,抗体消耗量更少,也更有利于实现阵列式、集成化的心肌标志物检测。但是由于该方法包含第二抗体的反应步骤和多步洗涤过程,增加了微流控芯片的操作流程,因而对实际操作提出了较高要求。

(五) 微流控芯片心肌标志物检测方法

以微流控芯片为平台的心肌标志物免疫分析通常发生在微米尺寸的微结构中,因此对检测方法的要求比传统免疫检验更为严格。为了与之相匹配,需要发展灵敏度高、响应速度快、微型化和集成化的检测方法。电化学检测法和光学检测法是目前最常用的检测方式。

1. 电化学检测

电化学检测是通过电极将反应液中与待测物含量相关的化学信号转化为电信号,从而实现对待测物组分检测的一种分析方法。电化学检测的主要优势是灵敏度高,选择性好,装置简单且体积小。随着微电极加工技术的发展,研究者经常采用一些特殊技术结合电化学检测方法以实现痕量检测。Wang 等利用自组装单层膜技术,结合电化学检测方法,通过检测电势变化测定样本中的 Mb 和血红蛋白。Zhou 等利用量子点标记抗体,结合方波溶出伏安法(square wave stripping voltammetry,SWASV),同时检测了两种心肌标志物 cTnI 和 CRP。当 cTnI 和 CRP 分别在 0.01~50 μg/L 和 0.5~200 μg/L 范围内时,检测电流与检测物浓度具有较好的线性关系。Abad 等加工出了具有多个电极的环丙烯聚合物微流控芯片,可同时独立检测 6 个样本,检出的最低限达 0.017 ng/mL,灵敏度大大超过传统手段。

2. 光学检测

光学法是检测心肌标志物的主要方式之一,也是目前微流控芯片研究中应用最广泛的检测方式。根据检测原理的不同,光学检测可分为荧光检测法、紫外-可见吸收光谱检测法、化学发光和生物发光检测法、表面增强拉曼散射检测法、光纤检测法、表面等离子体共振检测法等。

(1)荧光法(fluorescence)

对于心肌标志物的检测,生物学家通常用荧光物质标记抗原或抗体或酶标抗体,然后通过反应生成物的荧光强度、反应底物比色或捕获化学发光底物微光来定量被检测物的浓度。由于微流控芯片微米级尺度的检测通道,荧光免疫方法有时难以满足对低浓度心肌标志物的检测要求。为了提高微流控光学检测的灵敏度,目前的研究主要通过对样品进行预处理或者预浓缩来实现。对不同的心肌标志物通常需要进行不同种的荧光标记,利用微流控芯片高通量分析的特点,可以实现多种心肌标记物的同时检测。这种方式将进一步节省试剂成本,缩短反应时间,是未来实现快速生化检验的主要方向。

(2)化学发光(chemiluminiscence)

化学发光是指在某些特殊的化学反应中,反应的中间体或产物由于吸收了反应释放的化学能而处于电子激发态,当其回到基态时伴随产生的光辐射现象。与传统荧光检测方法相比,由于化学发光无需外来光源,降低了对设备的要求,易于微型化和集成化,符合微流控芯片的发展趋势。微流控化学发光免疫分析将具有高灵敏度的化学发光测定技术与高特异性的免疫反应相结合,通过检测发光强度来确定痕量心肌标志物的含量。

(3)表面等离子体共振(surface plasma resonance,SPR)

表面等离子体共振检测通过监测生物反应过程中SPR的动态变化,获取生物分子相互作用的特异信号。该方法具有无须标记、可实时快速检测等特点,非常适合与微流控芯片结合来进行生物样本的分析检测。目前,已经开始尝试将基于SPR的微流控免疫芯片用于多种癌症标志物、病毒抗体蛋白、药物性抗体、药物蛋白以及分子生物标志物的检测。

(4)表面增强拉曼散射(surface-enhanced Raman scattering,SERS)

表面增强拉曼散射主要利用系统中分子振动、转动及低频振荡所提供的"化学指纹"鉴定特定的分析物。该方法具有极高的检测灵敏度和选择性,对蛋白质、核酸或其他生物色素的测定可实现低至纳克级甚至皮克级水平的痕量分析。

(六)总结与展望

微流控芯片是近几年发展起来的一种前沿分析技术,具有分析时间短、样品耗量少、分析通量高、易于集成等特点,已经在心肌损伤标志物检测、与临床相关的多种生化指标检测等方面显示出极大优势,在心血管疾病早期预警、重要标志物的快速筛查等方面具有极大的应用潜力。近年来,随着微纳制造工艺、新材料、多种信息检测技术等的快速发展,微流控芯片的设计和集成装置性能将会获得进一步提升,主要表现在:①提高集成微流控芯片的精确分析能力,融合精密制造、自动控制等多种新技术元素,发展具有可与医院大型检测设备相媲美的精确分析定量能力;②将移动互联网与微流控芯片技术相结合,开发新型即时检测(point-of-care testing,POCT)装置,并与可视化远程监测系统相结合。微流控芯片系统的微型化、集成化和自动化是实现快速生化检验和重大疾病标志物筛查的重要平台,也是发展低成本健康关键技术的主要途径,预期其在未来个性化医疗、疾病早期预警、社区健康医疗等方面将发挥越来越重要的作用。

(许黎娟)

第三节　纳米材料及其在临床检验中的应用

纳米材料(nano materials)是一种发展迅速的新型材料,最早是由德国科学家 Herbert Gleiter 提出的。它在广义上是指物质结构在三维空间中至少有一维的尺度处于纳米量级(1~100 nm)或由纳米结构单元构成。

(一)纳米材料的研究历程

第一阶段(1990 年以前):主要在实验室探索制备各种材料的纳米颗粒粉体、合成块体,研究评估表征的方法,探索纳米材料的特殊性能。

第二阶段(1990—1994 年):主要研究如何利用纳米材料的物理、化学和力学性能设计纳米复合材料。

第三阶段(1994 年至今):主要研究如何按人们的意愿设计、组装和创造新体系,即以纳米颗粒、纳米线和纳米管为基本单元,在一维、二维和三维空间将其组装排列成具有纳米结构的体系。

(二)纳米材料的物理、化学特性

构成纳米材料的基本单位尺度很小,且纳米材料具有很大的表面积,使其具有不同于宏观尺度材料的特殊效应和物理化学特性。

1. 小尺寸效应

纳米粒子的粒径非常小,当与许多物理特性长度(如光波波长、传导电子的德布罗意波长)相当,甚至更小时,晶体周期性的边界条件将被破坏,导致其磁性、光吸收性、热学性能、化学活性、催化性等性质发生变化,表现出奇异的小尺寸效应。

2. 表面效应

纳米材料的表面效应是指纳米颗粒表面原子数与总原子数之比随纳米微粒尺寸变小而急剧增大,粒子的表面能及表面张力也随之增加,即纳米粒子的粒径越小,其表面积越大,表面原子的比例就越高,表面能就越大。由于存在表面缺陷和许多悬挂键,表面原子极易与其他原子结合而稳定下来,具有很高的化学反应活性,这有利于吸收、催化等。

3. 宏观量子隧道效应

隧道效应是指微观粒子具有贯穿势垒的能力,后来人们发现一些宏观量如磁化强度、磁通量也具有隧道效应,故称之为"宏观隧道效应"。

(三)纳米材料的分类

①按维数:纳米材料可分为纳米颗粒(零维)、纳米纤维(一维)、纳米膜(二维)、纳米块体(三维)四类。

②按材料:纳米材料可分为纳米金属材料、纳米陶瓷材料、纳米高分子材料和纳米复合

材料。

③按形态：纳米材料可分为纳米颗粒材料、纳米固体材料（也称纳米块体材料）、纳米膜材料以及纳米液体材料（如磁性液体纳米材料、纳米溶胶等）。

④按功能：纳米材料可分为纳米生物材料、纳米磁性材料、纳米药物材料、纳米催化材料、纳米智能材料、纳米吸波材料、纳米热敏材料、纳米环保材料等。

（四）纳米材料的制备技术

1. 物理方法

①真空冷凝法：用真空蒸发、加热、高频感应等方法使原料气化或形成等离子体，然后骤冷。其特点是纯度高，结晶组织好，粒度可控，但技术设备要求高。

②物理粉碎法：通过机械粉碎、电火花爆炸等方法得到纳米粒子。其特点是操作简单，成本低，但产品纯度低，颗粒粒径分布不均匀。

③机械球磨法：采用球磨方法，控制适当的条件以得到纯元素、合金或复合材料的纳米粒子。其特点是操作简单，成本低，但产品纯度低，颗粒粒径分布不均匀。

2. 化学方法

①溶胶-凝胶法：广泛应用于金属氧化物纳米粒子的制备。前驱物用金属醇盐或非醇盐均可。其方法实质是：在一定条件下将前驱物水解成溶胶，再制成凝胶，然后经处理干燥后制得所需纳米粒子，溶胶-凝胶法可以大大降低合成温度。

②水热法：水热法是指在高压釜里的高温、高压反应环境中，采用水作为反应介质，使得通常难溶或不溶的物质溶解，还可进行重结晶。水热技术具有两个特点：一是其温度相对较低；二是在封闭容器中进行，避免了组分挥发。水热条件下粉体的制备有水热结晶法、水热合成法、水热分解法、水热脱水法、水热氧化法、水热还原法等，近年来还发展出电化学热法以及微波水热合成法。前者将水热法与电场相结合，而后者运用了微波加热水的热反应体系。与一般湿化学法相比，水热法可直接得到分散且结晶良好的粉体，无须做高温灼烧处理，避免了粉体团聚现象的发生。

③溶剂热合成法：用有机溶剂代替水做介质，采用类似水热合成的原理制备纳米微粉。非水溶剂代替水，不仅扩大了水热技术的应用范围，而且能够实现通常条件下无法实现的反应，包括制备具有亚稳态结构的材料。

④微乳液法：微乳液通常是由表面活性剂、助表面活性剂（通常为醇类）、油类（通常为碳氢化合物）组成的透明的、各向同性的热力学稳定体系。微乳液中，微小的"水池"为表面活性剂和助表面活性剂所构成的单分子层包围成的微乳颗粒，其大小在几至几十纳米之间，这些微小的"水池"彼此分离，就是"微反应器"。它拥有很大的界面，有利于化学反应。与其他化学法相比，微乳法制备的粒子不易聚结，大小可控，分散性好。

运用微乳法制备的纳米微粒主要种类有：金属，如 Pt、Pd、Rh、Ir、Au、Ag、Cu 等；硫化物，如 CdS、PbS、CuS 等；Ni、Co、Fe 等与 B 的化合物；氯化物，如 $AgCl$、$AuCl_3$ 等；碱土金属碳酸盐，如 $CaCO_3$、$BaCO_3$、$SrCO_3$；氧化物，如 Eu_2O_3、Fe_2O_3、Bi_2O_3；氢氧化物如 $Al(OH)_3$ 等。

⑤高温燃烧合成法：利用外部提供的必要能量诱发高放热化学反应，体系局部发生反应形成化学反应前沿（燃烧波），化学反应在自身放出热量的支持下快速进行，燃烧波蔓延整个体系。反应热使前驱物快速分解，导致大量气体放出，避免了前驱物因熔融而粘连，减小了产物的粒径。体系在瞬间达到几千摄氏度的高温，可通过蒸发除去挥发性杂质。

⑥模板合成法：利用基质材料结构中的空隙作为模板进行合成。结构基质为多孔玻璃、分子筛、大孔离子交换树脂等。

⑦电解法：包括水溶液电解和熔盐电解两种。此法可制得很多用通常方法不能制备或难以制备的金属超微粉，尤其是负电性很大的金属粉末，还可制备氧化物超微粉。采用加有机溶剂于电解液中的滚筒阴极电解法，可制备出金属超微粉。滚筒置于两液交界处，跨于两液相之中。当滚筒在水溶液中时，金属在其上面析出，而转动到有机液中时，金属析出停止，而且已析出的金属被有机溶液涂覆。当再转动到水溶液中时，又有金属析出，但此次析出的金属与上次析出的金属间因有机膜阻隔而不能联结在一起，仅以超微粉体形式析出。

（五）纳米材料在临床检验中的应用

目前随着科技的进步，临床医学诊断得到了前所未有的发展，临床诊断检验手段、检验仪器多种多样，在其迅猛发展的过程中纳米材料起到了关键作用。目前，纳米材料在检验诊断中的应用主要有三个方面：①利用纳米材料跟踪生物体内活动，对生物体内元素的积累和排出做出判断；②利用纳米颗粒极高的传感灵敏度对疾病进行早期诊断；③利用纳米材料的特性化验检测试样，从而辅助治疗。纳米金（AuNPs）是研究较早的一种纳米材料，近年来纳米金的研究迅速发展并越来越受到重视。以下将具体介绍纳米金在临床检验中的应用。

纳米金颗粒是1984年由原联邦德国Saarlands大学的Gleiter等人使用惰性气体凝聚和在超高真空条件下原位加压的技术制备出来的。它是指分散相粒子直径在 1~150 nm 之间的金溶胶，是有一定金原子数的八面体结构，可以通过分子间相互作用与生物大分子结合，也可以通过化学键与生物大分子偶联而不改变其生物活性，在生物学应用中表现出特殊的吸引力。

1. 纳米金的制备方法

①物理方法：最常见的是真空蒸镀法、软着陆法、激光消融法等。

②化学方法：常见方法有白磷还原法、抗坏血酸还原法、柠檬酸钠（枸橼酸钠）还原法及鞣酸-柠檬酸钠还原法等。还原剂的选择与制备的纳米金颗粒的大小有关。一般来说，制备颗粒直径在 5~12 nm 的纳米金用白磷或抗坏血酸还原氯金酸；制备直径大于 12 nm 的纳米金用柠檬酸钠还原氯金酸。在用同一种还原剂时，制备的金颗粒直径可通过还原剂的用量来控制，还原剂用量与制备的金颗粒直径成反比。在纳米金的形状控制合成中，以棒形纳米金的研究居多。一般是在阳离子表面活性剂存在的体系中采用电化学或化学方法还原氯金酸来制备纳米金棒。

2. 纳米粒子的表面修饰方法

(1) 表面物理修饰法

通过吸附、涂敷、包覆等物理手段对微粒表面进行改性，如表面吸附和表面沉积。

表面吸附是通过范德华力将异质材料吸附在纳米粒子的表面,防止纳米粒子的团聚。例如,用表面活性剂修饰纳米粒子,表面活性剂分子能在颗粒表面形成一层分子膜,阻碍了颗粒之间的相互接触,增大了颗粒之间的距离,避免了架桥羟基和化学键的形成。表面活性剂还可降低表面张力,减少毛细现象。加入高分子表面活性剂还可起到一定的空间位阻作用。

表面沉积是将一种物质沉积到纳米粒子表面,形成与颗粒表面无化学键合的异质包覆层。利用溶胶可实现对无机纳米粒子的包覆,改善纳米粒子的性能。

(2)表面化学修饰法

纳米粒子表面原子与修饰剂分子发生化学反应,改变其表面结构和表面状态的方法,是实现纳米粒子分散、复合等的重要手段。

酯化反应法是使酯化试剂与纳米粒子表面原子反应,从而使原来亲水疏油的表面变成亲油疏水的表面。该法适用于表面为弱酸性或中性的纳米粒子,如 SiO_2、Fe_2O_3、TiO_2 等的改性。

偶联剂法是根据 SiO_2 等纳米粒子的表面能较高,与表面能较低的有机物亲和性较差,两者复合时不能相容,在界面上会出现空隙的原理,导致界面处高聚物易降解、脆化。纳米粒子表面经偶联剂处理可使其与有机物具有很好的相容性。偶联剂分子一般具备两种基团:一种能与无机纳米粒子表面进行化学反应,另一种能与有机物反应或相容。硅烷偶联剂是常见的偶联剂之一,用于修饰表面具有羟基的无机纳米粒子非常有效。

表面接枝改性法分为偶联接枝法、聚合生长接枝法和聚合与接枝同步法。偶联接枝法通过纳米粒子表面官能团与高分子直接反应实现接枝;聚合生长接枝法是单体在纳米粒子表面聚合生长,形成对纳米粒子的包覆;聚合与接枝同步法则是单体在聚合的同时被纳米粒子表面强自由基捕获,形成高分子链与纳米粒子表面的化学连接。表面接枝改性充分发挥了无机纳米粒子与高分子各自的优点,可实现功能材料的优化设计。此外,纳米粒子表面接枝后,其在有机溶剂中的分散性大大提高了,从而可制备高纳米粉含量、高均匀分布的复合材料。

3. 纳米金在临床检验中的应用

①纳米金与生物传感器:新型的纳米材料传感器具有精密度高、比表面积大、吸附力强等优点。其中纳米金颗粒因为具有良好的生物相容性以及对生物分子无毒的特点应用较为广泛。当酶与纳米颗粒接触时,酶的活性中心与电极表面之间的距离会更加接近,对电子的转移起到直接的促进作用,更能显著地提高酶的催化活性,对电流的响应更加灵敏,从而使检测效果更加理想。

目前,通过 L-半胱氨酸、纳米金对金电极进行修饰,通过交联剂 EDC/NHS 固定葡萄糖氧化酶等实验方法可构建新型的葡萄糖生物传感器,此方法相对于常规检测葡萄糖的仪器法、化学法等具有高选择性、方便、省时等优点,可为临床生化检验提供一些新的参考方法。也有学者通过纳米金-半胱氨酸修饰的金电极表面能成功组装乳酸脱氢酶(LDH),构建一种基于纳米仿生功能界面的乳酸生物传感器。该生物传感器无需电子媒介体和促进剂,可用于测定乳酸并具有良好的灵敏度与满意的选择性。该 LDH/纳米金仿生功能界面对乳酸呈现良好的电催化特性,在临床与生物分析检测领域具有良好的应用前景。

②纳米金复合探针-蛋白芯片检测心肌损伤标志物:目前检测心肌损伤标志物的方法有多种,包括光电二极管芯片法、荧光检测法、表面等离子体共振法等,这些方法检测灵敏度高,但仪器设备复杂,光学组件昂贵,所需条件严格,限制了其应用推广。实验室诊断主要依赖的电化学发光法,是目前临床上检测心肌标志物最常用的方法。该体系需要精密的分析技术(如基于脉冲式的伏安法以及电化学阻抗谱)方能实现高灵敏检测;另外,相邻电极活化性能的干扰导致其无法对多种标志物进行联合检测。

纳米金作为比色分析指标能够与多肽、蛋白质、适配体、核酸及肽核酸等多种生物分子共价或非共价结合,从而实现对目标成分的检测。有学者通过构建蛋白微阵列体系集纳米技术与核酸杂交于一体(人工合成的寡核苷酸链遵循严格的碱基配对原则),借助于纳米金成核原理,使两种纳米金探针高效、特异性地结合,从而提高心肌损伤标志物检测的灵敏度。该蛋白芯片在短时间内可对多种心肌损伤标志物进行高灵敏联合检测,具有敏感快捷、成本低、小型化、不需要复杂的光学组件及所用样本量极少等优点,为临床疾病的诊治和预后开辟了新途径。

③纳米金在免疫分析检测中的应用:纳米金标记技术(nanogold labelling technique)实质上是蛋白质等高分子被吸附到纳米金颗粒表面的包被过程。其原理是表面带负电荷的纳米金颗粒与带正电荷基团的蛋白质吸附而牢固结合,吸附后生物分子不会变性,由于金颗粒具有高电子密度的特性,在显微镜下金标蛋白结合处可见黑褐色颗粒,当这些标记物在相应的配体处大量聚集时,肉眼可见红色或粉红色斑点,可用于定性或半定量的快速免疫检测中。由于球形的纳米金粒子对蛋白质有很强的吸附能力,可以与葡萄球菌A蛋白、免疫球蛋白、毒素、糖蛋白、酶、抗生素、激素、牛血清白蛋白等非共价结合,广泛用于基础研究和实验中。

④纳米金在DNA检测中的应用:胶体金(即纳米金颗粒均匀地分散于水相中形成的稳定体系)具有优良的生物相容性,能广泛地应用于DNA、抗体、抗原等生化物质的标记;同时又具有较好的电学活性,可作为电化学DNA传感器的杂交指示剂。用该纳米金微粒增强检测信号的方法能明显提高电化学DNA传感器的检测灵敏度,而且这种方法仪器简单、无污染、检测稳定可靠、灵敏度高,因此该电化学DNA传感器成为一种非常有发展前途的基因传感器。此外,胶体金在表面等离子共振(surface plasma resonance,SPR)传感器对DNA的检测中也有大量应用。

⑤纳米金在生物芯片中的应用:生物芯片主要包括基因芯片、蛋白质芯片等,利用微点阵技术制成生物基因或蛋白质阵列,能快速、简便且又大规模地检测基因或蛋白质的生物信息并进行分析和处理。它将成千上万的生物信息密码探针集中到面积只有$1\ cm^2$大小的薄片载体上,通过已知序列或结构的探针与靶向样品进行分子杂交,以实现对生物分子的快速测定。有学者在透明的基底上将一组DNA阵列和普通平板扫描仪结合,由于用纳米粒子标记的寡核苷酸解链温度较高,从单碱基错配靶中识别出完全正配寡核苷酸序列的灵敏度比荧光标记探针高3倍。当用纳米银增强金粒子的放大信号时,其检测灵敏度要比用共聚焦荧光显微镜做检测的荧光法高出100倍。该方法曾被用于致命的炭疽杆菌的实际杂交检测。

(六)展望

纳米金标记技术的研究与应用已成为21世纪医学检验领域的关键技术之一,纳米金作为标记物对生物分子的活性影响较小,且能标记很大一部分生物分子,是非常理想的标记物。随着生物医学技术的发展,纳米金标记技术也成为现代四大免疫标记技术之一。纳米金生物芯片检测灵敏、快速,特异性高,可实现高通量检测,具有荧光标记、酶标记等常规技术无法比拟的优越性,也将成为今后研究的热点。总之,纳米金的生物检测技术具有很好的发展前景,并将广泛应用于临床的诊断和治疗中。

(许黎娟)

第二章 临床分子生物学检验

第一节 基因遗传病的分子生物学检验

一、单基因遗传病的分子生物学检验

在遗传病中,单基因遗传病的病种是最多的,现已被美国国家生物技术信息中心正式收录的就有22 000多种。常见的单基因遗传病有镰状细胞贫血、亨廷顿病、软骨发育不全、脆性X综合征等。

(一)概述

单基因遗传病(monogenic disorders)是位于同源染色体上的一对等位基因之一或者二者发生突变,导致蛋白质结构信息错误或基因表达控制异常而出现的身体结构发育异常和/或生理功能异常,该类疾病一般符合孟德尔遗传方式,所以又称为孟德尔遗传病。

单基因遗传病的基因突变类型主要有:①基因的外显子或内含子完全或部分缺失;②基因的单碱基突变;③三核苷酸重复突变;④基因部分片段重复转录,基因产物发生较大改变;⑤插入突变,基因组其他部位的DNA片段插入目的DNA序列内。基因突变会导致其编码蛋白质的数量、性质、结构和功能发生变化,从而引起一系列病理生理变化,遗传个体出现相应的疾病表型。

单基因遗传病根据其突变基因所在的染色体和基因显、隐性质不同,可以分成5种不同的遗传方式。

1. 常染色体显性遗传

致病基因位于常染色体上,体内一对等位基因只要有一个致病基因存在,就会发病,与性别无关,男女患病的机会均等。从家系图上看,遗传方式是垂直的,可以连续几代出现患者,如家族性高脂蛋白血症、亨廷顿病、软骨发育不全等。

2. 常染色体隐性遗传

致病基因位于常染色体上,基因性状是隐性的,只有出现在一对隐性基因的纯合子上时才表现出症状。从家系图上看,此种遗传病的父母双方均为致病基因的携带者,男女患病均等,如苯丙酮尿症、白化病等。

3. X连锁显现遗传

致病基因位于X染色体上,致病基因是显性遗传的,因此无论男性还是女性,只要一对

等位基因有一个致病基因就会表现出病症。女性患者的子女患病的机会均等,而男性患者的女儿全部为患者,儿子全部正常。所以女性患者多于男性,前者病情较轻,后者病情较重,如抗维生素 D 佝偻病、葡萄糖-6-磷酸脱氢酶缺乏症、假性甲状腺功能减退病等。

4. X 连锁隐性遗传

致病基因位于 X 染色体上,基因性状是隐性的,随着 X 染色体向后代遗传。由于女性有两条 X 染色体,只有当一对等位基因都是隐性致病基因时才表现出症状,而男性只有一条 X 染色体,只要其 X 染色体有一个致病基因就会发病,所以在家系图中,男性患者多,如红绿色盲、甲型血友病等。

5. Y 连锁遗传

致病基因位于 Y 染色体上,随着 Y 染色体向男性后代显性遗传。特点是只有男性才表现出病症,如外耳道多毛症。

(二)软骨发育不全

软骨发育不全(achondroplasia,ACH)是人类侏儒症最常见的形式,是一种常染色体显性四肢短型遗传病,外显率为 100%。其主要临床特征是骨骼生长发育异常,从而导致患者出现上下肢缩短的矮小身体,鼻梁凹陷,短而粗的三叉手,生长缓慢,长骨肢根缩短和颅面骨畸形,腰部脊柱前凸,臀部与腹部突出。智力和寿命通常正常。其发病率为 1/77 000~1/15 000,主要的致病基因为成纤维生长因子受体 3(fibroblast growth factor receptor-3,*FGFR*3)基因 1138 位核苷酸点突变。

1. 软骨发育不全的发病分子机制

*FGFR*3 是一种调节发育的单次跨膜受体,参与和调控软骨和长骨发育的多个阶段,如软骨细胞的增生及软骨基质的钙化。*FGFR*3 基因定位于人类染色体 4p16.3,基因长度为 16.5 kb,有 19 个外显子和 18 个内含子,其中第 10 外显子编码 *FGFR*3 跨膜区。软骨发育不全主要是由 *FGFR*3 跨膜区第 1138 位核苷酸的点突变引起的,其中 95% 为 G→A 突变,其余为 G→C 突变,两种突变都导致 FGFR 第 380 位甘氨酸被精氨酸取代。*FGFR*3 在骨骼发育初期的软骨中表达水平最高,*FGFR*3 与配体成纤维细胞生长因子(FGF)结合后,引发偶联和自磷酸化作用,通过干扰软骨细胞的增生和分化抑制软骨化骨过程。*FGFR*3 跨膜区基因第 1138 位核苷酸突变后,引发 *FGFR*3 功能持续地、不依赖配体地激活,甚至在饱和浓度的配体中,突变的受体也拒绝配体介导的调控。这导致对骨骼生长的负向调节作用失控,骨骼生长受到过度抑制。另有学者发现 *FGFR*3 基因第 1123 位发生 G→T 突变,导致 375 位密码子的突变,由半胱氨酸代替了甘氨酸,表明软骨发育不全遗传病存在等位基因的异质性。

2. 软骨发育不全的分子生物学检验

软骨发育不全的基因缺陷主要是点突变,因此 PCR 及点突变检测技术成为基因诊断软骨发育不全疾病的主要技术。目前常用的检测方法有 PCR-RELP(RELP 为 restriction fragment length polymorphism 的简称,即限制性片段长度多态性)、基因测序、基因芯片等。

①PCR-RELP:PCR 扩增含有基因高发突变位点区域,将 PCR 产物直接用限制性内切

酶 SfeI 酶切,继而凝胶电泳。电泳检测结果是软骨发育不全患者出现正常 PCR 产物条带和其被内切酶酶切的两条带(109 bp 和 55 bp 两条 DNA 片段),而正常人仅出现 PCR 产物相同大小单条带(164 bp 的 DNA 片段)。PCR-RELP 技术是临床广泛采用的突变检测技术,一旦突变导致酶切位点发生变化即可方便地被检测出。

②基因测序:*FGFR*3 是软骨发育不全病的致病基因,可直接通过对 *FGFR*3 基因的第 10 外显子的 PCR 产物进行测序,将测序结果与正常基因序列比对,若发现第 1138 位核苷酸出现 G→A 突变,或 G→C 突变,则可确诊为软骨发育不全;若与正常序列一致,则可完全排除。基因直接测序是检测突变的"金标准"。

③基因芯片:已有多家公司研发出诊断软骨发育不全的基因芯片系统,该系统专为软骨发育不全病的特征性基因的主要突变位点设计,可成功用于软骨发育不全的基因诊断,具有简便、快速和自动化的优点。

二、多基因遗传病的分子生物学检验

遗传病是由遗传物质改变所导致的,如果改变的遗传物质涉及两对以上的基因,并有环境因素影响,这样的遗传病称为多基因遗传病。目前常见的多基因遗传病有 100 多种,包括一些常见病,如糖尿病、冠心病、高血压、精神分裂症、哮喘以及某些先天畸形疾病等。

(一)概述

多基因遗传病是遗传信息通过两对以上致病基因的累积效应所致的遗传病,其遗传效应较多地受环境因素的影响。与单基因遗传病相比,多基因遗传病不是只由遗传因素决定的,而是遗传因素与环境因素共同起作用。由于发病过程中需要许多因子共同参与,故又称为多因子遗传病。

在多基因遗传中,每对基因对性状的效应是微小的,故称为微效基因。但是不同的微效基因可以通过累加作用形成一个明显的表型性状,这一过程称为加性效应。

多基因遗传病的一个显著特点是其性状变异呈现连续的数量级差的改变,不符合孟德尔遗传所具有的质量性状的变异。由于多基因遗传病是由多对微效基因加性效应所产生的协同作用和环境因素共同导致的,这些等位基因可存在于正常人群中,但是,此类基因聚集越来越多,会赋予患者易感性,因此这些基因称为易感基因。

多基因遗传病的致病基因在家系中的传递特征虽不及单基因遗传病那么明显,但也有其家族特点,具有家族聚集倾向,患者亲属发病率高于群体发病率。

(二)原发性高血压

原发性高血压(essential hypertension,EH)以血压升高为主要临床表现,占高血压病的 90%~95%,是常见的心血管疾病,也是脑卒中、心肌梗死、晚期肾功能衰竭等致死性疾病的独立危险因素。原发性高血压是多基因、多因素引起的高度异质性疾病,具有遗传迟滞性、易感基因外显不完全及基因型和表型不相对等临床特点。

1. 原发性高血压的分子机制

原发性高血压候选基因有涉及肾素-血管紧张素-醛固酮系统、交感神经系统、内皮细胞功能和信号转导等至少 200 种基因(部分候选基因见表 2-1)。在基因多态性与原发性高血压相关研究中,对肾素-血管紧张素-醛固酮系统、α 内收蛋白、β-肾上腺素受体、G 蛋白 β_3 亚单位等研究最多。这里重点介绍肾素-血管紧张素-醛固酮系统基因多态性与原发性高血压的发病机制。

表 2-1 原发性高血压的部分候选基因

相关血压调节机制	候选基因所编码的蛋白质	基因多态性	染色体定位
肾素-血管紧张素-醛固酮系统	血管紧张素原	M235T;T174M;A(−6)G;A(−20)C;C(−18)T;G(−152)A	1q42～43
	血管紧张素转化酶	Alu I/D intron 16	17q23
	血管紧张素Ⅱ的Ⅰ型受体	A1166C	3q21～25
	醛固酮合成酶	C(−344)T	8q21
交感神经	β_2 肾上腺素受体	Arg16Gly;Gln27Glu	5q32～34
内皮细胞功能	α-内收蛋白	Gly460Trp	4p16.3
	内皮型一氧化氮合成酶	T(−786)C;G894T	7q36
G 蛋白信号转导	β_3 亚单位($GN\beta_3$)	C825T	12q13

经典的肾素-血管紧张素-醛固酮系统(renin-angiotensin-aldosterone system,RAAS)是指肾小球入球动脉的球旁细胞分泌肾素,激活从肝脏产生的血管紧张素原,生成血管紧张素Ⅰ,后者在血管紧张素转换酶作用下生成血管紧张素Ⅱ。血管紧张素Ⅱ作用于血管紧张素Ⅱ受体,使小动脉平滑肌收缩,刺激肾上腺皮质球状带细胞分泌醛固酮而增大血容量,并通过肾上腺髓质和交感神经末梢释放儿茶酚胺,从而使血压升高。

(1)AGT 基因多态性

血管紧张素原基因 AGT 是 RAAS 中肾素作用的唯一底物,也是目前最有代表性、研究最多的血压调节候选基因,目前已经发现 17 个以上的基因多态位点。人 AGT 基因组全长12 kb,cDNA 序列全长 1 030 bp,共有 5 个外显子和 4 个内含子,是单拷贝基因。AGT 基因第 2 外显子存在 2 个基因突变位点,可分别导致编码产物第 235 位甲硫氨酸突变为苏氨酸和第 174 位苏氨酸突变为甲硫氨酸,推测这两种氨基酸的突变可能是部分原发性高血压患者的发病原因。AGT 基因启动子可与转录因子 AGCF1 结合,通过与上游 Ale 序列和下游 3′端增强子元件相互作用,影响 AGT 基因的基础转录速率,而该区域存在的 A(−6)G、A(−20)C、C(−18)T 及 G(−152)A 等突变均可影响 AGT 基因的转录活性。A(−6)G、A(−20)C,和 G(−152)A 基因多态性与中国汉族群体原发性高血压发病有相关性。

(2)血管紧张素转化酶 ACE 基因

血管紧张素转化酶是血管紧张素Ⅱ形成过程中一种重要限速酶。人 ACE 基因总长为21 kb,共有 26 个外显子和 25 个内含子。目前共发现 78 个变异位点,其中最常见的变异是

ACE 基因 16 内含子一段 287 bp 的 Alu 序列插入/缺失(insertion/deletion,I/D)多态性。

不同的 *ACE* 基因型其血浆中 *ACE* 的水平和活性各有不同,其中 DD 型血浆血管紧张素转化酶的水平和活性明显高于 II 型和 ID 型,推测可能是在 *ACE* 基因的 16 内含子存在一个参与调节血浆 *ACE* 分泌的调控基因,DD 型失去 287 bp 的片段,也就相应失去对 *ACE* 基因的调控,血浆血管紧张素转化酶水平增高,最终导致血管紧张素 II 增高。*ACE* 基因 I/D 多态性分别有一定的种族差异。

(3) ATR 基因多态性

血管紧张素 II 的 I 型受体(ATR)基因主要有两种亚型,即 *AT1R* 和 *AT2R*。人 *AT1R* 基因长度为 1 080 bp,只有 1 个外显子,无内含子结构,是单拷贝基因,有 1 个开发阅读框,能编码一种具有 7 个疏水跨膜片段与 G 蛋白偶联的细胞膜受体,含有 359 个氨基酸残基。*AT1R* 存在 50 个基因多态性,其中 A1166C 多态性与原发性高血压发病有关。又有研究发现,*AT1R* 启动子区域的(-810A/T)多态性是中国汉族人群原发性高血压并发冠心病的危险因素。

(4) 醛固酮合成酶基因多态性

醛固酮合成酶(*CYP*11*B*2)基因是醛固酮合成的关键酶,基因长度为 7 kb,有 9 个外显子和 8 个内含子,编码的醛固酮合成酶可催化脱氧皮质酮逐步生成皮质酮、18-羟皮质酮和醛固酮。*CYP*11*B*2 基因主要有两种变异,分别是转录调控区的 C(-344)T 和第 2 内含子基因突变,前者变异可影响 *CYP*11*B*2 基因启动子与 SF-1 因子结合,进而影响醛固酮合成酶 mRNA 的转录和醛固酮的合成分泌。

2. 多基因遗传病的分子生物学检验

多基因遗传病的分子生物学检验和单基因遗传病没有明显差别,主要包括直接诊断策略和间接诊断策略。

(1) 直接诊断策略

直接诊断策略针对的是已知基因异常的疾病,常用的基因直接诊断方法有 PCR-RELP、PCR 产物基因测序、核酸杂交、DNA 芯片等。通常以基因本身或紧邻 DNA 作为探针,或通过基因测序分析 PCR 产物序列,以确定基因有无突变、缺失等异常及其性质。

(2) 间接诊断策略

针对的是致病基因虽然已知,但其异常性未知,或致病基因未知的情况,可以通过对患者及其家系进行连锁分析,以推测患者是否携带致病基因。根据紧密连锁的遗传标志物或基因会传递给后代的原理,通过检测相邻 DNA 是否传递给后代,可以间接判断致病基因是否也传递给后代。连锁分析通常使用基因组中存在的 DNA 多态性位点,特别是基因突变部位或紧邻的多态性位点作为分子标志物。常用于连锁分析的技术有 RELP、数目可变串联重复序列(variable number of tandem repeats,VNTR)、单链构象多态性(single-strand conformation polymorphism,SSCP)、全基因组扫描法等。

(潘凌鸿　伦永志)

第二节 线粒体病的分子生物学检验

一、线粒体的功能

线粒体(mitochondrion)是一种存在于大多数细胞中的由两层膜包被的细胞器,包括外膜、内膜、膜间隙和基质四个功能区隔;是细胞进行有氧呼吸的主要场所,通过呼吸链(电子传递链和氧化磷酸化系统)来制造能量,细胞生命活动所需的95%的能量来自线粒体;其直径在0.5~10 μm,主要化学成分是蛋白质和脂类,其中蛋白质占线粒体干重的65%~70%,脂类占25%~30%。

1. 能量转化

线粒体的主要功能是进行能量转化,完成三羧酸循环和呼吸链的氧化磷酸化,通过三羧酸循环、电子传递和ATP的生成这三步供能。葡萄糖在正常有氧的条件下,氧化后产生CO_2和H_2O。这个总过程称为有氧氧化,又称细胞氧化或生物氧化。整个过程分为3个阶段进行:葡萄糖氧化为丙酮酸(在细胞质中进行),丙酮酸进入线粒体,在基质中脱羧生成乙酰CoA,乙酰CoA进入三羧酸循环,彻底氧化。第一阶段在细胞质中进行,第二、三阶段在线粒体中进行,这其中释放大量能量供机体使用。电子传递链又称呼吸链,是线粒体内膜上一组酶的复合体。其功能是进行电子传递、H^+的传递及氧的利用,产生H_2O和ATP。1分子丙酮酸在三羧酸循环中脱去的5对H^+分别与NAD^+、$NADP^+$和FAD结合,形成3分子NADPH和1分子$FADH_2$。在有氧条件下,载氢体被氧化,在此过程中,经过电子传递链和氧化磷酸化生成ATP。在活细胞中伴随着呼吸链的氧化过程所发生的能量转换和ATP的形成,称为氧化磷酸化。

2. 细胞凋亡

线粒体中的一系列代谢过程与细胞凋亡密切相关。第一,在凋亡发生过程中,多种促进细胞凋亡的蛋白质转移至线粒体,从而使线粒体膜的通透性和完整性受到破坏。内膜对H^+的通透性增加引起线粒体膜电位消失,Bcl-2家族蛋白主要通过调节线粒体的功能来调控细胞的凋亡。第二,有很多凋亡诱导因子是从线粒体中释放出去的,如细胞色素C、细胞凋亡诱导因子(apoptosis-inducing factor,AIF)和Caspase前体蛋白procaspase-2、3、8、9等在凋亡发生过程中从线粒体膜间隙被释放到细胞质中,随后引起典型的凋亡变化。第三,有一些凋亡诱导物能够诱导线粒体上的膜透过性转变孔(permeability transition pore,PTP)开放,导致线粒体膜电位消失和释放促凋亡蛋白。

3. 其他功能

线粒体参与细胞增殖与细胞代谢的调控;在特定的组织细胞中具有特定功能。例如,肝脏细胞中的线粒体具有解毒的功能。

二、线粒体病的概述

(一)线粒体病的种类

由于缺乏组蛋白保护并且没有完整的突变修复功能,线粒体 DNA(mtDNA)突变率非常高,这样高的突变率产生了大量的致病突变体。mtDNA 突变体主要由点突变和重组突变造成。点突变是由单一核苷酸的改变所造成的疾病,是母系遗传,但同一种点突变在不同患者可造成不同的临床表现。重组突变的 mtDNA 片段长度可以从一个碱基变化到几千个碱基,但重组突变主要分为:大片段缺失(deletion)和重复(duplication)。mtDNA 部分缺失使基因组缩短。单发缺失多为散发性,多发缺失可呈常染色体显性或隐性遗传。重复是指多余的 mtDNA 以数以千计的核苷酸插入基因组,从而使体积增大。

与点突变相关的人类遗传性疾病及其临床症状和突变位点见表 2-2。

表 2-2 线粒体点突变引起的疾病

疾病名称	临床症状	突变位点
Leber 遗传性视神经病变(LHON)	急性无痛性视神经坏死引起的双侧中央视力失常伴心律失常成年病	mtDNA11778 位 G-A
线粒体脑肌病伴高乳酸血症和卒中样发作(MELAS)	脑组织机能障碍合并线粒体病及酸中毒,卒中样发作伴偏瘫、偏盲或皮质盲、偏头痛、恶心呕吐、反复癫痫发作、智力低下、神经性耳聋	mtDNA 编码 tRNA 基因 3243 位点 A-G 或 mtDNA11084 位点 A-G
Ⅱ型糖尿病	非胰岛素依赖型,高血糖伴不同的并发症,多饮、多食、多尿、体重减轻	mtDNA 编码 ND1 基因上 mt3316G-A,tRNALeu(UUR)的 3243 位点发生 A-G 的突变
肌阵挛性癫痫与破损性红肌纤维病(MERRF)	肌阵挛性癫痫合并性抽搐,小脑共济失调	mtDNA 编码 tRNA 基因上 8344 位点 A-G
Leigh 综合征(MILS)	幼年发病致死	T10191C(患儿线粒体呼吸链酶复合物Ⅰ缺陷)、A3243G(亮氨酸转运 RNA 功能缺陷)、T8993G(ATP 酶 6 亚基缺陷)、A8344G、T8993C、G13513A 和 G14459A(赖氨酸转运 RNA、复合物Ⅴ和复合物Ⅰ的功能缺陷)
神经性肌无力阵挛及着色性视网膜炎(NARP)	色素性视网膜炎共济性失调癫痫痴呆,病人的小脑和大脑有轻度弥漫性萎缩,严重者可出现基础神经节损害	mtDNA8993 位点 T-G
线粒体糖尿病(MIDD)伴耳聋	糖尿病表现伴耳聋,有的伴有 MELAS 综合征	mtDNA 编码 tRNA 基因上 mt3243A-G
氨基糖苷类耳聋	使用含氨基糖苷类抗生素引起不可逆的听力丧失	mtDNA 12s rRNA 的 1555 位点上 A-G 碱基突变

与重组突变相关的疾病有 Pearson 综合征、KSS(Kearns-Sayre 综合征)和慢性进行性外眼肌麻痹(chronic progressive external ophthalmoplegia,CPEO)。然而,重组突变并不局限于上述几种疾病表型,也能涉及糖尿病、听力丧失和几乎所有线粒体脑肌病。Pearson 综合征又称为骨髓-胰腺综合征,患者出生不久即发生严重贫血,骨髓中出现环形铁粒幼细胞。此外还有胰腺外分泌功能不全,乳酸水平增高,偶有乳酸性酸中毒,最后发生肝肾功能衰竭。多数 Kearns-Sayre 综合征患儿智力落后,还可有发作性昏迷、身材矮小、听力丧失、糖尿病、甲状腺功能低下及其他激素缺乏引起的内分泌紊乱。CPEO 是一种罕见的眼球运动障碍疾病,为慢性、进行性、双侧性,以上睑下垂开始,逐渐出现眼球运动障碍,最终眼球固定不动。

(二)线粒体病的遗传特点

线粒体病(mitochondrial disease)是指因遗传缺损引起线粒体代谢酶的缺陷,导致 ATP 合成障碍、能量来源不足而出现的一组多系统疾病。广义的线粒体病还包括由细胞核编码的线粒体蛋白的突变而造成的功能不正常。这些疾病往往是遗传的。线粒体病的遗传学特点主要有以下三个方面:①mtDNA 分子严格按照母系遗传方式进行传递。也就是说,只能由母亲将她的 mtDNA 分子传递给子女,只能由女儿传给下一代。②它并不遵循孟德尔遗传定律,是随机分配到细胞中的。体细胞每经历一次有丝分裂,mtDNA 会随着线粒体一起被随机分配到子代细胞中。③线粒体病的表现型取决于 mtDNA 突变体所占 mtDNA 总数的比例。线粒体基因突变可以发生在成千上万个 mtDNA 分子上,由此产生了突变含量介于 0~100% 之间的 mtDNA 突变体。突变体 mtDNA 与野生型 mtDNA 同时存在于体内,人们将这样的状态称为异质性(heterogeneity);将细胞或组织只拥有一种 mtDNA(全部是突变型 mtDNA 或野生型 mtDNA)的状态称为均质性(homogeneity)。mtDNA 疾病的发生及其临床表型往往取决于突变的 mtDNA 占全体 mtDNA 的百分比,我们将这个百分比称为突变负荷。当异质性 mtDNA 突变体的突变负荷较低时,与突变型 mtDNA 共存的野生型 mtDNA 会发挥足够的补偿作用,以维持线粒体呼吸链的功能。然而,当突变负荷超过一定范围,使得野生型 mtDNA 的数量不足以维持呼吸链的功能时,组织或器官就会出现异常,这种现象被称为阈值效应(threshold effect)。

(三)线粒体病的分子机制

mtDNA 是线粒体中的遗传物质,呈双链环状。相比于核基因组,mtDNA 远小于核基因组,人类完整的 mtDNA 仅有 16 569 个碱基对,以多拷贝的形式存在于细胞中,基因内没有内含子,并且在遗传密码、复制、转录等方面都与细胞核基因组存在很大不同。线粒体因其 DNA 缺乏组蛋白的保护且修复机制不健全而易受外源或自身代谢产生的自由基的攻击或因其他胁迫而产生损伤,线粒体受损后发生膜通透性转变,氧化磷酸化解偶联,ATP 过度消耗引发细胞坏死,或者线粒体肿胀后细胞色素 C 释放到细胞质中触发凋亡,线粒体自身选择性清除受损线粒体,这种现象称为线粒体自噬。根据线粒体自噬过程的特征,可将其分为四个时期:前期线粒体受损后发生通透性转变,导致线粒体去极化,诱导线粒体自噬相关蛋白活化;早期自噬体包裹受损线粒体,形成线粒体自噬体;中期线粒体自噬体与溶酶体融合后形成成熟的线粒体自噬溶酶体;末期线粒体被溶酶体降解。

三、线粒体病的分子生物学检验

对于 mtDNA 疾病,对临床症状典型的综合征患者的诊断比较容易,但对临床症状不典型的病人则诊断较为困难。mtDNA 疾病的精确诊断还需要依靠以下三个方面:①用组织化学和生物化学方法来判断呼吸链损害的具体性质;②利用基因分析技术寻找常见的 mtDNA 突变;③对整个 mtDNA 进行测序,以发现罕见或新的突变。目前已有多种方法可用于临床检测,使我们对 mtDNA 疾病的基因诊断更加简便、快速和准确,如双重突变特异性引物 PCR 检测、多重连接探针扩增技术(multiplex ligation-dependent probe amplification,MLPA)、序列特异性寡核苷酸(sequence specific oligonucleotide,SSO)、探针杂交技术、RFLP、变性梯度凝胶电泳(denatured gradient gel electrophoresis,DGGE)、SSCP、实时荧光定量 PCR(real-time quantitative PCR,qPCR)、变性高效液相色谱技术(DHPLC)、基因芯片、全基因测序。

(一)双重特异引物 PCR 检测技术

1. 原理

基于普通 PCR,针对已知线粒体病的突变位点设计特异引物进行 PCR 扩增,根据电泳时所扩增出的条带大小可直接判断出阳性患者。

2. 评价

此方法在检测 LHON 的 11778 和 3460 突变位点时取得一定效果,比传统检测方法简便、快速、特异。

(二)多重连接探针扩增技术(MLPA)

1. 原理

利用简单的杂交、连接及 PCR 扩增反应,在单一反应管内可同时检测多达 40 个不同的核苷酸序列的拷贝数变化。由于 MLPA 操作简便,检测通量高,结果准确,应用领域广,近年来被国内外很多机构用于协助进行多项基因检测的工作,如染色体数目异常检测、基因甲基化检测、抑癌基因诊断等。

2. 主要步骤

针对每一个待测靶基因序列,均有一对 MLPA 探针,它由一个短的化学合成寡核苷酸片段和一个长的经 M13 噬菌体衍生法制备的寡核苷酸片段组成。其中,短探针包括一个位于其 3′端并与靶序列 a 部分完全互补的杂交序列和一个位于其 5′末端 19nt 的共同序列,该共同序列与标记的 PCR 引物相同。长探针包括一个位于其 5′末端并与靶序列 b 部分完全互补的杂交序列和一个位于其 3′末端 23nt 的共同序列及两序列间的长度特异填充片段,其共同序列与未标记的 PCR 引物互补。检测时先使待测双链 DNA 变性解链,然后降低温度使探针分别与靶序列杂交。长探针的具体制备方法为:将靶特异序列导入 M13 噬菌体内衍生的 SALSA 载体内,每个 SALSA 载体内包含长度特异的填充片段。之后进行探针的特异化连接,加入连接酶,调节连接温度。若待测核酸中含有靶序列,则 2 个探针与待测核酸互补良好,连接反应可进行,即短、长探针连接成为一条完整的核酸单链;若其中一条探针的序列与待测靶基因序列不完全互补,甚至只有一个碱基不互补,也会使杂交不完全而使连接反应无法进行。扩增完后进行琼脂糖凝胶电泳检测。

3. 评价

MLPA 技术融合了 DNA 探针杂交技术和 PCR 技术的特点,且发扬了其连接依赖的特色。其优点如下:①所需样本量小,最少仅需 20 ng DNA 即可完成检测;②可实现多重分析,同时对 40 种甚至更多种靶基因位点进行检测;③检测精确度高,能够检测出单个碱基的突变或单核苷酸多态性(single nucleotide polymorphism)及基因拷贝数一倍量的增加或减少;④所需仪器简单,只需一个 PCR 仪和一个电泳分析系统;⑤耗时短,24 h 内即可出结果。尽管 MLPA 技术有诸多优点,但它目前尚不能用于单个细胞标本的检测,其探针设计耗时且艰难。

对于人类线粒体病中有已知突变位点的,临床上对以下 7 种突变的检测也取得了一定效果:3460G→A、11778G→A 和 14484T→C 3 种突变总检出率为 39.6%,3243A→G、8344A→G、8993T→G 和大片段缺失总检出率 8.2%。

(三)SSO 探针杂交技术

1. 原理及主要步骤

在某一特定片段上设计一系列 20 bp 左右的寡聚核苷酸标记探针,并与特定片段的扩增产物在一定离子强度和温度的杂交液下杂交。如果扩增的目的片段上存在的变异正好处在探针与之结合的部分,探针和扩增的片段就不能结合。杂交反应在固定有探针或扩增产物的杂交膜上发生,杂交完毕后进行显色分析,判断有无结合。

2. 评价

SSO 方法的优点是快捷方便,可以在短期内检测大量样品,缺点是探针检测的位点有限,某些未知位点不能很好地被检测出来。最早将此方法应用于 mtDNA 突变检测的是美国宾夕法尼亚州立大学 Mark Stoneking 所在的研究小组,他们对东南亚岛屿人群、太平洋岛屿人群和澳洲大陆人群的线粒体病进行了较多的研究。

(四)变性梯度凝胶电泳(DGGE)

1. 原理及主要步骤

DGGE 是一种根据 DNA 片段的熔解性质而使之分离的凝胶系统。核酸的双螺旋结构在一定条件下可以解链,称为变性。50% 核酸发生变性时的温度称为熔解温度(Tm)。Tm 值主要取决于 DNA 分子中 G、C 含量的多少。DGGE 将凝胶设置在双重变性条件下:温度 50~60 ℃,变性剂 0~100%。当一双链 DNA 片段通过一变性剂浓度呈梯度增加的凝胶时,此片段迁移至某一点变性剂浓度恰好相当于此段 DNA 的低熔点区的 Tm 值,此区便开始熔解,而高熔点区仍为双链。这种局部解链的 DNA 分子迁移率发生改变,达到分离的效果。Tm 的改变依赖于 DNA 序列,即使只有一个碱基的替代就可引起 Tm 值的升高或降低。因此,DGGE可以检测DNA分子中的任何一种单碱基的替代、移码突变以及少于10个碱基的缺失突变。

2. 评价

Steighner等用PCR-DGGE技术检测mtDNA高变区1(HV1)序列多态性的可靠性时,对所有设计的49对配对序列(每对仅存在1个碱基差异)可全部有效加以区分。次年,该研究小组又用DGGE技术对253个随机个体的mtDNA HV1进行了分析,发现35个个体存在异质性,其中33个为单核苷酸异质,2个为二核苷酸异质,进一步证实了mtDNA异质性存在的普遍性,而且该技术检测异质性的灵敏度高达1%。DGGE具有如下的优点:①突变检出率高。DGGE的突变检出率为99%以上。②检测片段长度可达1 kb,尤其适用于100~500 bp的片段。③非同位素性。DGGE无须同位素掺入,可避免同位素污染及对人体造成伤害。④操作简便、快速。DGGE一般在24 h内即可获得结果。⑤重复性好。但是,该方法需要特殊的仪器,而且合成带GC夹的引物也比较昂贵。

(五)限制性片段长度多态性分析(RFLP)

1. 原理及主要步骤

RFLP是先将靶基因相关片段用PCR扩增,然后对扩增产物片段进行酶切,检测片段长度多态性,通过分析酶切电泳产物值的灰度值比,可以计算出线粒体点突变野生型DNA和突变型DNA的比例。mtDNA序列多态性主要是点突变的结果,在高变区大约有2/3的碱基变异涉及限制酶识别点序列的改变,构成典型的RFLP现象,可用于检测点异质性。

2. 应用

早在1992年,美国埃默里大学Wallace研究小组就设计了9对引物重叠扩增出mtDNA的全序列,进而采用14种限制性内切酶(AluⅠ、AvaⅡ、BamHⅠ、DdeⅠ、HaeⅡ、HaeⅢ、HhaⅠ、HinfⅠ、HincⅡ、HpaⅠ、HpaⅡ/MspⅠ、MboⅠ、RsaⅠ和TaqⅠ)进行酶切界定出单倍型(haplotype)。采用这种高分辨率限制性酶切(high-resolution RFLP)方法,Wallace和同事针对亚洲人群、美洲人群和非洲人群做了大量工作。

(六)单链构象多态性(SSCP)技术

1. 原理及主要步骤

SSCP是指,经PCR扩增的DNA片段在变性剂或低离子浓度下,经高温处理使之解链并保持在单链状态下,DNA单链可折叠成一定空间构象,在不含变性剂的中性聚丙烯酰胺凝胶中电泳时,相同长度DNA单链因其碱基序列不同,甚至单个碱基不同,导致形成的构象不同,而且单链DNA构象的变化很可能引起迁移率的改变,每条单链处于一定的位置,靶DNA中若发生碱基缺失、插入或单个碱基置换时,就会出现泳动变位,通过显色或显影后在凝胶上就会显示出带型的差别,即多态性。

2. 评价

该技术用于检测基因突变,尤其是DNA片段中单个核苷酸的变化,具有操作简单、快速、成本低、灵敏度高、无假阳性等特点,适用于大样本筛查DNA突变,在研究中被广泛应用,是检测点突变的常用方法之一。但是它也存在一些缺陷,如不能对 DNA 序列变异进行精确的定位,而只能对其进行初筛,需要结合序列分析才能确定变异的位置及内容;对大于 300 bp 的 DNA 片段,随着 DNA 片段长度的增加,检测的敏感性逐渐降低。PCR-SSCP 分析结果受多种因素如电泳温度、离子强度(即电泳缓冲液浓度)、凝胶浓度、甘油的浓度和交联剂亚甲基双丙烯酰胺的浓度等的影响。不同的实验条件甚至可能导致完全不同的结果。在室温、通风、冷却条件下电泳,少量片段的条带难以分离。

(七)实时荧光定量 PCR(qPCR)

1. 原理

qPCR 是一种在 DNA 扩增反应中,以荧光化学物质测每次 PCR 循环后产物总量的方法。它通过内参法或者外参法对待测样品中的特定 DNA 序列进行定量分析。目前有两种常见方法:SYBRGreen I 法和 TaqMan 探针法。在 SYBRGreen I 法中,向 PCR 反应体系中加入过量 SYBR 荧光染料,SYBR 荧光染料特异性地掺入 DNA 双链后,发射荧光信号,而不掺入链中的 SYBR 染料分子不会发射任何荧光信号,从而保证荧光信号的增加与 PCR 产物的增加完全同步。在 TaqMan 探针法中,探针完整时,报告基团发射的荧光信号被猝灭基团吸收;PCR 扩增时,Taq 酶的 $5'\to 3'$ 外切酶活性将探针酶切降解,使报告荧光基团和猝灭荧光基团分离,从而荧光监测系统可接收到荧光信号,即每扩增一条 DNA 链,就有一个荧光分子形成,实现了荧光信号的累积与 PCR 产物的形成完全同步。

2. 应用

基于线粒体病中已知突变基因,细胞内及循环 mtDNA 拷贝数的变化可能会引起多种疾病,可以设计特异引物,进行扩增检测。Kitada 等研究发现 2 型糖尿病模型 db/db 小鼠肾脏中的 mtDNA 拷贝数较 db/m 正常对照组小鼠有所增加。

(八)变性高效液相色谱技术(DHPLC)

1. 原理

DHPLC 又称温度调控异源双链分析,是一项在 SSCP 和 DGGE 基础上发展起来的新的杂合双链突变检测技术,可自动检测单碱基替代及小片段核苷酸的插入或缺失。其原理是将工作温度(柱温)升高使 DNA 片段开始变性,部分变性的 DNA 可被较低浓度的乙腈洗脱下来。由于异源双链(错配的)DNA 与同源双链 DNA 的解链特征不同,在相同的部分变性条件下,异源双链 DNA 因有错配区的存在而更易变性,被色谱柱保留时间短于同源双链 DNA,故先被洗脱下来,从而在色谱图中表现为双峰或多峰的洗脱曲线。

2. 评价

DHPLC 具有自动化、快速、经济、检出率高、检出 DNA 片段大小范围广,既可分析已知突变也能筛查未知变异等优点,因而得以迅速发展。然而,此技术也存在一些不尽如人意之处:首先,它不能检测纯合突变。理论上讲,纯合突变在 DHPLC 时可表现为保留时间迁移 0.1 min 以上而被检出,但保留时间在正常情况下也可有迁移,以此进行判断并不可靠。其次,它只能提示突变的存在,无法确定具体的错配类型及位置,尚须测序以进一步确定。最后,许多片段有多个主要解链温度,需要筛查的温度点较多,工作量增加。

3. 应用

张炳峰等收集 4 例临床诊断为线粒体肌病的患者,以 50 例健康体检者作为对照,提取患者肌肉组织及对照组外周血细胞 DNA,扩增线粒体 22 个 tRNA 基因,利用 DHPLC 分析技术对 PCR 产物进行突变筛选,4 例线粒体肌病患者均检测出线粒体基因突变,突变分别为:例 1 tRNA-Val 基因发生 A1625G 纯合突变,例 2 tRNA-Val 基因发生 A1625G/A 杂合突变,例 3RNA-Arg 基因发生 A10411C/A 杂合突变,例 4 RNA-Trp 基因发生 T5553C 纯合突变。

(九)基因芯片

1. 原理

基因芯片是指采用原位合成或直接点样的方法将 DNA 片段或寡核苷酸片段排列在硅片、玻璃等介质上形成微矩阵,待检样品用荧光分子标记后,与微矩阵杂交,通过荧光扫描及计算机分析即可获得样品中大量的基因序列及表达信息,以达到快速、高效、高通量地分析生物信息的目的。

2. 主要步骤

基因芯片的制作过程包括以下几个步骤:①探针的设计与合成;②芯片支撑物的处理;③DNA 阵列点印;④芯片后处理,包括重新水合化及干燥、UV 交联、封闭及变性;⑤芯片质量检测。基因芯片的制备方法有两种:一种是原位合成法,是指将数量众多的电极固定在固相支持物上,电极上具有生物亲和性的多孔空间,用于合成 DNA 片段所需的 4 种单核苷酸可以进入电极上的多孔空间,在电极上合成 DNA 片段(原位合成法又可分为光导原位合成法与原位喷印合成法);另一种是直接点样法,是指将人工合成的寡核苷酸片段直接点在固相支持物上。原位合成法一般用于制备基因芯片,直接点样法既可以用于制备基因芯片,也可以用于制备蛋白质芯片。

3. 评价

基因芯片技术具有快速、高效、高通量等优点,但仍然存在一些不足,主要表现在技术与设备方面,但其为全基因组测序技术的兴起,提供了更简单、全面的方法。

(十)全基因组测序

1. 原理及主要步骤

目前已有三代测序手段,第一代测序仪利用 Sanger 测序——双脱氧末端终止法的原理,将被荧光标记的 ddNTP 掺入 dNTP 中,由于 ddNTP 随机掺入,PCR 产物从引物之后的第一个碱基开始,每一个位置都有可能是 ddNTP。由于 ddNTP 缺乏链延伸所需要的 3′-OH,链的延伸就选择性地在 G、A、T 或 C 处终止。这样的 PCR 产物与普通 PCR 不一样,不能形成一条电泳带,而是一组长度相差一个碱基的成百上千种片段。它们具有共同的起始点,终止在不同的核苷酸上,每一个碱基都有相同的概率被终止。将得到的不同大小的片段进行毛细管电泳,通过对荧光信号的采集和拼接,最终获得目的片段的序列。

第二代测序技术的出现不仅令DNA测序费用降到了以前的1%,还让基因组测序这项以前专属于大型测序中心的"特权"被众多研究人员分享。市面上出现了很多新一代测序仪产品,如美国罗氏应用科学(Roche Applied Science)公司的454基因组测序仪、美国Illumina公司和英国Solexa测序公司合作开发的Illumina测序仪、美国Applied Biosystems公司的SOLiD测序仪。llumina/Solexa Genome Analyzer测序的基本原理是边合成边测序。在Sanger等测序方法的基础上,通过技术创新,用不同颜色的荧光标记4种不同的dNTP,当DNA聚合酶合成互补链时,每添加一种dNTP就会释放出不同的荧光脉冲,将捕捉到的荧光信号经过特定的计算机软件处理,从而获得待测DNA的序列信息。基本程序为:测序文库的构建→锚定桥接→预扩增→单碱基延伸测序→数据分析。

第三代分子测序不需要进行PCR扩增,不同于第二代测序依赖于DNA模板与固体表面相结合然后边合成边测序。

①Helico BioScience单分子测序技术。该测序是基于边合成边测序的思想,将待测序列随机打断成小分子片段并用末端转移酶在3′末端加上poly(A),以及在poly(A)的末端进行荧光标记和阻断,把这些小片段与带有poly(T)的平板杂交成像以获得已经杂交模板所处的位置,建立边合成边测序的位点,加入聚合酶和被Cy3荧光标记的脱氧核苷酸进行DNA合成,每次只加入一种脱氧核苷酸,然后将未参与合成的dNTP和DNA聚合酶洗脱,直接对Cy3成像,观测模板位点上是否有荧光信号,然后化学裂解核苷酸上的染料并使其释放加入下一种脱氧核苷酸和聚合酶的混合物,进行下一轮反应。

②Pacific Bioscience SMRTT技术,被荧光标记磷酸基团的核苷酸在聚合酶活性位点上与模板链结合被激发出荧光,在荧光脉冲结束后,被标记的磷酸基团被切割并释放,聚合酶转移到下一个位置,下一个脱氧核苷酸连接到位点上开始释放荧光脉冲,进行下一个循环。③Oxford Nanopore Technologies的纳米孔单分子测序技术。大多数纳米孔测序技术的基本原理是当DNA分子或者它的组成碱基从一个孔洞经过时检测到被影响的电流或光信号。测序技术能将每个碱基都测出来,为每个碱基进行"诊断"。

2. 评价

全基因测序就是通过运用新一代高通量DNA测序仪,检测个体基因组中的全部遗传信息,对于仅有16 569个碱基37个基因的人类线粒体更是简单、快速、方便。Sanger测序具有高度的分析准确性,但其准确性还取决于测序仪器以及测序条件的设定。另外,Sanger测序不能检测出大片段缺失或拷贝数变异等基因突变的类型,因此对一些与此相关的遗传性疾病还不能做出基因学诊断。第二代测序相比第一代测序大幅降低了成本,保持了较高准确性,并且大幅缩短了测序时间,将一个人类基因组测序时间从3年缩短到1周以内,但在序列读长方面比第一代测序技术则要短很多。第三代测序的优势:①第三代基因测序读长较长,可以减少拼接成本,节省内存和计算时间;②作用原理上避免了PCR扩增引入错误。第三代测序的缺陷:①单读长的错误率偏高,需重复测序以纠错(增加测序成本);②依赖DNA聚合酶的活性;③成本较高;④生物信息分析软件不够丰富,数据积累少。

(刘晓婷)

第三节 染色体病的分子生物学检验

随着人类基因组图绘制的完成以及功能基因组计划的全面开展，人类的所有基因在基因组中的准确定位，基因在分子、细胞、组织水平的功能也将逐步得到阐明。随着芯片技术，如比较基因组杂交芯片（array comparative genomic hybridization，ACGH）和单核苷酸多态性芯片（single nucleotide polymorphism array），广泛应用于染色体病的临床诊断。高通量DNA测序技术的第二代基因组测序技术以及日益成熟的第三代基因组测序技术也正逐渐用于临床诊断，这为在基因组水平诊断染色体病提供了高重复性、高分辨率的手段，并且能检测出染色体上与染色体病相关的微小重复或者缺失，为全面检测染色体病提供了更加精细的视角。

一、染色体与染色体畸变

染色体作为细胞核中遗传物质的载体，其数目、形态、结构的异常，通常会导致某些基因的拷贝数的增减或位置的异常，直接引起性状的改变。因此，了解正常染色体、染色体核型等（常用技术为核型分析、染色体显带技术、性染色质检查）对判断染色体病是至关重要的。

（一）人类染色体的形态和数目

人类染色体的形态和数目结构相对恒定。通过染色体显带技术能够鉴别每条染色体的结构，通过核型分析可以鉴定细胞中的染色体数目。

1. 染色体的形态结构和类型

染色体的形态结构在细胞周期中是不断变化的，一般在有丝分裂中期，染色体的形态最为清晰、典型。根据着丝粒的位置，可以将染色体分为中央着丝粒染色体（metacentric chromosome）、亚中央着丝粒染色体（submetacentric chromosome）和近端着丝粒染色体（acrocentric chromosome）。中央着丝粒染色体中着丝粒位于染色体纵轴的 $1/2\sim5/8$ 处，亚中央着丝粒染色体的着丝粒位于染色体纵轴的 $5/8\sim7/8$ 处，近端着丝粒染色体的着丝粒位于染色体纵轴的 $7/8$ 处至末端（如图2-1）。

2. 染色体的数目

人类正常体细胞为二倍体，细胞核中的染色体数目为23对（46条）。每一对染色体互为同源染色体（homologous chromosome）。其中第1～22对为常染色体（autosome），另一对为性染色体（sex chromosome）。女性的性染色体为XX，男性的性染色体为XY。正常生殖细胞中的染色体数为23条，卵细胞中为22+X，精细胞中为22+Y。

（二）核型与染色体显带

1. 核型

核型（karyotype）是指将一个体细胞中的全部染色体，按各对同源染色体的大小、形态

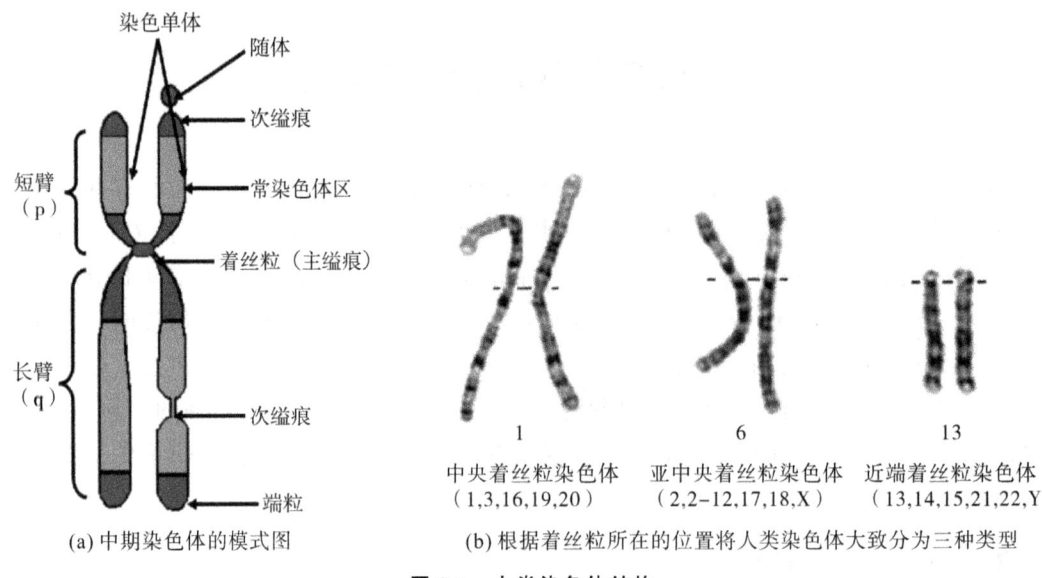

图 2-1 人类染色体结构

特征,从大到小依次排列并分组编号所构成的图形。核型分析是在对染色体进行测量计算的基础上,进行分组、排队、配对以及形态分析的过程,将核型分析用图像的形式记录下来的方法,称为核型模式图。核型分析对探讨人类遗传病的机制、物种亲缘关系与进化、远缘杂种的鉴定等有着重要的意义。非显带核型:染色体被染成均一的颜色,不同染色体的区别就是相对长度和着丝粒的相对位置(如图 2-2),长短和着丝粒位置相似的染色体难以辨别,染色体微小结构的畸变无法探测。人类非显带核型分组及形态特征如表 2-3 所示。

表 2-3 人类非显带核型分组及形态特征(Denver 体质)

组号	染色体号	形态大小	着丝粒位置	随体	次缢痕	组内鉴别
A	1~3	最大	1,3 为中央,2 为亚中央	无	1 常见	可鉴别
B	4~5	次大	亚中央	无		难鉴别
C	6~12、X	中等	亚中央	无	9 常见	难鉴别
D	13~15	中等	近端	有		难鉴别
E	16~18	小	16 为中央,17、18 为亚中央	无	16 常见	16 可鉴别,17、18 难鉴别
F	19~20	更小	中央	无		难鉴别
G	21~22、Y	最小	近端	21、22 有,Y 无		21、22 难鉴别,Y 可鉴别

2. 染色体显带技术与带型

染色体显带技术是经不同的方法处理染色体,经染色后使染色体在纵轴上显示明、暗或着色深、浅相间的横纹,即显带(banding)。这种显带对每一条染色体来说都是独特的,可以区分和确认每一条染色体。染色体显带技术最重要的应用就是能明确鉴别一个核型中的任

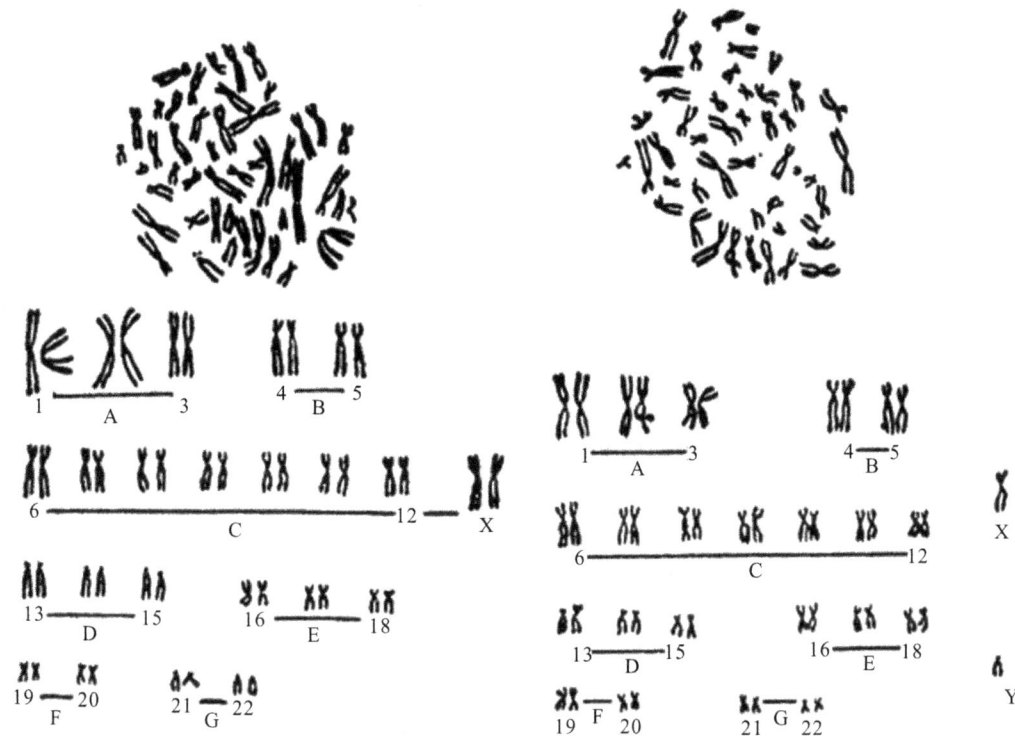

图 2-2 人类染色体非显带核型

何一条染色体,乃至某一个易位片段。1971 年,法国巴黎会议确定了国际上通用的四种染色体显带技术:喹吖因荧光法(Q banding)、胰酶吉姆萨法(G banding)、逆相吉姆萨法(R banding)、着丝粒区异染色质法(C banding)。

3. 区、带和亚带的命名及表示方法

在显带染色体标本上,每条染色体都由一系列连续的带纹构成,没有非带区。以染色体上的明显特征作为界标,可将染色体分为若干个区,每个区中含有不同数量的带。界标是指每条染色体上稳定的、有显著形态学特征的部位,包括染色体两臂的末端、着丝粒和某些明显的深染带或浅染带。它是识别染色体的显著而恒定的形态学特征。区是两个相邻界标之间的染色体区域。带分布于染色体的整个区域,明暗相间,深浅交替。亚带是在带的基础上,再分出若干细小的带纹。高分辨显带技术使对染色体的分辨达到了亚带水平。

一条染色体区和带的命名从着丝粒开始,分别沿着染色体的长臂和短臂到臂端为止,由近及远依次编号。离着丝粒最近的区,无论是短臂还是长臂皆为 1 区,向外依次为 2 区、3 区等。在一个区中,以作为界标的带为 1 号带,其他各带不分深带或浅带,由近及远依次为 2 号带、3 号带等带。

在标记特定的带时,包括四项:染色体号、臂符号、区号和带号。这些符号依次连写,不留间隔,不用标点分开。例如 1p34,表示 1 号染色体短臂 3 区 4 带。如果一个带需要再分成若干亚带,则写成 1p34·1、1p34·2、1p34·3 等。亚带 1p34·1 接近着丝粒区,1p34·3 远离着丝粒区。显带染色体区带命名示意如图2-3所示。

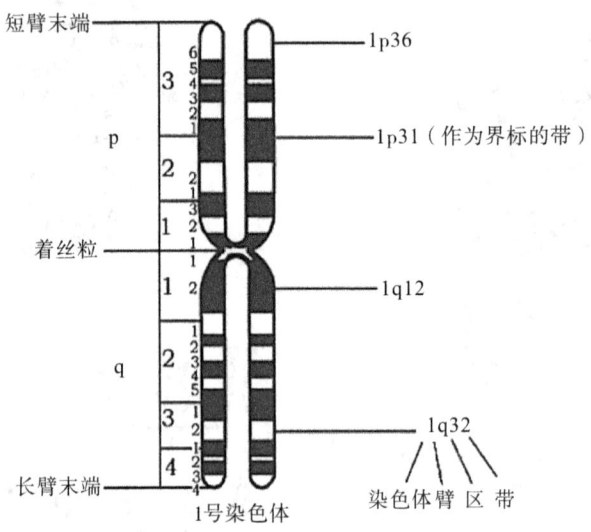

图2-3 显带染色体区带命名示意

在人类体细胞中有23对染色体，第1～22对为常染色体，另一对为性染色体。正常女性的染色体核型为46，XX；正常男性为46，XY。在这些染色体上共有3万～4万个决定各种性状的基因，因此发生任何染色体改变，即使是某一条染色体的微细缺失或增加，均可涉及多基因改变而致个体智力低下、多发畸形等。

（三）染色体畸变

人类在生活过程中不断受到环境中物理、化学、生物等因素的影响，这些因素可能引起染色体数目和结构发生改变，称为染色体畸变。染色体的畸变将不同程度地引起个体性状的改变，甚至导致个体的死亡，并在可能的情况下向后代传递。了解染色体畸变的类型，有助于我们认识染色体病，尽早诊断染色体畸变，以预防染色体病患者的出生。

某些物理、化学等因素可使染色体畸变，包括数目畸变和结构畸变两大类，其发生可以在受精以前，也可以在受精之后；可以发生于常染色体，也可以发生于性染色体上。

1. 染色体数目的畸变

以二倍体为标准，如果体细胞染色体数目超出或少于$2n=46$，则称为染色体数目畸变。它包括整倍性改变和非整倍性改变两种形式。

（1）整倍性改变

体细胞中染色体数目在二倍体的基础上，以染色体组（chromosome complement）为单位增加或减少。核型描述方法是：写出此细胞中染色体的总数，数目后加逗号，然后写出性染色体的组成，如69，×××（如图2-4）等。

整倍性改变产生的机制主要有：双雄受精和双雌受精，或核内复制，或核内有丝分裂。以人为例，三倍体（triploid）细胞含3个染色体组，染色体总数为69；四倍体（tetraploid）细胞含有4个染色体组，染色体总数为92。在人类身上三倍性改变是致死的，在流产胎儿中较常

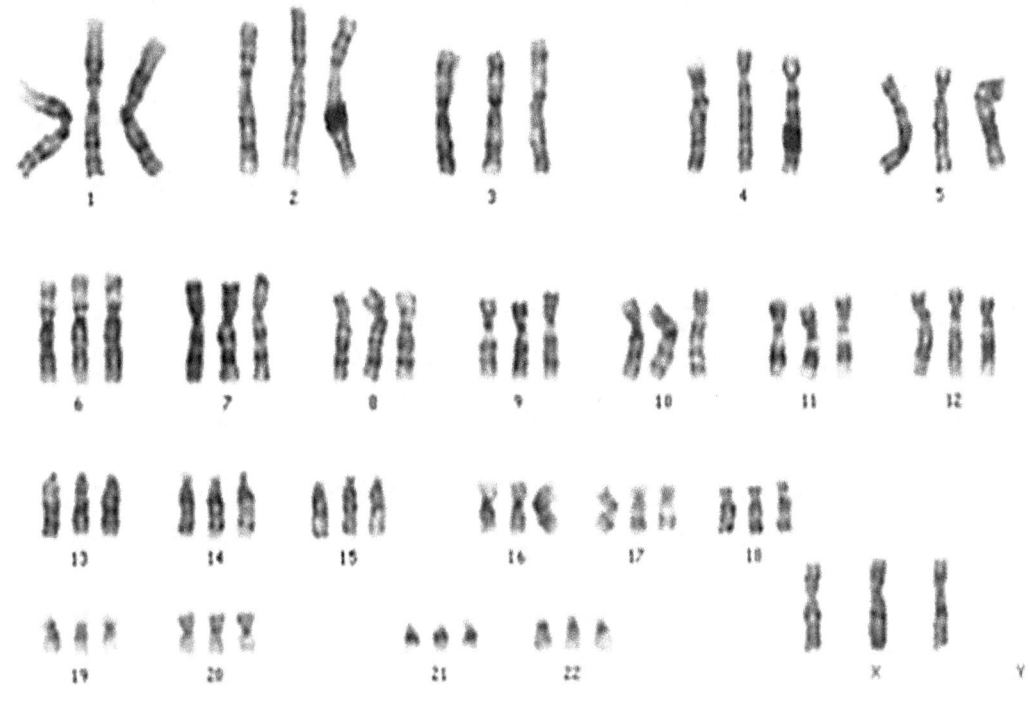

图 2-4　三倍体核型(69,×××)

见,也是流产的重要原因之一。个别报道的活到临产前或者出生的三倍体胎儿一般是嵌合体 2n/3n,其主要临床特征为智力低下、身体发育障碍、畸形,男性病例合并有模糊的外生殖器。全身四倍体罕见,四倍体以上未见报道。在自然流产的胎儿中,多倍体约占 22%;在肿瘤等组织中,常见多倍体细胞。

(2)非整倍性改变

一个体细胞内染色体数目比二倍体增加或减少一条或数条,称为非整倍体。染色体数目少于 46 的细胞或个体称亚二倍体(hypodiploid),多于 46 的细胞或个体称超二倍体(hyperdiploid)。

在亚二倍体中,丢失一条染色体构成某号染色体的单体,成为单体性(monosomy)。常染色体发生单体性,会造成基因剂量的严重不平衡,是致死性的。临床上只能见到 X 染色体单体性,少数能发育到出生后,表现为 Turner 综合征。虽然 X 单体性丢失的只是随机失活的那条 X 染色体,但个体发育依然异常,因为这条失活的 X 染色体依然有少数具有转录活性的基因,这些基因对女性性腺的发育至关重要。有研究显示,流产胚胎的 50% 左右存在染色体核型异常,主要是染色体数目异常,染色体数目异常占 40%~60%。

在超二倍体中,多出一条染色体构成某号染色体的三体,称为三体性(trisomy)。三体性染色体数目异常在临床上最为常见,性染色体三体性对机体的影响和危害程度显著轻于常染色体三体型。临床最为常见的是 13-、18-和 21-三体型和性染色体三体型。三体型较单体型的存活能力强,这说明机体难以承受遗传物质减少所带来的基因间失衡。

染色体数不变,但发生个别人染色体增多以及其他染色体相应减少,称为假二倍体

(pseudodiploid)。细胞发生非整倍性改变的核型描述方法是：染色体总数（包括性染色体），性染色体组成，+(-)畸变染色体序号。例如，13号染色体多一条，为三体型，其核型描述为47，XX(XY)，+13；21号染色体少了一条，为单体型，核型描述为45，XX(XY)，-21；某患者性染色体只有一条X，其核型可描述为45，X。

非整倍体的形成主要由于染色体不分离、染色体丢失。染色体不分离或染色体丢失如果发生在有丝分裂（如受精卵早期卵裂）过程中，它将导致该个体全身一部分细胞是正常的，另一部分是异常的。一个个体内同时存在两种或两种以上核型的细胞系，这种个体称为嵌合体。嵌合体患者的临床症状往往不够典型，其轻重与异常核型所占比例有关。异常核型细胞所占比例越大，症状越重，反之则轻。嵌合体的描述方法，如核型为46，XX和47，XX，+21的嵌合体，可描述为46，XX/47，XX，+21，核型之间用"/"分隔开。

2. 染色体结构畸变

染色体结构畸变是染色体发生断裂后经非正常重接而形成的染色体结构的改变。由于染色体发生断裂的部位及重接方式不同，可以形成缺失、倒位、重复、易位四种类型的结构畸变。

二、染色体病的种类

染色体病是指由染色体数目或结构畸变所导致的疾病。染色体病通常表现为具有多种症状的综合征，涉及生长迟缓、多发畸形、智力障碍、皮纹改变等，故又称为染色体畸变综合征。根据染色体畸变的类型，染色体病可分为染色体数目畸变引起的疾病和染色体结构畸变引起的疾病两大类。

（一）染色体数目畸变引起的疾病

1. 常染色体数目畸变引起的疾病

(1) 21-三体综合征

1866年，此症由英国医生Langdon Down首先描述报道，故又称为Down综合征或称先天愚型。新生儿发病率为1/800～1/600，男女之比为3:2，占小儿染色体病的70%～80%，发病率随母亲生育年龄的增高而增高，尤其母亲大于35岁时发病率明显增高。

临床表现：智力低下，智商为25～50；有特殊面容，如鼻梁低、眼距宽、外眦向上，常张口伸舌，腭弓高，头颅小而圆，枕部平坦，前囟大，新生儿期可有第三囟门；身材矮，四肢短；肌张力低下，关节松弛；男性隐睾，无生育力，女性患者少数有生育能力，但将此病传给后代的风险较高；50%有先天性心脏病，另可有胃肠道畸形、无肛、裂唇、裂腭、多指等；免疫功能低下，易感染，易患白血病，常有通贯手、小指第二节骨发育不全而内弯呈一条褶纹、十指尺箕、跖沟、足胫侧弓等。50%在5岁内死亡，8%可存活超过40岁。

核型：患者的核型可分为三种类型。①21-三体型：核型为47，XX(XY)，+21，患者全身所有体细胞均多1条21号染色体。这种类型的患者临床症状典型，约占全部病例的95%。②嵌合型：核型为46，XX(XY)/47，XX(XY)，+21，占全部病例的1%～2%。嵌合型患者按异常细胞系所占的比例大小，其临床症状有轻有重，差异较大。③易位型：如猫叫综合征患者。

发生原因:21-三体型一般是由于在形成卵子的减数分裂过程中,21号染色体不分离,产生了含有两条21号染色体的异常卵子,其再与正常精子结合所致。随着母亲年龄的增长,染色体不分离的机会也相应增大。40岁以上的母亲生出先天愚型患儿的概率比25～34岁的母亲要高10倍以上。嵌合型是受精卵在卵裂过程中21号染色体不分离造成的。

(2)18-三体综合征(又称Edward综合征)

新生儿发病率为1/8 000～1/3 500,男女之比为1:4,发病率与母亲生育年龄增高有关。

临床表现:宫内生长迟缓,胎动少,羊水过多;过期产,出生时低体重,发育如早产儿,吸吮差,反应弱;头面部和手足畸形,头长、枕部凸出,面圆,眼距宽,眼球小,嘴小,腭狭窄,耳低位、扁平、上部尖,形似动物耳,颌小、颈短;皮肤松弛,全身骨骼、肌肉发育异常;特殊握拳状——第4与第3指并合,食指盖过第3指,第5指盖过第4指;摇椅状足;男性隐睾;心、肺、肾畸形;智力明显缺陷,通贯手,小指一条褶纹。由于患儿畸形严重,大多出生后不久死亡,个别可活至儿童期,嵌合型存活期较长。

18-三体综合征核型:患者核型多为47,XX(XY),+18,少数患者的核型为嵌合型,即46,XX(XY)/47,XX(XY),+18,此外还有易位型。

发生原因:同21-三体综合征发生机制一样,18-三体型一般是由于患者的母亲在形成卵子的减数分裂过程中,18号染色体发生了不分离,产生了含有两条18号染色体的异常卵子,该卵子与正常精子受精所致。嵌合型是由于受精卵在早期卵裂过程中,18号染色体不分离造成的,嵌合型存活时间相对较长。52%的患儿产生于35岁以上的孕妇。

(3)13-三体综合征(又称Patau综合征)

新生儿发病率约为0.04‰。女性明显多于男性。

临床表现:畸形较上两综合征更为严重;宫内生长发育迟缓,出生低体重,小头,小眼或独眼、无眼、裂唇、裂腭、心、肾、胃肠、生殖系统畸形,智力和生长发育严重落后。一般出生后不久死亡。

核型:80%的病例为游离型13三体,核型为46,XX(或XY),+13,其余则为嵌合型或易位型。

发生原因:嵌合型一般症状较轻,易位型通常以13号和14号罗氏易位居多,患者有一条t(13q14q)易位染色体,核型为46,-14,+t(13q14q),其结果是多了一条13号长臂,当双亲之一是平衡易位携带者时,绝大多数异常胎儿流产死亡,产出患儿的风险不超过5%。如果双亲之一为13q13q易位携带者,由于只能产生三体或单体的合子,流产率达100%。

2. 性染色体数目畸变引起的疾病

(1)Klinefelter综合征

此症又称小睾丸症、先天性睾丸发育不全综合征、克氏征、XXY综合征。1942年,Klinefelter首先描述了这一综合征。新生男婴发病率为1‰～2‰,在身高180 cm以上的男性中占1/260,在不育的男性中占1/10。

临床表现:以高身材、小睾丸为特征;婴幼儿期大多无异常表现,睾丸大小正常,仅6%病例有尿道下裂、隐睾,但到青春期后睾丸小而硬,体积为正常人的 1/3,睾丸中曲精管玻璃样变和纤维化,无精子生成,间质细胞呈簇状;身材高于同胞,可达 180 cm 以上;第二性征发育差,胡须、阴毛少,皮肤细,皮下脂肪多,喉结不明显,25% 有乳房发育,无精子产生,血清睾酮低、卵泡刺激素(follicle-stimulating hormone,FSH)与黄体生成素(luteotropic hormone,LH)增高;智力可正常,但低于同胞,或轻度低下。嵌合型临床表现可较轻,确诊后可于青春期用雄激素替代治疗,以改善第二性征。

核型:80%~90% 为 47,XXY,10%~15% 为嵌合型,常见有 46,XY/47,XXY;46,XY/48,XXXY 等。此外,还有 48,XXXY;49,XXXXY;48,XXYY 等。

发生原因:患者双亲之一在生殖细胞形成过程中,出现性染色体不分离所致;或者受精卵在卵裂时出现性染色体不分离所致。随着亲代年龄的增长,生出本病患儿的概率也相应增加。

(2)Turner 综合征

Turner 综合征又称先天性性腺(卵巢)发育不全综合征、X 单体综合征。1938 年,美国内分泌专家 Henry Turner 首次描述本病。新生女婴发病率为 1/5 000。核型:约 55% 为 45,X,其余为各种嵌合型,较常见有 45,X/46,XX;45,X/46,XX/47,XXX 等。

临床表现:以身材矮(140 cm 左右)、性幼稚、肘外翻为特征。出生可能低体重,新生儿可能足背淋巴水肿;50% 蹼颈,发际低,皮肤色素痣增多,第四、五掌骨短;青春期后外生殖器及乳房仍处幼稚型,性腺为纤维条索状,原发闭经,无生育力;患者常因儿童期身材过矮或青春期原发闭经就诊;约 1/2 患者伴心、肾畸形;智力可正常,但低于同胞,或轻度低下。青春期后用雌激素替代治疗,可改善第二性征。

核型:患者核型为 45,X,也有患者核型为 45,X/46,XX。嵌合型的体征不典型,只有体矮、条索状性腺和原发闭经等症状。

发生原因:本病的发生是双亲配子形成过程中,发生性染色体不分离所致,约 75% 的性染色体不分离发生在父方;嵌合型是由于受精卵在早期卵裂时发生性染色体丢失造成的。

(3)多 Y 综合征

多 Y 综合征也称 XYY 综合征。新生男婴发病率为 1/900。

临床表现:患者表型一般正常,身材高大,常超过 180 cm,偶见尿道下裂、隐睾、睾丸发育不全及生育力下降,大多有生育力,可生育正常子代,个别生育 XYY 子代。XYY 个体易于兴奋,易感到欲望不满足,厌学,自我克制力差,易产生攻击性行为。

核型为 47,XYY,少数为嵌合型 46,XY/47,XYY 和 48,XXYY 或 49,XXYYY。

发生原因:多余的 Y 染色体是由于精细胞生成过程中染色体的分离失误所致,即精细胞有丝分裂时出现不分离,形成 XYY 精原细胞或可能在减数分裂Ⅱ期时出现 Y 染色体不分离。

(4)X 三体综合征

X 三体综合征又称 Poly-X 综合征、"超雌"。新生女婴发病率为 1/1 000。

临床表现:外表可能无明显异常,约 70% 青春期第二性征发育正常,并可生育;另 30% 病人卵巢功能低下,原发闭经或继发闭经,乳房发育不良等。智力可正常,但低于同胞,或稍低,有精神病倾向。

核型:大多为 47,XXX,少数为嵌合体 46,XX/47,XXX;47,XXX/45,XO;47,XXX/46,XX/45,X;双三体型等

发生原因:在减数第一次分裂后期由于性同源染色体未分离使得次级卵母细胞中染色体分配不均;或在减数第二次分裂后期性染色体的姐妹染色单体未分离使得卵细胞中染色体增多。

(二)染色体结构畸变引起的疾病

1. 常染色体结构畸变引起的疾病

(1)5P-综合征

5P-综合征又称"猫叫综合征"(cri-du-chat syndrome)。1963 年,Lejeune 首先报道此病。患者第 5 号染色体短臂缺失。群体发病率为 0.02‰,在智能低下患儿中占 1%~1.5%,在小儿染色体病中占 1.3%,在常染色体结构异常病中居首位。

临床表现:婴幼儿期哭声似小猫咪咪叫,小头,婴儿满月脸;少年长脸,眼距宽,外眦下斜,鼻梁低,下颌小,腭弓高,牙齿错位咬舌;手足小;骨骼、心、肾畸形;脑萎缩,婴儿期肌张力减退,成年期肌张力亢进,通贯手;患儿生长发育迟缓,智力严重低下。大部分患儿可活到儿童期,少数可活到成年。

核型:患者的核型为 46,XX(XY),5P—,即患者的第 5 号染色体之一的短臂有缺失。

发生原因:患者的双亲之一在形成生殖细胞的过程中,第 5 号染色体有断裂现象,产生带有第 5 号染色体短臂缺失的生殖细胞,此细胞受精后引起异常发育而形成 5P-综合征。

(2)Prade-Willi 综合征(PWS)

PWS 又称易位型先天愚型。发病率占先天愚型患者的 3%~4%,为染色体上一小带缺失引起的微小缺失综合征中的一种,是较常见的畸形综合征。

临床表现:患者的临床表现同 21 三体综合征;患儿智力低下,身材矮,肥胖,肌张力低,性腺发育低下,手足小。

核型:核型有多种,最常见的核型为 46,XX(XY),—14,+t(14q21q),即细胞少了一条正常的 14 号染色体,多了一条由 14 号和 21 号染色体经罗伯逊易位形成的异常染色体。

发生原因:这种易位可以是新发生的,也可以由患者的双亲之一遗传而来。在后种情况下,双亲之一为 14/21 易位携带者,其核型为 45,XX(XY),—14,—21,+t(14q21q)。易位携带者与正常人婚后所生的子女中,1/6 核型正常,1/6 为 14/21 易位携带者,1/6 为 14/21 易位型先天愚型,1/2 因三体或单体而流产。

其他各种常染色体部分单体或部分三体也均有智力与生长发育落后、先天畸形及特殊肤纹,其异常严重程度与所涉及的染色体上的基因数量及其表达有关。

2. 性染色体结构畸变引起的疾病

(1)X 染色体结构异常

常见 X 染色体结构异常有各种缺失、易位和等臂。临床表现多样,主要取决于涉及 X 染色体上的哪些区段异常,因不同区段载有不同基因,缺失所导致的体征也不同。

X 短臂缺失(XXp—):Xp 远端缺失病人有身材矮小等 Turner 综合征表型,但性腺功能

正常。Xp整个缺失,则患者既有Turner综合征体征,又有性腺发育不全体征。X染色体长臂等臂[X,i(Xq)]的临床表现与此类似,因为也缺失了整个短臂。

X长臂缺失(XXq-):缺失在q22以远的患者,一般仅有性腺发育不全、原发闭经、不育,而无其他诸如身材矮小等Turner综合征体征。缺失范围较大,包括长臂近端者,除有性腺发育不全外,一些患者还有其他体征。

脆性X染色体综合征:如果一条X染色体在Xq27.3处呈细丝样结构,且所连接的长臂末端形似随体,这条X染色体就被称为脆性X染色体(fraX),这一部位被称为"脆性部位"。由脆性X染色体所导致的智力低下等一系列病症称为脆性X染色体综合征。本病在男性中的发病率为1/1 500～1/1 000,仅次于先天愚型。在所有男性智力低下患者中,10%～20%为本病所引起。

临床表现为:中度到重度的智力低下,其他常见的特征尚有身长和体重超过正常儿,发育快,前额突出,面中部发育不全,下颌大而前突,大耳,高腭弓,唇厚,下唇突出;另一个重要的表现是大睾丸症;一些患者还有多动症、攻击性行为或孤僻症,中、重度智力低下,语言行为障碍;20%患者有癫痫发作。过去曾认为由于女性有两条X染色体,因此女性携带者不会发病,但由于两条X染色体中有一条失活,女性杂合子中约1/3可有轻度智力低下。

核型:46,fraX(q27)Y。

发生原因:现今在X脆性部位已发现了致病基因 $FMR-1$,在其基因的近启动子区含有 $(CGG)_n$ 三核苷酸重复序列,后者在正常人中约为30拷贝,而在正常男性传递者和女性携带者增多到150～500 bp,称为小插入,相邻的Cpg岛未被甲基化,这种前突变(premutation)无或只有轻微症状。女性携带者的CGG区不稳定,在向受累后代传递过程中扩增,以致在男性患者和脆性部位高表达的女性达到1 000～3 000 bp,相邻的CpG岛也被甲基化。这种全突变(full mutation)可使表达从来的 $FMR-1$ 基因的mRNA不再翻译成蛋白质,而是作为长链非编码RNA(long noncoding RNA)直接与其自身近启动子区的 $(CGG)_n$ 形成RNA-DNA杂交,关闭自身基因的表达,从而出现临床症状(图2-5)。

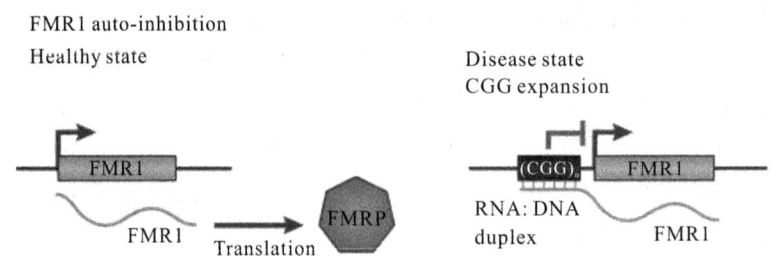

图2-5 脆性X染色体综合征发病可能的分子机制

(2)Y染色体结构异常

常见Y染色体结构异常有Y的长臂、短臂缺失,等臂,环状,双着丝粒,倒位,易位等。Y短臂上有睾丸决定因子(TDF),长臂(Yq11,23)上有无精子症因子(AZF)。当Y染色体结构畸变涉及Yp上TDF时会出现XY型女性,如涉及Yq11,23时则出现无精子症。

三、染色体病的分子生物学检验

染色体核型分析和显带技术,特别是 G 显带染色体核型分析技术是细胞遗传学中检测染色体非整倍体、多倍体、平衡和非平衡性结构重排、较大片段的微缺失/微重复以及嵌合体的"金标准",但该技术具有细胞培养耗时长、分辨率低以及耗费人力的局限性。随着分子生物学技术、基于高通量测序技术建立的基因组学和转录组学研究技术、荧光标记和成像技术的发展,通过直接检测 DNA 及其产物,就能准确、快速地诊断染色体病。

目前,检测染色体病的方法主要包括 PCR 技术、荧光原位杂交技术、芯片技术和基于高通量测序技术的拷贝数变异测序(copy number variation sequencing,CNV-Seq)。

(一)PCR 技术

1. 实时荧光定量 PCR 技术

(1)原理和步骤

在 PCR 反应体系中加入荧光基团,通过荧光标记特异性探针,利用荧光信号累积实时监测整个实验过程,结合软件对产物进行分析,最后通过标准曲线对未知模板进行定量分析。目前已有超过 160 万个专为基因组拷贝数变异或更小的基因组区域变异检测而优化设计的 TaqMan CNV 预制商品化的探针,可对多检测样本进行多目标基因(具有拷贝数多态)以及参照基因(没有拷贝数多态)拷贝数定量分析。

(2)评价

由于荧光染料光谱重叠的限制,这种方法不能进行高通量 CNV 检测,而且每次 PCR 只能分析一个或数个靶点,稳定性及准确性不高。

2. 多重连接探针扩增技术(MLPA)

属于多重 PCR 技术,是现有使用比较普遍的多重检测技术(参见本章第二节)。

(二)荧光原位杂交技术

荧光原位杂交技术(fluorescence in situ hybridization,FISH)是近几年来发展起来的一项新技术。

1. 原理和主要实验步骤

它将同位素或生物素或地高辛标记的染色体特异区域探针,与标本上的染色体或间期细胞杂交,然后经检测和信号放大,在荧光显微镜下观察结果。双色 FISH 同时采用两种不同的探针显示染色体上两种不同靶序列之间的关系,可同时检测两种不同的染色体结构和数目异常。

2. 应用

FISH 应用于何种类型的染色体病的检测,主要取决于 FISH 探针的选择。目前,FISH 探针的种类有:①α-卫星 DNA 序列探针,位于每条染色体的着丝粒区域;②β-卫星 DNA 序列探针,位于近端着丝粒染色体(即 13、14、15、21 和 22 号染色体)的短臂;③端粒 DNA 探针,位于染色体端粒;④染色体全涂染探针;⑤具有特异性的一些染色体微缺失探针,如染色体22q11.2微缺失综合征、7q11.23微缺失综合征、15q11~q13微缺失综合征等的探针。

目前国产的已用于临床染色体诊断的FISH探针有：21、18、13/21、13/18号和X、Y等探针。如通过用FISH检测染色体非整倍体数目异常时，FISH探针选择多色荧光法标记；通过CSP 18/CSP X/CSP Y三个着丝粒探针和GLP 13/GLP 21两个染色体特异探针，检测13、18、21、X、Y染色体的非整倍性；CSP 18/CSP X/CSP Y分别标记18、X、Y染色体的p11.1~q11，探针分别用天蓝色（DEAC）、绿色（FITC）、橘红色（Rhodamine）荧光标记物标记；GLP 13检测13号染色体长臂13q14，覆盖整个 *DLEU2* 基因，绿色标记；GLP 21检测21染色体长臂22q22，覆盖整个 *DSCR2* 基因，橘红色标记。

3. 评价

FISH与常规的染色体显带分析法相比，快速，且无须体外培养，在极短的时间内可检测大量细胞；可对那些分散不好的分裂象做出明确诊断——能分析一部分显带染色体技术不易分辨的异常情况，如某些倒位、微小缺失、复杂畸变等；敏感性和特异性非常高。因此，FISH技术可应用于间期细胞中染色体异常的分析及产前诊断中，也可以用于罕见的嵌合体类型的确定及不需要培养的非分裂细胞中；FISH技术还可辅助及确定在传统细胞遗传学中无法区别的染色体异常，如额外的微小标记染色体等。

（三）芯片技术

随着基因芯片技术的日渐成熟，这种方法也被应用于CNV的研究中，它可以高效、快速地分析数以千计的基因组信息，具有高通量、微型化和自动化的特点。多重连接探针扩增芯片（array-MLPA，aMLPA）、比较基因组杂交芯片（array-comparative genomic hybridization，aCGH）和SNP芯片是目前应用较为普遍的芯片。

1. 多重连接探针扩增芯片（aMLPA）

aMLPA是于2002年建立的一种快速、可靠的CNV检测方法。

(1)原理和主要步骤

在MLPA技术中，并不是样本DNA而是与样本DNA结合的探针被扩增和定量分析，探针的扩增依赖于样本中与探针结合的目标序列的存在。MLPA通过变性、杂交、连接、PCR扩增、毛细管电泳等步骤，同时检测多个位点，但是还存在检测能力不足的缺陷。随后出现的aMLPA技术是将MLPA与芯片技术相结合，从而增强了MLPA的检测能力，并使检测更为简单、快速。

(2)评价

aMLPA是基于芯片技术的一种新型、高效的DNA拷贝数检测平台。该技术所使用的芯片是一种高效、低密度的检测系统，采用新型氧化铝三维底板材料，这种多孔微流系统增加了杂交效率，使杂交时间明显缩短。aMLPA具有高通量的检测能力，是简便、快速、可靠的新一代分子诊断技术，在染色体微小变化的检测中具有优势。

然而，aMLPA技术是一项建立在PCR技术上的分子检测方法，仅反映检测位点的数量信息，并不反映其位置信息。因此，aMLPA无法检测不存在染色体量变的平衡易位。此外，由于一个位点探针只检测几十个碱基，位点设计的数目也有限，所以可能遗漏某些染色体片段。aMLPA目前在染色体的筛查中尚不能完全替代传统的细胞遗传学技术。

2. 比较基因组杂交芯片（aCGH）

aCGH也称为分子核型技术，是一种将CGH与芯片技术相结合的高分辨率的在全基因组范围内扫描CNVs的方法。随着技术的发展，近年来出现了基于比较基因组杂交的芯片技术，即aCGH。

aCGH技术是CNV的主要研究方法，是自1992年发展起来的一种分子细胞遗传学技术。传统的G带分析无法检测小于4 Mb的染色体重排；FISH虽然可以检测细微的染色体重排，却无法实现包括未知区域的全基因组扫描，此时CGH应运而生。

CGH技术由FISH结合消减杂交技术衍生，是一种改进的染色体荧光原位杂交技术。用不同的荧光染料通过缺口平移法分别标记肿瘤组织和正常细胞或组织的DNA以制成探针，并与正常人的间期染色体进行共杂交，以在染色体上显示的肿瘤与正常对照的荧光强度的不同来反映整个肿瘤基因组DNA表达状况的变化，再借助图像分析技术可对染色体拷贝数量的变化进行定量研究。这种方法可以检测出DNA中的拷贝数变异并将其定位在染色体上。

CGH技术的优点在于实验所需DNA样本量较少，做一次杂交即可检测肿瘤整个基因组的染色体拷贝数量的变化。此法不仅适用于外周血、培养细胞和新鲜组织样本的研究，还可用于对存档组织的研究，也可用于因DNA量过少而经PCR扩增的样本的研究。

CGH技术同样存在局限性。CGH技术所能检测到的最小的DNA扩增或丢失是在3～5 Mb，故对低水平的DNA扩增和小片段的丢失会漏检。此外，在相差染色体的拷贝数量无变化时，CGH技术不能检测出平等染色体的易位（就是姐妹染色单体同源序列的互换）。

比较基因组杂交的芯片技术（aCGH）是在全基因组范围内筛查节段性CNV的高分辨率检测技术，是一种重要的基因诊断工具，有逐渐取代传统细胞遗传学方法的趋势。

(1) 主要步骤

提取待测组织的DNA作为样本，以aCGH试剂盒中的基因组DNA作为对照；荧光标记待测和对照基因组DNA，制备探针；将已经标记好的待测和对照基因组DNA共同杂交于特制的芯片上；扫描荧光信号，分析图像，寻找待测基因组中的CNV及其在染色体中的位置。

(2) 评价

与其他细胞遗传学技术比较，aCGH具有高分辨率、高通量、自动化、简便、重复性高等优点，可以检测出传统细胞遗传学方法所无法发现的染色体异常。aCGH只需要微量的待测基因组DNA样本，而且不需要进行细胞培养，从而节省了检测时间。此外，优于位点特异性分析技术的是，aCGH还可以检测出散布在人类基因组中的许多功能不明确的CNV。

然而，aCGH也有一些局限性。目前，大多数的aCGH平台是为非整倍体、微缺失/微重复综合征、亚端粒或其他不平衡染色体重排的检测而设计的，无法检测平衡的染色体重排，如易位、倒位以及某些倍性异常。此外，其分辨率仍然受限于固化在芯片上的DNA探针的大小和密度（1探针/6 kb）。此外，aCGH的价格也比较昂贵。

(3)应用

微阵列探针通常是用PCR扩增后的片段如细菌人工染色体(bacterial artificial chromosome,BAC)克隆。BAC aCGH是目前应用较为广泛的方法,但此法应用在人类基因组上定位的准确度有待提高,而且由于PCR扩增具有选择性,使得每个循环并非都是线性进行的,有可能造成探针间的差异。

寡核苷酸阵列比较基因组杂交(oaCGH)是目前分辨率最高的芯片,近些年来逐渐开始应用于研究中。oaCGH芯片探针是由人工合成的,设计上比BAC aCGH灵活,也可高分辨率地扫描整个基因组的拷贝数变化,而且靶向oaCGH芯片可有针对基因组特定区域的探针,能准确地鉴定CNV的数目、断裂点。探针的精度由原来的1 Mb发展到了现在广泛使用的25 bp。aCGH将会得到不断的发展,今后阵列的点样数目将会越来越多,探针的长度也会越来越短。随着此类技术的广泛应用,更多基因组信息可以为人们所发现,从而可以从中找到致病基因,为人类疾病的诊断治疗提供新的思路和方法。

3. 多重可扩增探针杂交芯片(array-based multiplex amplifiable probe hybridization, aMAPH)

(1)原理

2000年,Armour等报道了一种可用于基因组已知或未知位点CNV定量分析的多重可扩增探针杂交方法(aMAPH)。该方法把特定的PCR产物与固定在尼龙膜上的基因组DNA杂交,通过PCR和电泳技术检测杂交回收探针的量,从而实现基因组中对应的DNA拷贝数的检测(如图2-6)。这是一种实用的基因拷贝数检测技术;但是,该方法对与基因组DNA杂交的PCR产物探针组的定量回收效率偏低,且在多重扩增后通过比较电泳条带的相对强度而提供基因组DNA拷贝数信息的方法仍存在检测通量的限制。近年来,基于芯片技术的aMAPH则可以实现快速、准确的高通量基因组CNV检测。

(2)主要步骤

该方法根据所检测的DNA序列,制备若干具有通用引物的PCR产物作为可扩增探针组,与固定在尼龙膜上待测的基因组DNA杂交。用磁珠回收特异性杂交的探针,经生物素标记的通用引物扩增后,与相应的寡核苷酸微阵列芯片杂交。

(3)评价

aMAPH的优点:特异性高,aMAPH探针未包含多态或其他重复序列,使"探针-目标序列"100%相符;灵活性大,aMAPH探针可以为各种各样的位点设计,如整个基因组、整条染色体、端粒、着丝粒旁区、特异性的染色体区域或外显子,包括基因组中复杂的、不稳定的区域;分辨率高,aMAPH探针的大小仅400~600 bp,可以高密度地覆盖待测基因组区域,为微缺失、微重复等CNV提供了一种高分辨率的检测方法;敏感性高,aMAPH探针虽小,却比寡聚核苷酸长,因此产生的信号也较强;简便,aMAPH技术不依赖于BAC、PAC或其他文库的克隆。

然而,aMAPH也有一些局限性。aMAPH所需待测DNA的量较多,至少需要2 mg基因组DNA(基于凝胶的多重可扩增探针杂交技术仅需0.5~1 mg,aCGH技术仅需0.5 mg,单核苷酸多态性芯片技术仅需0.25 mg),且对所需待测DNA的浓度要求较高,至少要

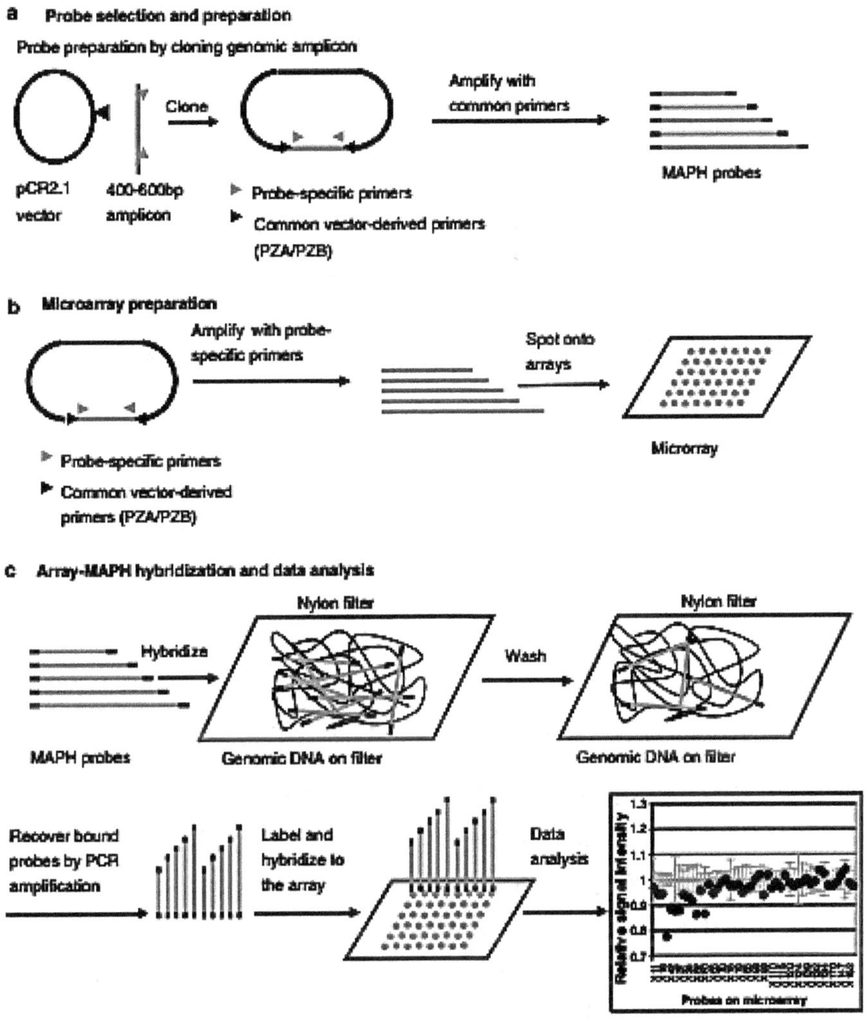

图 2-6　aMAPH 方法示意

0.2 mg/mL。

4. 单核苷酸多态性(SNP)芯片

(1)原理

SNP 芯片是另一种常用的检测 CNV 的技术。与 aCGH 不同的是，SNP 芯片只需进行单杂交，不用同时使用两个 DNA 样本与探针进行双杂交，它可以通过比较不同样本信号的强度来确定每个位点的拷贝数目。检测中探针的长度和 G、C 含量都被考虑在内，使得芯片精确度更高。

(2)主要步骤

由 Affymetrix 公司设计的一种 PM-MM 探针方案，可以使基因组的检测具有更高的特异性和灵敏度，且拥有更好的重复性。这种方案针对每段参考序列设计一对 25 bp 探针，一个是完全匹配(perfect match,PM)探针，另一个是位于序列中间的错误位点匹配(mismatch,MM)探针。由 11~20 对探针对(probe pair)组成探针组(probe set)，一个或几个探针组再组成芯片上的每一个基因或表达序列标签(expressed sequence tag,EST)。检测时将每对 PM-MM 探针的检测信号综合起来,这样有助于区分特异性结合与非特异性结合的靶片段,且用多个探针来检测转录本或 SNP 等,有效减少了探针杂交非专一性的影响,从而提高了探针的灵敏度和特异性。同时,结合特殊的算法,可进一步提高数据的可靠性。

(3)评价

虽然 SNP 芯片探针在全基因组上的密度足够大,可在基因组中非均衡分布,在一些重复序列和复杂的 CNV 区域,SNP 密度是较小的,不能得到较为清晰的 CNV 图谱。Affymetrix 公司和 Illumina 公司针对这种情况提出了一种新的策略,在新一代芯片中增加一个非多态性的探针,将探针更好地定位在特定区域,提高图谱的清晰度。新一代 SNP 芯片的标记密度可以精确定位到引起性状突变或是引发疾病的突变位置,也为识别 CNV 提供了更大的机会。

5. 其他

目前,高密度寡聚核苷酸芯片、嵌合芯片等高分辨率的生物芯片技术均可用于检测 CNV。由于 CNV 的研究刚刚起步,上述技术方法的价值仍有待于进一步评价。在 CNV 的研究中,采用上述技术并结合验证方法(定量 PCR、直接测序法、FISH 等),可提高 CNV 检测的准确性。

(四)基于高通量测序技术的拷贝数变异测序(CNV-Seq)

包括荧光原位杂交、荧光定量聚合酶链式反应和芯片技术在内的快速产前诊断技术虽然具有快速及特异性高的优点,但还不能做到对染色体组进行全局分析。尽管目前的主流方向仍是通过不断提高微阵列的分辨率和降低其成本来达到研究和探索 CNV 的目的,但随着个人基因组时代的到来,可以预期测序成本将会大大降低,最终人们可以通过个体化测序得到所有形式的基因组差异。高通量测序技术(high-through-put sequencing,HTS)的日益完善,将为基因组和转录组的测序节省大量的时间和成本,这使得高通量测序技术逐渐应用于染色体病的临床诊断中。

CNV Seq 是基于高通量测序技术的染色体拷贝数变异检测技术,是一种新兴的前沿技术。其临床应用逐渐开展,并且已用于辅助生殖临床工作中,对胚胎植入前遗传学筛查(preimplantation genetic screening,PGS)和胚胎植入前遗传学诊断(preimplantation genetic diagnosis,PGD)有重要作用。

1. 原理和方法

对患者的基因组 DNA 进行二代测序,将测序结果与已有的正常人类的基因组基因比较,从而发现基因组 CNV。

2. 评价

将 CNV-Seq 检测结果与 SNP 芯片结果进行比对。结果显示,CNV-Seq 和 SNP 芯片对已知致病 CNV 都能达到 100% 的检出率,但在对某些小于 1 Mb 致病性未知的 CNV 检测上,CNV-Seq 则明显优于 SNP 芯片。这说明 CNV-Seq 相比于 SNP 芯片更能发现新的染色体病,进而更深入地阐释胎儿异常、流产、不孕不育以及先证者患病的原因。CNV-Seq 与短片段重复序列(short tandem repeat,STR)分析同时运用,可作为核型分析的替代技术,用于检测与自发流产相关的染色体拷贝数异常,检测结果可靠且准确。CNV-Seq 可以替代高密度微阵列芯片用于产前超声结构异常的染色体异常检测。CNV-Seq 所产生的数据可用于多种目的的研究,而基于芯片的方法所产生的数据通常只能用于单一特定目的的研究。随着深度测序等技术的发展,将有更大数量的基因组 CNV 被发现。基因组 CNV 知识的积累将加深人类对基因组变异的认识,有助于阐明基因组变异影响疾病发生发展的机制。

四、无创产前染色体病的分子生物学检验

妊娠期间胎儿的一些成分如滋养细胞、可溶性 DNA 片段等也可进入母体血液中,并可以反映胎儿的遗传状况,这是无创产前基因诊断的基础。目前,无创产前诊断主要集中在染色体非整倍体异常的产前诊断,包括纳米免疫磁珠富集技术和量子点荧光标记技术。

新近研究表明,存在于母血循环中的胎儿的细胞主要有胎儿滋养细胞、胎儿淋巴细胞、胎儿有核红细胞和胎儿粒细胞。这些细胞总的特点是含量极少,估计与母体细胞之比为 1:109~1:105;而且这些细胞都是发育早期的细胞。从孕妇的血液中分离胎儿细胞或遗传物质进行诊断的方法,其采样途径对胎儿不构成影响,故属于无创产前诊断技术,且可将诊断时间提前至孕 4~5 周。

使用密度梯度离心的方法分离母血中核红细胞,通过化学偶联法将磁性纳米颗粒与通过水溶性量子荧光点标记的抗胎儿特异性血红蛋白抗体偶联,对通过磁性分离和量子点荧光鉴定的孕妇外周血胎儿有核红细胞的 DNA 进行实时荧光定量 PCR 分析,从而进行染色体非整倍体异常的产前诊断

此方法能使产前诊断更加安全、简便、快速和普及,从而降低我国新生儿由染色体病引起的出生缺陷发生率。

(魏 玲)

第三章 临床微生物学检验

临床微生物学(clinical microbiology)是一门研究微生物的形态、结构、分类及生命活动规律的学科,包括细菌学、病毒学、真菌学等。临床微生物学是基础医学和临床医学间的一门桥梁学科,可与临床医学密切结合;临床微生物学检验可以揭示感染性疾病的病原体特征,提供快速、准确的病原学诊断,指导药物的合理应用,对医院感染进行监控等。

近年来,多种传染病的发生与传播[例如,2002 年,严重呼吸综合征(severe acute respiratory syndromes,SARS)突发;2009 年,甲型 H1N1 流感横行;2014—2015 年,全球暴发埃博拉(Ebola virus disease,EVD)疫情;2016 年,我国首次出现输入性热带病——黄热病、寨卡病毒病和裂谷热;2016 年年底,H5N3 禽流感在亚洲局部地区的禽类中暴发,中国 H7N9 禽流感在人群中散发病例数呈增多趋势]促进了临床微生物检验的发展,分子生物学技术、免疫学技术、蛋白质指纹图谱技术等技术的迅速发展,使病原微生物检测水平获得大幅提高,从而显著提高了很多疾病的诊断和治疗水平,并促进了高效能、自动化、小型化、多用途检测设备的进步。尤其在临床微生物检验技术方面,分子生物学技术显示出了尤为重要的作用。

第一节 细菌学检验

近年来,发展迅速的分子生物学、免疫学、质谱等技术丰富了临床细菌学检验技术的内涵,本节将在经典临床细菌学检验技术的基础上,重点介绍在临床检验诊断方面已实现自动化检测的,公认为有效且高效的新兴且极具发展潜力的技术。

一、经典临床细菌学检验技术

目前,临床微生物检验均采用成熟、性能稳定的常规技术,主要采用形态学检查、细菌分离培养和鉴定以及细菌的非培养检测方法为患者进行诊断。

(一)细菌形态学检查

细菌的形态学检查是初步的检验,主要的依据是菌落特征、生化反应、血清学实验。通过对临床标本进行染色或不染色,观察细菌的形态、大小、排列方式、动力等情况,为临床早期诊断提供依据。常用的染色方法有革兰氏染色、抗酸染色、荧光染色、鞭毛染色和荚膜染色。常用的不经染色的直接镜检方法有压滴法和悬滴法,主要观察生活状态下细菌的动力及运动情况。

(二)细菌的分离培养和鉴定

当临床标本含有一种或多种细菌时,对其中一种或多种细菌分别予以鉴定时,需要选用不同用途的培养基对标本进行细菌分离培养和鉴定。常用的培养基有基础培养基、营养培养基、选择培养基、鉴别培养基和特殊培养基。例如,接种疑似有奈瑟菌的标本,可选用巧克力培养基;疑似有沙门氏菌的标本,可选用 SS 琼脂培养基。根据标本来源可选用需氧培养法、二氧化碳培养法和厌氧培养法。获得纯的培养物后,下一步就可以进行生化反应,主要包括碳水化合物的代谢试验、蛋白质和氨基酸的代谢试验、碳源和氮源利用试验、各种酶类试验以及抑菌试验。常见细菌培养物通过以上方法,结合一定的免疫学方法和抗生素敏感性试验即可进行鉴定分析。

(三)细菌的非培养检测方法

通过形态和生化反应结果,结合一定的免疫学和耐药性检测方法,可以对可培养细菌进行鉴定;对于难以培养或不可培养细菌,则可以通过非培养的检测方法进行鉴定。常用的方法有免疫学检测方法、分子生物学检测方法、细菌毒素检测方法及动物实验方法。

从 20 世纪末人类消灭天花病毒开始,人类在与由病原体引起的疾病的对抗中不断取得新的进展。但人类消灭病原菌的速度远远跟不上新型病原体出现的速度,与此同时,一些过去本已得到控制的疾病,如结核、霍乱等,在世界一些地方又接连暴发疫情。近年来,新型快速诊断方法及分子生物学技术飞速发展,为临床微生物学检验提供了有力的技术支持。

二、临床细菌学检验新技术及其应用

本节将系统、详细地介绍目前用于临床微生物学检测的各种新技术,包括基于生化反应的商品化微生物鉴定系统、基于 PCR 和 DNA 测序技术的微生物鉴定方法、抗原检测技术、抗体检测技术、基质辅助激光解吸电离飞行时间质谱(matrix-assisted laser desorption/ionization time-of-flight mass spectroscopy,MALDI-TOF MS)技术、电喷雾电离(electrospray ionization,ESI)-MS 技术、流式细胞技术和非 PCR 靶核酸扩增技术等先进技术的原理、方法和特点,为这些新技术在临床微生物学中的应用提供坚实的技术基础。

(一)基于生化反应的商品化微生物鉴定系统

生化试验是细菌鉴定实验中的重要组成部分,其主要分为传统的微生物鉴定系统和商品化微生物鉴定系统。下面重点介绍商品化微生物鉴定系统。

1. API 鉴定系统

API 鉴定系统是基于细菌碳源发酵试验或酶活力检测结果进行细菌鉴定的方法。使用者只需根据细菌种类选择适合的 API 试纸条,通过观察细菌是否生长即可进行判断,具有操作简单、准确率高的特点。其主要分为革兰氏阴性菌 API 鉴定系统、革兰氏阳性菌 API 鉴定系统和厌氧菌 API 鉴定系统。常用的有 API 20 系列,如 API 20E 是肠杆菌科和其他革兰氏阴性非发酵杆菌的标准鉴定系统,24 h 内出鉴定结果。API 20 Strep 是链球菌和肠球菌鉴定系统,可在 4 h 或 24 h 内出结果。API 20 A 是厌氧菌鉴定系统,可在 24 h 内出结果。

2. VITEK 全自动细菌鉴定及药敏分析仪

以每种细菌的微量生化反应为基础对细菌进行鉴定,不同种类的鉴定卡或药敏卡含有多种生化反应孔,根据卡上各生化反应孔中的生长变化情况,由读数器按光学扫描原理,定时测定各生化介质中指示剂的显色,通过与数据库进行比较,得到鉴定结果。VITEK 已被许多国家定为细菌最终鉴定设备,并获美国食品药品监督管理局(Food and Drug Administration, FDA)认可。

3. Biolog 微生物鉴定系统

利用微生物对不同种类碳源进行呼吸代谢的差异,针对每一类微生物筛选出 95 种不同种类碳源或其他化学敏感物,配合四唑类显色物质(如 TTC、TV),固定于 96 孔板上(A1 孔为阴性对照),接种菌悬液后培养一定时间,通过检测微生物细胞利用不同种类碳源进行呼吸代谢过程中产生的氧化还原物质与显色物质发生反应而导致的颜色变化(吸光度)以及由于微生物生长造成的浊度差进行微生物种类区分,95 种碳源利用情况的差异结果组成特殊的"指纹图谱",通过与好氧细菌数据库、厌氧细菌数据库、酵母菌数据库和丝状真菌数据库进行比对,得到最终鉴定结果。目前数据库涵盖近 1 700 种细菌和近 1 000 种真菌。

4. BBL Phoenix 全自动微生物鉴定/药敏系统

此系统是设计应用于临床微生物实验室进行快速细菌鉴定和药物敏感试验的全自动设备。其药敏试验结果以最低抑菌浓度(minimum inhibitory concentration, MIC)的形式表示,分为敏感、中介或耐药三种程度。

5. BBL™ Crystal™ AutoReader 自动微生物鉴定系统

这是一款专门为中小型微生物实验室以及科研机构设计的经济型鉴定系统。它将传统的酶、底物生化反应与先进的荧光增强技术结合,使检测速度明显提高,可在 4 h 内完成大多数致病菌的鉴定实验。该系统具备快速、准确、灵敏的特点。

6. Sensititre ARIS 2X 全自动微生物鉴定及药敏分析系统

这是一个集培养和判读于一体的自动化的鉴定和药敏试验系统。其药敏试验结果可以报告实测 MIC 值,能够有效地为临床医生合理使用抗生素提供依据。

7. MIDI Sherlock 全自动微生物脂肪酸分析鉴定系统

这是一种基于细菌脂肪酸的气相色谱分析方法,该系统主要应用于罕见细菌的鉴定,如对生物武器和生物恐怖细菌的筛选和区分。

(二)基于 PCR 和 DNA 测序技术的微生物鉴定方法

PCR 是一种体外核酸复制或扩增技术,因其具有极高的灵敏度,已成为细菌检测、分型的"金标准"之一。下面主要介绍几种在临床微生物实验室既实用又有应用前景的方法。

1. 实时荧光定量 PCR

实时荧光定量 PCR 可分为非特异性检测和特异性检测两类。前者使用以 SYBR green 为代表的荧光染料定量或定性检测扩增产物;后者使用以 Taqman 探针、分子信标探针和罗氏探针为代表的探针对样品进行定量或定性检测。在一些食源性细菌污染事件中,如沙门氏菌、李斯特氏菌、弧菌等的检测中，实时荧光定量 PCR 检测已经可以做到准确、快速和定量的多重检测。

2. 细菌 16S rRNA 基因测序鉴定技术

PCR 和 DNA 测序技术的发展已广泛用于系统发育研究，被认为是细菌鉴定和分类的新标准。目前 16S rRNA 基因数据库已初具规模，细菌基因组计划的实施已证实 16S rRNA 基因对全基因研究的代表性。在对传统表型检测难以区分的厌氧革兰氏阳性杆菌如放线菌和非放线菌的鉴定中，因为临床通常需要数周乃至数月时间的抗生素治疗，以预防放线疾病的恶化或复发，这使得 16S rRNA 基因测序在快速明确诊断或排除放线菌病上具有非常重要的临床意义。实验室会时不时碰到一些不常见菌以及表型的情况，此时 16S rRNA 基因测序可以有效规避对细菌的错误鉴定。如临床上 *Francisella tularensis subsp. novicida* 经常被错误地鉴定为脑膜炎奈瑟氏菌或放线菌。而在生长缓慢细菌及不可培养细菌的鉴定中，16S rRNA 基因测序的作用更加明显。例如，在临床方面要确诊是由不可培养细菌麻风分枝杆菌引起的麻风病是非常困难的，16S rRNA 基因测序鉴定技术的出现为其提供了一种可行的诊断方法。尽管越来越多的实验室开始使用 16S rRNA 基因测序鉴定技术，但至今还缺乏一个被广泛认可的 16S rRNA 基因测序鉴定和序列数据解释的应用指南。临床及实验室标准化协会于 2008 年刊发了一份受到广泛认可的共识文件（*Interpretive Criteria for Identification of Bacteria and Fungi by DNA Target Sequencing*），以指导 DNA 靶向测序技术在属和种的水平鉴定微生物。除此之外，尽可能应用 16S rRNA 基因全序列测序会比只对一个或几个保守区域（如 V3/V4 区）进行测序得到的结果更准确。针对部分区域测序的技术如 MicroSeq 等，则更加依赖全面和更新的数据库。针对特定微生物种群的鉴定工作，可以参照除 16S rRNA 基因之外的其他靶基因，如 *dnaJ* 基因被发现有助于肠杆菌科的系统发育研究和种水平鉴定，与 16S rRNA 基因相比，具有更多的单源进化群和更大的差异度；*rpoB*、*sodA* 和 *recA* 基因被证明是区分缓症链球菌群、肠球菌种更为有力的靶基因；*Hsp*65 基因可用于分枝杆菌菌种的鉴定；以膜脂蛋白、*TmpA* 和 4D 基因、*tp*47 基因等为基础开发的梅毒螺旋体 PCR 检测已经成为梅毒诊断和快速鉴定的可靠的替代方法。此外，以重复序列为基础的 PCR 技术，如梅里埃公司的细菌条码检测系统已经在临床上用于快速微生物菌株分型和亚型鉴定。

3. 多重 PCR（multiplex PCR，mPCR）

mPCR 一次反应可以从一份样品中检测到多个靶目标分子，尤其适合感染性疾病的诊断。由于多数感染性疾病的临床表现往往不够特异，很难直接从症状上对感染的病原体做出明确的诊断，为了及时和更好地进行诊断和治疗，基于 mPCR 的分子鉴别诊断（molecular differential diagnosis，MDD）技术被越来越多地应用到与感染相关的致病菌鉴定中。例如，在 2003 年暴发 SARS 疫情时，科学家们应用 MDD 技术迅速排除了一些引起相似临床症状的病原体，并将注意力放在了轮状病毒上，并确定了感染的病原体为冠状病毒。

4. 高通量测序技术（high-throughput sequencing，HTS）

HTS 又称"下一代测序技术"（next-generation sequencing，NGS），NAS 和微列阵技术的发展与应用使细菌菌株分子分型的目标成为现实。目前已经广泛应用的平台有 Illumina

Solexa 测序平台、Thermo Fisher Ion Torrent 平台和 Pacific Biosciences PacBio RS 平台,平台具体情况见本书其他章节详细介绍。相较传统的病原菌鉴定方法,NGS 具有快速、不受表型因素干扰等优势,能够对因病原菌引起的传染病进行快速溯源分析。2011 年,北京基因组研究所的团队与德国明斯特大学的团队同时采用新的 Ion Torrent 基因组测序仪对德国暴发的 O104:H4 大肠埃希菌株的全基因组进行测序,帮助研究者在短短数月内分离鉴定出新出现和重组的大肠埃希氏菌,进而判断暴发株的类型,为制订适宜的治疗方案提供了帮助。NGS 还催生了"宏基因组学"的研究,有研究者通过检测特发性腹泻发生时和发生后患者粪便 DNA,发现只有患者样本检出空肠弯曲杆菌 DNA 序列,进而完成了疾病的诊断。

美国食品药品管理局于 2016 年 5 月 13 日发布了基于 NGS 的传染病诊断设备的指南草案《基于 NGS 的传染病诊断设备:微生物鉴定及耐药性和毒力标志物的检测》,目的是为相关从业者提供设计验证研究的建议,以确定 NGS 诊断设备的分析及临床性能,并帮助选择微生物感染的诊断方法和合适疗法。可以确定的是,此类设备今后的应用需要满足及时、稳定和准确的要求,因为与人类基因组测序诊断设备相比,传染病测序诊断更需要及时和可靠的结果。

目前 NGS 技术在肠道微生物研究方面的应用较多。不同人群的消化系统和呼吸系统的微生物菌群结构是不一样的,并且与人体自身的免疫性、疾病的发生有直接联系,通过 NGS 技术的大数据挖掘分析,可以把它作为诊断或辅助诊断的工具来使用。如近年来研究与应用热门的粪菌移植领域,筛选与患者肠道匹配的粪菌来源,再通过适当的途径,如胃镜、肠镜、鼻-空肠管、造瘘口、灌肠等,将菌群植入患者肠道内,帮助患者重建肠道菌群,进而治疗相关肠道疾病。目前,国内如南京医科大学第二附属医院等多家医院已经开展多例粪菌移植临床手术。

(三)非 PCR 介导的靶核酸扩增技术

自 PCR 技术应用于临床诊断领域之日起,寻求能与 PCR 匹敌的方法就在不断涌现,其中有几项用于微生物检测的非 PCR 介导的靶核酸扩增技术得到了较广泛应用。非 PCR 介导的靶核酸扩增技术基于等温扩增,下面主要介绍几种已经商品化的非 PCR 扩增技术。

1. 环介导的等温扩增技术(loop-mediated isothermal amplification,LAMP)

LAMP 是于 2000 年开发出来的,因其反应结果的变化可视,所以其检测并不需要特殊额外的仪器,对于普及此项技术有着极大的促进作用。Meridian Biosciences 研制的 illumigene 可以用于艰难梭状芽孢杆菌的临床诊断,且已通过了 FDA 认证。目前,研究人员正在利用此平台对其他微生物进行检测和评估,如 B 族链球菌。LAMP 技术也有其自身缺陷,如不能进行多重扩增、容易受到假阳性结果的干扰等。

2. 链置换扩增术(strand displacement amplification,SDA)

SDA 依赖于限制性核酸内切酶和无外切酶活性的 DNA 聚合酶来等温扩增靶 DNA。2001 年,BD 研发 BD Probe Tec ET 系列产品对泌尿生殖系统样本中沙眼衣原体和淋病奈瑟菌(CT/GC)的检测已经通过 FDA 认可,且对于高通量的实验室,通过运用标本全程处理的 BD Viper 系统,可以实现全自动化检测。Probe Tec ETCT/GC 产品的优势在于,它是目前唯一获得 FDA 认可,针对用于细胞学筛查的子宫颈样本可进行微生物的靶向扩增检测。

转录依赖的等温扩增包含几种不同商品名称的扩增系统,如转录介导扩增(transcription mediated amplification,TMA)和核酸序列依赖扩增(nucleic acid sequence-based amplification,NASBA)。GeN-Probe 研制的细菌检测试剂盒是基于 TMA 的扩增技术,由于 TMA 技术是针对 RNA 的检测方法,可以测定细菌的 rRNA,所以 TMA 在细菌检测方面极具优势。BioMerieux 推出 NucliSEN 系列产品是基于 NASBA 技术的试剂盒,可以用于耐甲氧西林金黄色葡萄球菌(MRSA)的检测。

(四)抗原检测技术

微生物抗原的免疫分析法是目前诊断和治疗感染性疾病的重要技术手段。

抗原检测无须扩增靶标,故检测时间短,常用于检测难培养或高危险的感染源,尤其是用于临床快速诊断,但相较那些扩增方法的灵敏度低。利用一步法可在 15 min 内得到结果,帮助临床医生做出及时的诊断。及时的标本收集和恰当的处理方式是抗原检测获得最佳结果的前提。下面主要介绍一些高敏感性、特异性和自动化的检测方法和仪器。

1. 酶免疫分析法(enzyme immunoassay,EIA)

EIA 是许多酶联免疫分析方法的通用术语,其中酶联免疫吸附试验(enzyme-linked immunosorbent assay,ELISA)是一个特殊的类别。该方法中的抗体被预先吸附或交联在固相载体上,固相载体可以是微孔板、试管或微珠/磁珠。目前,ELISA 的各步骤可以通过喷膜仪、洗板机、酶标仪或读磁仪以及更复杂的 ELISA 自动化系统来完成。该方法具有特异性强、灵敏度高、快捷的优点,但也会受到钩状效应和干扰物质(如类风湿因子)的干扰。使用 EIA 检测尿液中的抗原是诊断军团菌感染的主要手段。使用 EIA 检测粪便中幽门螺旋杆菌抗原是作为除尿素呼吸试验、血清学检测和内镜观察之外的一种诊断选择,特异性可达 94%。目前,针对艰难梭菌毒素引起的小肠结肠炎的诊断尚无统一的标准方法,故各种诊断技术均在使用,EIA 因为技术要求适中、可快速获得结果而应用最广,目前有多种检测试剂盒在售。

2. 免疫荧光法(immunofluorecence,IF)

IF 是使用荧光显微镜观察和分析以荧光染料标记的特异性抗体,从而检测、定位或定量载玻片上样品中的微生物表达的蛋白的技术,可分为直接免疫荧光法和间接免疫荧光法。IF 可以使用多重荧光染料同时检测多种微生物,也可以通过背景荧光观察标本的质量,从而有机会重新采集量不足和质量差的样本,其灵敏度可以满足检测个位数的微生物的需求。使用 IF 检测呼吸道样本中的抗原是诊断军团菌感染的主要手段。

(五)抗体检测技术

抗体免疫检测法广泛应用在诊断常见或新发现感染性疾病病原体中,尤其是 HIV 等病毒。抗体免疫检测具有高敏感性和高特异性。高敏感性指可以检测到低浓度抗体,高特异性则是指不会与类似抗原发生交叉反应而导致假阳性。抗体免疫检测根据检测系统不同可分为比色法、放射法、化学发光法和荧光法,其中,放射免疫法因为存在辐射安全问题,已很少使用。下面主要介绍临床领域广泛使用、有应用前景的化学发光免疫分析方法。

化学发光免疫分析(chemiluminescence immunoassay,CLIA)易于操作,灵敏度极高,且适合自动化,在临床微生物检验领域应用广泛,也是应用自动化分析模式最成熟的技术之一。大部分的化学发光反应的分析模式是以标记物为化学发光物,并采用化学发光底物。商品化的免疫分析方法多采用这种模式。例如,Beckman UniCel DxI 800 全自动化学发光免疫分析仪可同时进行 24 个项目的检测,每小时可进行 400 个试验,而且可以实现 24 h 待机,确保急诊检测 10~20 min 出结果。多重分析技术(xMAP)采用不同颜色对微球进行编码,微球表面具有结合特异性,覆盖了可与目标抗体结合的捕获抗原。诊断感染性疾病通常需要检测多个标志物,相较于传统的 ELISA 和其他免疫分析每次只能检测一种特异性抗体,xMAP 多重技术可在单孔中同时检测多种抗体,快速、灵敏、特异、定量和定性地分析多个靶标,因此自动化 xMAP 技术已被用于筛查献血人员和检测疾病。

(六)质谱技术

质谱技术(mass spectrometry,MS)是一种新兴分析技术,通过与不同电离技术的结合,可以产生多种质谱分析方法,并被广泛应用于复杂样品中生物分子的分析检测,其中,应用于微生物鉴定领域最多的是基质辅助激光解吸电离技术(MALDI)与飞行时间质谱(time-of-flight mass spectrometry,TOF MS)结合的 MALDI-TOF MS,以及电喷雾电离技术(ESI)结合质谱的 ESI-MS。

MALDI-TOF MS 的基本原理为:在 MALDI 离子源部分,基质与样本(任何物质乃至整个微生物)形成共晶体后,从激光中吸收能量使样本解吸,基质与样本间发生电荷转移使得样本分子电离;在 TOF MS 分析器部分,离子在电场作用下加速飞过飞行管道,飞行时间与离子的质荷比成正比,根据到达检测器的飞行时间可测出质荷比,通过软件处理就能得到微生物特征性的指纹图谱。因为蛋白质约占细菌干重的 50%,其表达受外界环境影响较小,并且具有多样性、丰富性、易于提取和分离且不需要扩增的特点,因此成为目前 MALDI-TOF MS 技术检测微生物的最主要生物标志物。通过分析检测样本菌株蛋白组成成分,获得特征性的模式峰后与数据库中细菌指纹图谱进行比较,从而鉴定细菌至属、种。当分辨的是同种属内微生物的保守蛋白峰时,通过区分较独特的蛋白峰可以鉴定至亚种的水平或进行细菌分型检测。随着技术的进步,在逐步解决了最初在临床微生物鉴定中存在的重复性和准确性问题之后,MALDI-TOF MS 展示了其他微生物鉴定方法无法比拟的优势:从挑取单个菌落开始,仅需数分钟就能鉴定出一个未知菌种。这种优势使其非常适合应用于临床微生物鉴定工作中。目前大量的临床研究表明,绝大多数肠杆菌可以被鉴定到种水平,葡萄球菌、肠球菌菌种水平的鉴定准确率接近 100%,棒状杆菌属、李斯特菌、乳酸球菌的鉴定结果也准确可靠。在一些菌种的鉴定中,如检测尿液中的腐生葡萄球菌,MALDI-TOF MS 鉴定方法的准确率甚至远高于传统生化鉴定系统,如 BBL Phoenix 系统和 Vitek 2 Compact 系统。

MALDI-TOF MS 虽然有了大幅发展,但其局限性也较为明显。首先,MALDI-TOF 数据库仍需不断完善,对于一些不常见菌种和亲缘关系较紧密的菌株的鉴定容易产生误差。其次,该技术目前仅应用于种属鉴定方面,虽然能够鉴定产碳青霉烯酶耐药菌株,但还不能有效应用于检测抗生素的耐药模式。再次,在检测一些复杂样品时,如在血培养阳性菌属时,由于血液中存在大量干扰物质,如血红蛋白、白蛋白,会干扰质谱信息,因此必须对样本进行预处理。最后,虽然不需要进行微生物纯培养,但 MALDI-TOF MS 技术对细菌的最低检测限为 $10^4 \sim 10^6$ CFU/mL,故仍要求预培养的步骤,以获得足够的材料进行质谱分析。

(七)ESI-MS 技术

与 MALDI 相反,ESI 在样品离子化,将样品溶解于挥发性的有机溶剂(如甲醇)中,利用气动辅助雾化装置将分析物与溶剂雾化,因为完整的细菌一般不能被有机溶剂充分溶解,所以 ESI 主要用于细胞内组分或其他可溶性分析物的分析,如基于 PCR 产物的细菌核酸分析(PCR/ESI-MS)。PCR/ESI-MS 检测通过采用广谱 PCR 引物,扩增目标微生物种群中存在差异的核酸序列,然后采用 ESI-MS 对 PCR 产物进行分析,计算机将处理获得的碱基对组成分特征性数据与数据库中的已知核酸序列进行比对,从而达到微生物鉴定的目的。广谱细菌学检测是 PCR/ESI-MS 技术应用最多的领域。其无须培养就能够鉴定几乎所有常见的细菌种类,也能检测和鉴定之前由于缺乏特异的检验方法而未能检测到的与特定疾病相关的细菌,以及鉴定新出现或尚未得到确认的细菌种类。目前,针对全血、脑脊液和组织样品中的细菌,PCR/ESI-MS 广谱细菌学检测法利用 16 对引物可以将其鉴定到种一级。

ESI-MS 技术也有一定的局限性。首先,多重 PCR 存在不同程度的竞争,尤其在检测浓度差异较大的相关微生物时,低浓度微生物可能无法被检测到。其次,通用检测方法不能有效地识别某些高度变异序列。

(八)流式细胞技术

随着 6 色、9 色或多色探针的应用,流式细胞仪的光路和电路部分得到了显著的改进,流式细胞仪在临床微生物耐药性检测中的应用也越来越多。使用一些荧光探针或荧光染料标记目标微生物,检测暴露于抗菌药物之后的细菌活力的变化,是微生物耐药检测的一个常用手段。通过细胞膜对荧光染料的渗透能力和抵抗性的变化而区分活细胞和死细胞,显著提高了检测的灵敏度。例如,在常规细菌耐药性检测方法(纸片扩散法、e-test 和稀释法)作为比对方法的情况下,使用流式细胞技术检测粪肠球菌的万古霉素和青霉素耐药性,金黄色葡萄球菌的青霉素、耐甲氧西林和苯唑西林的耐药性,以及结核分枝杆菌的多重耐药性均已取得良好的效果。

近年来,在细胞活力检测中的一个重要进展是使用自身荧光显示蛋白,如绿色荧光蛋白作为标记物。此类标记物不仅可以多方面检测耐药情况,还可以避免使用外来的荧光染料时对待测抗生素产生的干扰作用。此外,使用导入荧光标记的靶向药物来检测耐药性的方法也取得了进展,如使用一种荧光标记青霉素检测粪肠球菌和金黄色葡萄球菌的耐药性。

流式细胞术较传统检测药物敏感试验方法耗时短,这是其明显优势,但其在耐药性研究中仍有很多不确定因素,如使用的探针、所有仪器及检测步骤都不甚统一。应用中涉及的菌株种类较少,缺少广泛应用到日常临床微生物检测中遇到的各种微生物上的实例。

(马　凯　武会娟)

第二节 病毒学检验

病毒学检验是用实验室检验方法对临床和流行病学现场送检的标本(如人或宿主动物的血液、尿、粪便、组织液、组织标本等)进行病毒学检测,对感染的病毒进行定性和定量分析,为病毒感染和病毒疾病的诊断、治疗和预防提供科学依据。据统计,在新发及再传染疾病中,至少有2/3为病毒感染所引起,因此,病毒学检验技术的发展进步显得尤为重要。病毒学检验是微生物学检验的一个重要分支,它是将医学病毒学、流行病学、免疫学、分子生物学等相融合所形成的检验学方法,为临床中的病毒性疾病的预防、诊断、治疗等方面提供依据。病毒学的发展依赖于病毒学检验技术的发展,尤其是病毒的快速、准确的检出策略和方法。

病毒检测的技术手段主要包括电子显微镜直接观察、病毒分离培养、病毒抗原和抗体检测、病毒核酸检测等技术。电子显微镜可直接观察病毒颗粒及超微结构,广泛应用于病毒形态学检测及形态发生等的研究中。病毒分离培养法又分为细胞培养及鸡胚和动物接种法,如新生小鼠接种等。常用的抗原与抗体检测方法有免疫荧光技术、酶免疫技术、放射免疫技术、中和试验、血凝试验及其他检测技术。随着单克隆抗体技术的发展,抗原抗体反应血清学试验可用于快速诊断。病毒核酸检测包括核酸杂交和核酸扩增技术。血清学试验包括特异性IgG、IgM、IgA检测等。对于DNA病毒可应用PCR;对于RNA病毒可应用逆转录PCR(reverse transcription-PCR,RT-PCR),可用实时定量PCR判断病情,检测治疗效果。抗原捕获PCR可增加检测的敏感性,巢式PCR也可增加检测的敏感性并能对病毒进行分型,多重PCR可同时检测不同的病原。上述病毒学检验技术原理等在基础理论学习中均已详细介绍,不再赘述,下面针对近年来病毒学检验技术的进展做一简要介绍。

一、核酸检测技术

核酸检测技术具有灵敏度高、特异性好、可靠性强等优势,已成为很多种病毒学检测新的"金标准",在疾病的早期诊断及预防控制方面具有重大意义。PCR技术可应用于病毒学的快速鉴定。目前,PCR已成为分子生物学及其相关领域的经典实验方法,由PCR演变的相关核酸扩增技术也逐步在临床病毒学检验领域得以应用。目前常用的核酸扩增方法可分为三类:目标扩增(target amplification)、探针扩增(probe amplification)和信号扩增(signal amplification)。目标扩增包括PCR、逆转录PCR、套式PCR、多重PCR、随机引物PCR、实时荧光定量PCR、依赖核酸序列的扩增(NASBA)、环介导等温扩增(LAMP)、滚环扩增(rolling circle amplification,RCA)、转录介导扩增(TMA)、链替换扩增(strand displacement amplification,SDA)等;探针扩增包括连接酶链反应(ligase chain reaction,LCR)和多重链接依赖探针扩增(multiplex ligation-dependent probe amplification,MLPA);信号扩增包括分支DNA(branched DNA,bDNA)和杂交捕获试验(hybrid capture assay)等。其中,NASBA、LAMP、RCA、TMA、SDA等属于核酸等温扩增技术,其检测的灵敏度和特异性都有很大提高。

(一)内标多重荧光 RT-PCR

实时荧光定量 PCR 采用特异性标记的探针实时监控扩增产物,该检测方法已经被广泛地应用于各种病原体的检测中。研究表明,临床标本如血清、全血、痰液或分泌物等中含有大量的杂质,一些标本中可能含有抑制 PCR 扩增的物质,核酸抽提过程中残留的一些试剂也可能抑制 PCR 的扩增,从而出现假阴性结果或定量值偏低。采用 TaqMan 探针可建立含有监控内标(internal control,IC)同时检测病毒的多重荧光 RT-PCR 检测方法,内标同步参与样品核酸的提取,不仅能够有效地监控样本中的抑制物,还能避免操作误差所造成的假阴性。例如,肖性龙等对手足口病(hand,foot and mouth disease,HFMD)的检测研究表明,肠道病毒 71 型(enterovirus71,EV71)和柯萨奇病毒 A16 型(coxsackie virus A16,CA16)是引起人类手足口病的两种主要病原。RT-PCR 能同时对 EV71 和 CA16 进行快速检测,并且灵敏度高,特异性好,由于加入了内标,能有效地监控假阴性的出现,适用于手足口病的临床检测。

(二)环介导等温扩增

环介导等温扩增(LAMP)是众多核苷酸扩增技术中的一种。自日本学者 Notomi 等于 2000 年公布该技术以来,已被广泛地应用于生命科学领域中各个角落的 DNA 或 RNA 的特异高效扩增,其中就包括对病毒的检测。LAMP 反应用一套 4 条高特异引物与靶基因的不同区域退火杂交,在具有链置换功能的 DNA 聚合酶作用下实现等温条件下对 DNA 分子的核酸扩增。

LAMP 有比较高的特异性和抗干扰能力,只有当 2 对引物与目的片段的 6 个区域都匹配上时才能进行扩增。LAMP 的反应体系比较稳定可靠,在室温下放置 2 周后仍然稳定并且对样品中原有或污染的无关、干扰片段仍然不敏感,而其他核苷酸扩增技术则无法做到这一点。同时,LAMP 的敏感性也比较高,能够以单拷贝的基因为模板进行扩增。LAMP 反应的过程简单、快速且高效,能够在 1 h 内将单拷贝的基因模板扩增到 109 个拷贝,这一过程是在 60~70 ℃的恒温下进行的。Nie 等于 2011 年建立了基于该技术的 EV71 核酸的检测方法,可通过目视比浊检测扩增产物。与 RT-PCR 方法相比,该法具有更高的灵敏度和特异性,操作快速、简便,对仪器要求低,极适合基层实验室使用,具有广阔的应用前景。

(三)纳米金粒子免疫 PCR

纳米金粒子免疫 PCR 是一种新的高敏感度的试验方法,用于目标蛋白和核酸的超灵敏检测,具有比 ELISA 和普通 PCR 更高的敏感性。其原理是:病毒颗粒被包被在 ELISA 板上的单克隆或多克隆抗体捕获,随之用 FMDV 特异性多克隆抗体和寡核苷酸双重修饰的纳米金粒子进行孵育;经过免疫复合物的形成,DNA 信号经加热释放,从而进行 PCR 检测。该方法已成功用于手足口病的检测。

二、基因芯片技术

基因芯片(gene chip),又称 DNA 芯片、DNA 微阵列(DNA microarray)、寡核苷酸微阵列,是指由按照预定位置固定在载体上很小面积内的千万个核酸分子(cDNA 分子或寡核苷酸分子)所组成的微点阵阵列,是生物芯片中研究较早的一种技术。该技术是以基因探针、核酸杂交技术为基础的核酸序列分析方法。基因芯片分类方法多样,根据固定探针来源的不同,基因芯片可以分为寡核苷酸芯片和 cDNA 芯片;根据芯片上点制的核酸来源不同,分为寡核苷酸芯片、PCR 产物芯片、基因组芯片和 RNA 芯片。制备芯片的方法有分配法和原位合成法两种。分配法为提前采用 PCR 等方法合成探针,然后通过接触式点样等类似方法将合成好的探针分配到微阵列表面;原位合成法为通过光引导原位合成技术等方法直接在微阵列表面合成探针。与传统基因诊断技术相比,基因芯片技术具备微型化、高通量、高度平行性和高速性的显著优点。基因芯片技术被广泛应用于发现与疾病相关的新基因、基因表达分析、药物研究与开发等诸多方面;同时,也已逐渐应用于对生物样品中各种已知或未知病毒性病原体进行筛查与鉴定的研究。

基因芯片技术用于病毒检测及分析,主要采用寡核苷酸(oligonucleotide, oligo)探针,探针长度为 20～70 mer。根据其长度,可将 oligo 探针分为两类,即短 oligo 探针(20～25 mer)和长 oligo 探针(50～70 mer)。短 oligo 探针特异性高,对序列依赖性高,可检出单碱基错配,主要应用于对已知病毒的不同基因型进行分型与鉴定;长 oligo 探针敏感性比短 oligo 探针要高几个数量级,但特异性相对较差,对序列依赖性低,允许存在一定的碱基错配,因此可以覆盖序列同源性较高的不同病毒株,可用于筛查已知或未知的同一种或同一类病毒。由于短 oligo 探针的高度特异性,可检测出靶核酸序列中的单碱基突变,因此多用于检测某种特定的病毒以及对其不同型别进行基因分型。目前,研究较多的是利用短 oligo 基因芯片对流感病毒、HIV、人乳头瘤病毒、轮状病毒、肝炎病毒等进行基因分型。另外,短 oligo 基因芯片也大量用于检测及鉴定同一类病毒,但一次检测的病毒数有限,一般为 10 种左右,如目前研究较多的呼吸道病毒、肠道病毒等的检测芯片。长 oligo 探针特异性相对较低,允许碱基错配的发生,因此主要用于对已知或未知病毒进行高通量筛查与初步鉴定,尤其是可以应用于对未知病毒进行初步鉴定。根据鉴定未知病毒的经验,如尼帕病毒、SARS 冠状病毒等,发现每种病毒与同一病毒属中其他病毒存在相当多的同源序列,而长 oligo 探针杂交效率高,但难以区分同一属中的不同病毒或同一种病毒的不同分离株。因此,未知病毒与其所在属或种的其他病毒株之间必然存在交叉杂交,据此,可将未知病毒筛查到属或种水平。用基因芯片技术进行病毒性病原体的高通量平行检测时,设计及筛选特异性好的 oligo 探针是该技术的基础,未知病毒核酸的有效扩增及如何去除细胞成分的影响是制约该技术应用于病毒大规模筛查的主要因素;另外,如何对杂交结果进行分析也是准确确定病原体的关键。基因芯片能够同时对多种病毒及其变异种进行检测,具有强大的检测能力。

在芯片制备方面,原位合成法是以组合化学的合成原理作为基础,利用一组定位模板来确定芯片表面化学性质不同的个体联位点及其排列次序,并以此为基础直接在载体上进行探针合成。这个过程中最重要的是高空间分辨率通过基板定位技术和高产率的 DNA 化学合成技术的完美结合。虚拟掩模法、喷印合成法、光致酸合成法、分子印章原位合成法等都是常用的方法。

基因芯片技术充分利用生物学、信息学的先进科学技术,在病毒学检测中发挥高通量、微型化、自动化的优势。设计、筛选特异性好的 oligo 探针是该技术进行病毒性病原体高通量平行检测的基础。未知病毒核酸的高效扩增及如何去除细胞成分的干扰是制约该技术应用于病毒大规模筛查的重要因素。另外,如何准确分析核酸杂交结果也是确定病原体的关键因素。

三、集成毛细管电泳芯片技术

集成毛细管电泳芯片技术(integrated capillary electrophoresis chip,ICCE)是将毛细管缩微移植到很小芯片上,将样品进样、反应、分离、检测等过程集成在一起的多功能、快速、高效、低耗的缩微实验技术。首先,毛细管被蚀刻在硅片上,用于蚀刻的基质材料随后从硅片扩展到石英、玻璃、塑料等聚合物上,再用激光诱导荧光、电化学、化学等多种检测系统检测以及与质谱等分析手段结合进行样品分析。

它可以对蛋白质、多肽、DNA、生物细胞等进行分析,用于基因突变、免疫学、疾病快速诊断等,尤其是对病毒感染的早期诊断。例如,单纯疱疹病毒(herpes simplex virus,HSV)性脑炎的早期诊断对疾病的治疗和愈后影响很大。传统上主要依靠酶联免疫吸附试验检测病人血中的特异性抗体,这种方法的特异性较低,灵敏度也欠佳,往往只能用于回顾性诊断。从患者脑脊液中提取 HSV 的 DNA 做 PCR 扩增,芯片电泳每个标本,测定时间小于 110 s;用液相杂交凝胶电泳分析需要 18 h;常规毛细管电泳(capillary electrophoresis,CE)分析 HSV 的 PCR 产物要 8.5 min,所需时间是 ICEC 的 5 倍。凝胶电泳、CE、ICEC 三者的结果是一致的,因而 ICEC 可用于临床快速诊断。Doglio 等应用 CE 技术对 PCR 扩增的 cDNA 产物直接循环测序的方法,对丙型肝炎病毒(HCV)进行快速基因分型。该方法是将 HCV 的 PCR 半纯化扩增产物置于单根毛细管中,用多种化学染料标记其尾部,然后直接检测其序列。装样、电泳和序列分析全部由自动毛细管电泳基因分析仪完成。Gong 等还把阵列毛细管电泳用于基因分型和 HIV-Ⅰ 的诊断。目前,高通量的检测 PCR 产物的方法主要是利用电泳分离和激光激发荧光进行检测。Gong 等认为,阵列毛细管电泳仅仅根据对紫外线吸收的检测就可以用于 HIV-Ⅰ 的诊断以及用于 DIS80 VNTR 的基因分型。每一对碱基对紫外线吸收量相加产生的总吸收信号,可以使检测大多数 PCR 产物有足够高的灵敏度。

四、高通量测序技术

高通量测序(high-throughput sequencing,HTS)技术以其高效、快速的特点推动了 DNA 测序技术的飞速发展。与传统的 Sanger 测序不同,HTS 技术的最大特点是将片段化的 DNA 连上接头后固定在基质上,之后采用不同的方法在同一平面进行大规模平行 PCR,结合荧光标记的成像检测技术获得测序数据,经计算机分析得到完整的 DNA 序列信息。HTS 相对于第一代 Sanger 测序技术的不同是,可以通过反复测序同一区域的 DNA 片段以达到很高的灵敏度和准确度,同时,高通量、自动化,能在很短的时间内完成对上百亿碱基的测序,实现在极短时间内对人类转录组和基因组进行细致的研究,包括文库的构建、锚定桥接、预扩增等,使得上百万的测序反应同时发生在一个反应里。高通量测序技术的核心思想是边合成边测序,即通过捕捉新合成的末端的标记来确定 DNA 的序列。

高通量测序技术逐步成熟,在生命科学研究的不同领域做出重大贡献,并被越来越多地引入临床检验工作中,包括遗传基因诊断、微生物病原学检验等。下面将对其在临床病毒学检验中的应用进行介绍。

(一)未知病毒的检测

高通量测序技术极大拓展了临床病毒学检验中对未知病毒的探索。运用生物信息学方法对 HTS 产生的海量序列信息进行分析,可对未知病毒进行鉴定并分析其序列特征。2008年,通过 454 GS-FLX 平台发现了造成南非不明原因出血热暴发的病原体——Lujo 病毒,它是沙粒病毒科的一个新成员。2009 年,应用 Illumina 平台检出导致北京流感暴发的病原——新型 H1N1 和季节性 H3N2 流感病毒。2012 年,荷兰研究人员利用 454 GS-FLX 平台,在 1 例沙特急性肺炎转肾衰的死亡病例的痰液中发现一种全新的中东呼吸综合征冠状病毒。2014 年,美国疾病控制与预防中心研究人员通过 Iontorrent 平台,对经蜱叮咬死亡的患者标本进行分析,发现了一个正黏病毒科索戈托病毒属的新成员。相较于传统临床病毒学检测方法,HTS 技术在新病毒的鉴定,尤其是在疾病暴发流行时,在未知病毒的检测方面具有极大的优势。

(二)人类病毒组学

病毒组是指人类、动物、植物或特定环境样品中所有病毒的集合。人类病毒组在一定程度上仍然存在众多未知,应用 HTS 技术可直接进行深度测序以了解其组成,有利于新病毒的发现并探寻病毒与疾病之间的可能关联。对于健康人体组织,存在的病毒大多为噬菌体,健康人体皮肤、鼻咽部以及粪便中检出的病毒组各有不同。同时,病毒组的组成易受疾病和抗病毒治疗的影响。在疾病状态下,可能出现其他病毒,而这些病毒往往与疾病存在一定的相关性。例如,在淋巴瘤患者血浆中可检出 EB 病毒或人疱疹病毒 8 型;脑炎患者血浆中存在单纯疱疹病毒、巨细胞病毒、EB 病毒或人疱疹病毒 6 型;消化道感染患者血浆中出现巨细胞病毒或人疱疹病毒 6 型等。

(三)病毒遗传进化分析

HTS 技术能一次性完成病毒全基因组序列测定,也可同时进行数十个甚至上百个样本中靶基因的测序。通过对病毒基因组序列或全基因组序列的分析,可实现对病毒变异、传播及进化的动态观察,并了解其与疾病进程的关系。研究人员应用 HiSeq2500 和 PacBio-RS 平台,分析得到 2014 年西非埃博拉病毒疫情的毒株是从非洲中部传播而来,该次流行的起因是接触单一的埃博拉病毒天然宿主。通过不同平台,可实现人类免疫缺陷病毒超突变模式和面对宿主免疫应答时的病毒进化、丙型肝炎病毒突变传播、流感病毒株突变频率及抗原稳定性等的研究。

(四)病毒耐药监测

病毒结构简单,故易发生突变,其基因组一旦发生任何变化均会影响其后代的特性表现。在应用抗病毒药物进行治疗时,病毒基因的异质性使其在药物治疗过程中常出现耐药相关基因的突变,从而影响抗病毒治疗效果;或者原低丰度的耐药株迅速复制甚至成为优势毒株而导致治疗失败。相较于 Sanger 测序,HTS 被证实能检出 0.1%~1% 水平的病毒耐药突变,应用 HTS 技术可进行耐药病毒株的传播、低丰度耐药突变与临床用药关系、抗病毒药物潜在作用靶点的探索、抗病毒治疗后患者耐药位点突变的检测和探寻新耐药突变位点等方面的研究。

五、质谱技术

质谱(MS)是带电原子、分子或分子碎片按质荷比的大小顺序排列的图谱。质谱仪是一类能使物质粒子电离成离子并通过适当的电场、磁场将它们按空间位置、时间先后或者轨道稳定与否实现质荷比分离,并检测强度后进行物质分析的仪器。当样品中组分电离生成不同荷质比的离子,经加速电场的作用,形成离子束,进入质量分析器,利用电场和磁场使发生相反的速度色散——离子束中速度较慢的离子通过电场后偏转大,速度快的偏转小;在磁场中离子发生角速度矢量相反的偏转,即速度慢的离子依然偏转大,速度快的偏转小;当两个场的偏转作用彼此补偿时,它们的轨道便相交于一点。与此同时,在磁场中还能发生质量的分离,这样就使具有同一质荷比而速度不同的离子聚焦在同一点上,不同质荷比的离子聚焦在不同的点上,将它们分别聚焦可得到质谱图,从而确定其质量。与质谱分析技术相结合的分子生物学技术是近年来临床微生物学检验技术的一大进展。采用质谱技术分析微生物成分已应用于微生物的鉴定及分型,还可用于耐药基因和致病机理的检测等。目前,用于微生物检测鉴定的质谱技术主要是气质联用技术(GC-MS)、基质辅助激光解吸飞行时间质谱(MALDI-TOF MS)、电喷雾电离质谱(ESI-MS)及热裂解亚稳态原子轰击质谱(Py-MAb-MS)等。

MALDI-MS 可以在皮摩尔级甚至飞摩尔级的水平上准确分析几十万种生物大分子。MALDI-MS 技术主要用于分析生物大分子。首先,将待分析的生物大分子与基质结合形成结晶,基质通过吸收激光照射的能量并传递给生物大分子,使生物大分子发生电离。带电的生物大分子在电场作用下加速飞过飞行管道,因其带电荷数和分子量大小不同,到达检测器的时间也不同,据此将带电荷的生物大分子由小到大分开。以检测到的离子峰为纵坐标,离子质荷比为横坐标,形成质量谱图。其特点是速度快,检测分子量准,灵敏度高,杂质的干扰小,可形成特征指纹图谱,易于大规模和高通量的操作和分析。在临床病毒学检验方面,MALDI-TOF MS 显示出尤为重要的作用。

MALDI-TOF MS 于 1975 年首次用于细菌鉴定的研究,但直至 20 世纪 90 年代中期才成功用于细菌及真菌的临床鉴定。2004 年,首次推出了细菌鉴定的完整数据库。MALDI-TOF MS 的原理是:当用一定强度的激光照射样品与基质形成的共结晶薄膜,基质从激光中吸收能量,样品解吸附,基质-样品之间发生电荷转移使得样品分子电离形成离子,带有电荷的样品在电场的作用下加速通过飞行管道,检测其到达检测器的飞行时间,即测定离子的质荷比(m/z),形成特征性的峰图,与数据库中峰图进行比对,得出鉴定结果。MALDI-TOF MS可以准确检测多肽、蛋白质、核酸、多糖等生物大分子的分子质量和纯度,具有高灵敏度、高通量、能耐受一定的杂质等优点。MALDI-TOF MS在鉴定病原菌时仅需数分钟,且结果可靠,成本低廉,使临床微生物实验室工作取得了革命性的进步。目前,这项技术除用于细菌和真菌的鉴定和分型外,已开始应用于临床病毒学领域。

在病毒诊断方面,研究人员检测了支气管肺泡灌洗液、结膜液、伤口分泌物、水疱液、血浆、血清、尿液等,采用全自动核酸分离纯化仪提取病毒DNA,用多重PCR扩增目的基因,经MALDI-TOF MS检测后的峰图与数据库中的峰图进行比对后得出鉴定结果,再以基因测序为参考方法,评估MALDI-TOF MS检测人类疱疹病毒的能力。结果显示,MALDI-TOF MS适用于多种标本类型的人类疱疹病毒的大规模检测及流行病学研究。流感病毒是影响人类健康的主要病原之一,最近流感病毒的跨种传播以及甲型流感病毒的暴发使得人们迫切需要一种快速、准确、有效的检测方法。以往流感病毒的检测通常依靠PCR技术或核蛋白抗体检测。流式细胞术、微阵列及质谱技术也被用于流感病毒的诊断,其中质谱技术因其检测限低及准确性高而被认为是最好的方法之一。

在病毒分型方面,病毒分型碱基特异裂解联合MALDI-TOF MS方法已经用于乙肝病毒的基因分型。Ganova-Raeva研究组比较了质谱方法和传统测序法,证实这种新方法不仅可靠,而且性价比高。对于大规模分析,MALDI-TOF MS的优势尤为明显。此外,该方法用于流感病毒等的快速鉴定和突变监测也有很大的潜力。常用的流感病毒快速检测方法是基于抗原特异的抗体检测,或是荧光RT-PCR检测M基因,进而分析HA和NA基因来确定亚型。通过方法学比较,质谱法不仅通量大,速度快,而且可以通过监测病毒突变来鉴定新的毒株及耐药突变位点等。

MALDI-TOF MS是临床病毒学检验的一次革命。目前,其在微生物实验室的应用主要是将细菌、真菌在数分钟内鉴定至种水平。MALDI-TOF MS也被用于病毒的鉴定、分型以及耐药基因的检测。

(潘志鹏　伦永志)

第三节　真菌学检验

真菌在生物界的地位尚未统一,但真菌属真核细胞型微生物已为大家所公认。最新的真菌分类将真菌界分为四门,即接合菌门、担子菌门、子囊菌门和壶菌门。现有记载的真菌有10万种以上,但使人类得病的有400种左右。按其侵犯人体组织和器官的不同,临床上将真菌分为引起皮肤和软组织感染的真菌和引起侵袭性感染的真菌两大类。

一、经典临床真菌学检验技术

临床真菌学检验主要包括标本直接检查、分离培养、生化反应、药敏试验、动物试验等。

对患病处标本进行采集和适当的处理后,首先通过直接检查(包括显微镜检查和影像学检查等)观察真菌的微观形态,基本判断所属类别后,将分离物接种到沙氏培养基上进行真菌培养,然后进行相应的G试验、抗原检测、抗体检测、核酸检测、电镜观察等,同时针对同种属类别进行相关的药物敏感性试验,条件允许的情况下,针对某些真菌,如白色念珠菌,可以进行动物试验,最终得到真菌鉴定结果。

二、临床真菌学检验新技术及其应用

本节将介绍的技术包括基于PCR和DNA测序技术的微生物鉴定方法、抗原抗体检测技术、ESI-MS技术、MALDI-TOF MS技术、流式细胞技术等。这些技术的原理、方法和特点在前一节中已有所介绍,本节将主要介绍这些技术在临床真菌检验中的应用。

(一)基于PCR和DNA测序技术的微生物鉴定方法

目前,针对真菌系统发育研究及分类学研究使用最多的技术,是与细菌16S rRNA基因测序鉴定技术相对应的真菌ITS序列测序、18S rRNA基因测序和28S rRNA基因的部分区域测序。在临床检验中,PCR技术可以扩增血清、血浆、全血、尿液、痰液、支气管肺泡灌洗液和脓液等标本中的真菌成分。ITS序列测序鉴定结果基本可以满足酵母菌的临床鉴定需求,临床结果显示基于ITS序列的PCR扩增与测序方法检测血标本中念珠菌的敏感性与特异性可以达到100%。但目前丝状真菌的测序结果往往还需要与真菌形态学特征相结合,才能更好地鉴定丝状真菌。

(二)抗原抗体检测

抗原检测是诊断隐球菌感染的主要技术手段,其诊断隐球菌性脑膜炎的灵敏度与培养方法接近,但检测更快捷。目前,半乳糖甘露(GM)ELISA抗原检测在骨髓移植和其他严重中性粒细胞减少症患者中已成为诊断侵袭性曲霉感染的重要方法之一。

发生侵袭性真菌感染时,真菌的抗原进入患者血液后,人体会发生免疫反应从而产生相应的抗体,抗体的不同类型代表了感染的不同阶段。侵袭性真菌感染伴随着真菌特异性抗体的产生,真菌定植患者检测不到真菌特异性抗体,据此可区分感染与定植。因此,真菌抗体的研究已越来越受到临床专家重视。但由于发生侵袭性真菌病的免疫受损宿主往往缺乏可检测到的抗体,或者抗体的产生变化较大,目前针对系统性真菌感染的临床抗体检测方法应用并不多。

(三)MALDI-TOF MS技术

MALDI-TOF MS技术可以鉴定酵母菌,且性能优于一些传统的表型检定系统。该系统可以鉴别都柏林假丝酵母菌和白假丝酵母菌,皱褶假丝酵母菌和近皱褶假丝酵母菌,挪威

假丝酵母菌、克柔假丝酵母菌和平常假丝酵母菌。因为丝状真菌的表型易变,其蛋白质谱可随着生长条件和分析菌丝区域的不同而变化,故对丝状真菌进行 MALDI-TOF MS 技术鉴定时,需要对菌株的培养时间、采样部位等处理步骤加以限定。目前,开展 MALDI-TOF MS 技术鉴定的丝状真菌有曲霉菌属、镰刀霉菌属、皮肤癣菌属、毛霉菌属、青霉菌属等。

(四)ESI-MS

PCR/ESI-MS 广谱真菌检测法通常应用于血液、脑脊液以及其他无菌部位,尤其是在免疫功能低下的宿主中感染的相关真菌的鉴定中,如念珠菌属。

(五)流式细胞术

近年来应用的 SYBR Green Ⅰ 和 SYTO16 等新型染料均是通过对细胞膜的渗透能力和抵抗性的变化而区分活细胞或死细胞,因而荧光作用明显提高了检测的敏感性。通过检测细胞活力,使用这种方法可对光滑念珠菌、克柔念珠菌和近平滑念珠菌的阿尼芬净和卡泊芬净耐药性试验进行检测。此外,通过外排泵和呼吸作用检测,可对热带念珠菌的克霉唑、酮康唑、氟康唑和伏立康唑耐药性试验进行检测。

(马　凯　武会娟)

第四章 临床免疫学检验

第一节 自动化分析

临床免疫学检验自动化分析(automation of immunoassay)是将免疫学检验过程中的取样、加试剂、混合、温育、固相载体分离、信号检测、数据处理、结果报告、检测后的仪器清洗步骤等由计算机控制,仪器自动完成整个免疫检验过程。

20世纪50—80年代,我国的临床免疫学检验主要采用经典免疫技术如免疫凝集试验、免疫沉淀试验、补体结合试验等,且手工操作。随着单克隆抗体技术、免疫标记技术、基因工程技术、计算机、信息化技术和其他学科快速发展及其在免疫学检验技术中的转化应用,到20世纪80年代末,各种先进的自动化免疫分析仪器相继研制成功并投入使用,为临床免疫学检验自动化分析奠定了坚实的基础。

临床免疫学检验自动化分析的出现,使免疫学检验大规模的检测成为可能,减小了传统免疫测定医学检验人员的劳动强度,优化了检验流程,并且缩短了TAT时间,提高了检验结果的重复性和正确度。

一、免疫荧光测定的自动化分析

荧光免疫技术(immunofluorescence technique)是标记免疫技术中发展最早的一种。1941年,Coons等首次用异硫氰酸荧光标记抗体,检测小鼠组织切片中的可溶性肺炎球菌荚膜多糖抗原,标志着现代免疫测定技术的开始。随着荧光免疫分析技术的发展,免疫荧光染色、荧光偏振免疫分析、时间分辨免疫荧光分析等技术相继出现并在临床实验室实现了信息化、模块化、自动化分析。

免疫荧光染色技术的自动化分析由免疫荧光染色自动操作系统和荧光染色自动判读仪器以及配套的软件构成。免疫荧光染色自动操作系统的结构包含加样系统、清洗系统、温育系统、机械臂、软件系统等;荧光染色自动判读仪器由机械系统、荧光显微镜、成像系统、智能数字荧光图像识别软件构成。

1.技术原理

免疫荧光染色技术是将荧光素标记在抗体上,免疫反应结束后使用特定波长的激发光照射标记的荧光素,荧光素吸收激发光的能量进入激发态,在其回到基态的过程中,以电磁辐射形式释放能量,产生可见的荧光。免疫荧光染色技术通常分为直接法和间接法。直接法使用荧光素标记的抗体直接与抗原反应,以检测抗原;间接法是在抗体与相应的抗原结合后,形成抗原-抗体复合物,再用荧光素标记的抗抗体(二抗)与复合物的抗原或抗体反应,在荧光显微镜下观察荧光分布形态。免疫荧光染色技术可用已知的抗原检测未知的抗体,也可用已知的抗体检测未知的抗原。

2.技术要点

①免疫荧光染色自动化摆脱了手工操作,同时降低了不同个体之间操作的差异性。

②荧光染色自动判读由软件判读,规则标准,判读客观差异小,避免了人工判读由于主观经验而导致的结果不易统一。

③机械及控制系统只需操作人员将荧光玻片放置于载物台上,仪器便可自主完成阅片的所有步骤,无须人工干预。

④全自动荧光显微镜一般采用发光二极管(light emitting diode,LED)光源,具有能效高、寿命长、波长纯正、低发热量、体积小、反应快等诸多特点。

⑤成像系统采用冷电荷耦合器件(charge coupled device,CCD)技术荧光摄像头,冷CCD具有高信噪比特性,可以确保弱光或黑暗视野下获得的荧光图片背景干净、图像清晰,真实呈现镜下结果。

二、时间分辨免疫荧光技术的自动化分析

时间分辨荧光免疫测定(time-resolved fluorescence immunoassay,TRFIA)的自动化分析系统主要由加样系统、孵育系统、固相分离系统、脉冲激发光源、光学系统、光电倍增管、检测和数据处理系统等构成;实现了抗原-抗体反应加样、加试剂,抗原-抗体反应后游离抗原和抗体与抗原-抗体复合物分离、洗涤,时间分辨荧光检测和数据处理等过程自动化。

(一)技术原理

利用三价稀土镧系离子及其螯合物如铕(Eu^{3+})、钐(Sm^{3+})、镝(Dy^{3+})、铽(Tb^{3+})等作为标记物标记抗体(或抗原)进行免疫反应。因三价稀土镧系离子具有长寿命荧光,它的激发光谱带较宽(波长为300~350 nm),发射光谱带窄(多在613 nm±10 nm),激发光谱和发射光谱之间的斯托克斯(Stokes)位移大(约为270 nm),能有效地把激发光和发射的荧光分开。由于来自待测血清、溶剂和其他成分的非特异性荧光寿命短(小于20 ns),而镧系元素螯合物的荧光寿命长(达10~1 000 μs),在检测时待背景荧光完全衰变后,再测量镧系元素的特异性荧光,可有效地减少本底荧光的干扰,故称为时间分辨荧光免疫测定。

(二)技术要点

时间分辨荧光免疫测定的自动化分析技术要点(以双抗体夹心法为例)包括以下内容:

1. 抗原、抗体结合

在包被了抗体的96孔反应板的小孔中加入待测标本,经温育后形成固相包被抗体和抗原复合物,然后进行洗涤,除去未结合的待测抗原。

2. 加入 Eu^{3+} 螯合抗体

经温育后形成固相包被抗体-待测抗原-Eu^{3+}螯合抗体复合物,再次洗涤,除去未结合的

部分。

3. 加入酸性增强液

使 Eu^{3+} 从免疫复合物中解离出来，游离的 Eu^{3+} 与增强液中的 β-二酮体生成一个以 Eu^{3+} 为核心的具有高强度荧光的稳定螯合物。在 340 nm 的激发光照射下，发射出 613 nm 的荧光，由时间分辨荧光读数仪记录。

4. 信号检测

时间分辨荧光免疫分析仪采用的激发光源为脉冲氙灯，其工作频率约为 1 000 次/秒，由光导纤维、光三极管、积分器 P1 和闪光管触发器组成脉冲光源控制系统。该光源照射标本后即短暂熄灭，以电子设备控制延缓测定时间，待非特异性本底荧光衰退后，再测定由标本发出的长寿命镧系荧光，即在 1 s 内脉冲光源发射激发光（340 nm）1 000 次，1 次循环为 1 ms，其中 3 μs 用于发射脉冲激发光，再延迟 397 μs 让非特异性本底荧光衰退后，记录 401～800 μs 内 Eu^{3+} 发出的荧光（613 nm），再停留 200 μs，待荧光基本熄灭后再进行下一个循环。记录 1 000 次 Eu^{3+} 发出的荧光，然后取 1000 次的平均荧光强度进行计算，根据校准曲线换算出被测物的浓度。

（三）注意事项

1. 试剂交叉污染

分析用的酸性增强液易受环境、试剂、容器等里面的镧系元素污染，使本底升高，所用试剂和器材应尽量防尘。

2. 微孔板选择

分析用载体最常用的是聚苯乙烯微 96 孔板，其荧光本底低，并有洗涤微孔板的自动装置，但不同厂家生产的微孔板所产生的荧光有很大差异，使用前应进行微孔板有效性确认。

三、荧光偏振免疫测定的自动化分析

荧光偏振免疫测定的自动化分析利用待测小分子抗原和荧光素标记小分子抗原与抗体发生竞争性反应，将偏振荧光检测技术和计算机信息技术进行有机整合，实现了抗原-抗体反应中加样、加试剂、偏振光检测、数据处理等过程自动化，适用于小分子半抗原（如药物浓度）的检测。

（一）技术原理

用荧光素标记的小分子抗原经单一平面偏振光照射后，可发出偏振荧光，偏振荧光强度与荧光素激发时的转动速度成反比，而转动速度又与分子量的大小成反比。由于荧光素标记的小分子抗原在溶液中旋转速度快，与抗体大分子结合后旋转速度放慢，偏振荧光强度增大。若待测抗原浓度高，它可与荧光素标记抗原竞争结合抗体，由于抗体上结合的是待测抗原，无荧光素标记，因此偏振荧光强度减弱。依据待测小分子抗原和荧光素标记小分子抗原与抗体竞争性结合导致偏振荧光强度的变化，可以对待测小分子抗原进行定量检测。

(二)技术要点

1. 抗原-抗体反应

将抗原校准品、质控品和待测标本放入样本盘,将荧光素标记抗原和抗体等放入试剂盘,开启仪器,输入命令,仪器自动将一定量的荧光素标记抗原、抗体和未标记抗原(校准品、待测标本、质控品)等加入反应,混合,在一定温度条件下进行竞争反应达到平衡。

2. 偏振荧光强度

测定用 485 nm 偏振光照射反应液,激发出偏振荧光(50~525 nm),分析仪自动测量偏振荧光的强度,计算机处理数据、校准曲线拟合并打印报告。

(三)注意事项

①测定结果好坏取决于荧光素标记的好坏、激发态光的平均寿命、抗原的相对分子量、复合物的特性等因素。

②检测灵敏度影响因素:为提高检测灵敏度,可用除蛋白剂对标本进行预处理,除去干扰成分。

四、免疫浊度测定的自动化分析

免疫浊度测定(immunoturbidimetric assay)技术是由经典的免疫沉淀反应发展而来的,其基本原理是:抗原、抗体在特定的电解质溶液中反应,形成小分子免疫复合物(<19S),在增浊剂(如聚乙二醇等)作用下,迅速形成大分子免疫复合物微粒(>19S),使反应液出现混浊。在抗体稍微过量且恒量的情况下,形成的免疫复合物量随抗原量的增加而增加,反应液的浊度亦随之增大,即待测抗原量与反应溶液的浊度呈正相关。根据其所检测的光信号性质不同,免疫浊度分析可分为免疫透射比浊试验(turbidimetry)和免疫散射比浊试验(nephelometry)。

(一)免疫透射比浊度测定的自动化分析

免疫透射比浊度测定的自动化分析一般通过自动化生化分析仪来实现,基本结构包括样本处理系统、检测系统、清洗系统和计算机软件控制系统。样本处理系统中主要有样品盘、输送轨道、加样装置、反应池或反应管道、孵育器等;检测系统包括光源、分光装置、信号检测器等。各个系统在计算机软件系统控制下有序、协调、精密地实现自动化分析。

1. 技术原理

可溶性抗原、抗体反应后形成免疫复合物,一定波长的入射光线通过抗原抗体反应后的溶液时,被其中的免疫复合物微粒吸收、反射和折射而减弱,在保持抗体过量的情况下,吸光度与免疫复合物量呈正相关,而形成的免疫复合物量与参与反应的抗原和抗体的量呈函数关系,与已知浓度的抗原标准品比较,可确定标本中抗原含量。

2. 方法评价

透射比浊法灵敏度比单扩法高 5~10 倍,变异系数(coefficient of variation,CV)小于

10%,操作简便,结果准确,且能用全自动或半自动生化分析仪进行检测,常用于生化指标的测定。本法的不足在于:①抗体用量大;②溶液中存在的抗原-抗体复合物分子应足够大,分子太小则阻挡不了光线的通过;数量要足够多,如果数量太少,溶液浊度变化太小,则对光通量影响不大,若光度计的灵敏度不高,微小浊度变化便不易影响透光率的改变,因此灵敏度较散射比浊法低;③透射比浊测定在抗原-抗体反应的第二阶段,检测需在抗原-抗体反应达到平衡后进行,耗时较长。

(二)免疫散射比浊度测定的自动化分析

免疫散射比浊测定的自动化分析通过免疫散射比浊仪和计算机信息技术有机整合,一般由分析仪主机、计算机、键盘、打印机、条形码扫描仪等组成。分析仪主机主要结构包括加样系统、孵育转盘、光路系统、液路系统等,实现了免疫散射比浊测定过程中加样、加试剂、混合与温育、散射光检测、抗原过量检测、数据处理等过程的自动化。

可溶性抗原与相应抗体反应生成免疫复合物微粒,微粒对光线产生折射而形成散射光,散射光强度与颗粒的分子量、数目、大小及入射光强度成正比,与微粒至检测器的距离、入射光波长成反比。不同大小微粒形成的散射光分布不同。当颗粒直径小于入射光波长的1/10时,散射光强度在各个方向的分布均匀一致,称为瑞利散射;当颗粒直径大于入射光波长的1/10到接近入射光波长时,随着颗粒直径增大,向前散射光强于向后散射光,称为德拜散射;当颗粒直径等于或大于入射光波长时,向前散射光远远大于向后散射光,称为米氏散射。上述理论构成免疫浊度测定的基础。在特定的免疫散射比浊仪上进行检测,在相应抗体量恒定的情况下,散射光强度仅与待测可溶性抗原量和反应时间成正比。

散射浊度分析按测试的方式可分为终点散射比浊法、定时散射比浊法、速率散射比浊法和乳胶增强免疫比浊法。

1. 终点散射比浊法(endpoint nephelometry)

(1)技术原理

抗原和抗体反应达到平衡,免疫复合物形成的量不再增加,反应体系的浊度不再变化时(但又不能出现絮状沉淀以免影响浊度的判断),可以认为免疫反应结束,测定此时的溶液浊度。

(2)方法评价

本法反应过程时间较长,一般需30~120 min,与温度、溶液中离子及pH等有关,而且随着时间的延长,抗原-抗体复合物再次相互聚合形成大颗粒沉淀,此时会导致散射值降低,得出偏低的结果,故需掌握最适时间比浊。另外,当标本内抗原含量较低时,本底(空白管)的散射较高而使敏感性不够。由于上述缺点,临床实验室使用的主流的散射比浊仪器通常不采用终点散射比浊法。

2. 定时散射比浊法(timing nephelometry)

(1)技术原理

此法由终点散射比浊法改进而成,基本原理是确保反应体系处于抗体过量状态,加入待测抗原,由于免疫沉淀反应是在抗原、抗体相遇后立即开始,在极短的时间内反应介质中散射信号变动很大,若此时计算峰值信号,则获得的结果会产生一定误差,因此在抗原、抗体反应7.5 s～2 min 内测定散射信号,这样可以避开抗原、抗体反应的不稳定阶段,从而将这种误差降至最低。

(2)方法评价

定时散射比浊反应分两个阶段,即预反应阶段和反应阶段。若抗原过量,预反应阶段将少量标本(1/10)与一定量抗体反应,在预反应时间段7.5 s～2 min,散射光信号值在预设阈值内,提示抗原、抗体比例合适,超过阈值说明抗原过量(阈值限定),标本应适当稀释。若抗体过量,反应阶段过量的抗体可以保证抗原、抗体反应时形成不溶性小分子颗粒,获得小颗粒产生的最强散射光信号,这种信号与待测的抗原量成正比。

3. 速率散射比浊法(rate nephelometry)

(1)技术原理

此法是一种抗原、抗体结合的动力学测定方法。所谓速率,即在单位时间内抗原、抗体结合形成复合物的速度。抗原、抗体结合速率最大的某一时刻称为速率峰,当反应体系的抗体过量时,速率峰的高低与抗原含量成正比。这种通过测定速率峰来测定待测物质的方法就是速率检测法。

(2)方法评价

速率散射比浊法动态地测定单位时间内抗原-抗体复合物形成的散射光信号,从而获得多个速率峰,峰值的高低与待测物质(抗原)的量成正比。当仪器测定到某一时间内出现速率下降时,所出现速率峰的峰值高低代表所测抗原的量。

本技术的前提是反应体系中抗体过量,因此,在规定的时间内待测抗原应与抗体全部结合,无游离抗原存在。此时再加入已知相同的抗原,该抗原与剩余游离抗体形成复合物,出现第二个速率峰值信号,证明第一个速率峰值信号是由待测抗原产生的。若加入相同抗原后不出现第二个速率峰,说明待测抗原过量,应稀释后重新测定。速率散射比浊法具有检测速度快、敏感性高、精确度高、稳定性好的优点,是临床应用较多的免疫浊度测定方法。

4. 乳胶增强免疫比浊法(latex enhanced immunoturbidimetry)

(1)技术原理

此法是一种带载体的免疫比浊法。其基本原理是:选择一种大小适中、均匀一致的乳胶颗粒,吸附或交联抗体,在液相状态下,单个乳胶颗粒在入射光波长内光线可透过,使透过光增加,散射光量减少;当结合了乳胶颗粒的抗体遇到相应抗原发生聚集时,则使透射光减少,散射光增加,散射光的增加程度与乳胶凝集成正比,也与抗原量成正比。

(2)方法评价

将抗体吸附于乳胶颗粒表面可以增加免疫反应复合物的直径,从而增强散射光强度,达到提高散射比浊法检测灵敏度的目的(检测水平可达到 ng/mL 或 pg/mL)。基于单克隆抗体胶乳免疫比浊技术的定量分析是比浊分析技术的发展方向。

(三)免疫浊度测定自动化分析的性能要求

临床实验室对新安装启用的仪器要进行仪器性能指标的评价,以保证仪器正常运行及检测结果准确可靠。我国目前尚未出台关于散射比浊仪的性能评价标准，通常从以下方面对比浊仪器性能进行评价。

①灵敏度：定义为可以区分95%可信区间的最低检测浓度。每一种测定项目都有其各自的灵敏度和检测范围。

②精密度：在免疫比浊分析仪运行良好的情况下，所获得的独立测定结果之间的一致性程度。精密度以不精密度（英文缩写）来表示，不精密度的主要来源是随机误差，以标准差（standard deviation，SD）和（或）变异系数（CV）表示，SD或CV越大，表示重复测定的离散度越大，精密度越差；反之则越好。

③准确度：待测物的测定值与其真实值的一致性程度。真实值是不可知的，通常以靶值代替，测定值与其参考靶值之间的差值即偏差或偏倚。

④携带污染：由测量系统将一个检测样品反应携带到另一个检测样品反应的分析物不连续量，由此错误地影响了另一个检测样品的表现量。样本的携带污染率要尽可能小。

⑤温度准确度与波动度：自动化的散射比浊分析仪都有恒温的样品孵育系统和试剂的保存系统，要求温度值准确度范围和波动度尽可能小。

⑥样品和试剂加样准确度与重复性：核实仪器说明书标称的样品和试剂最小、最大加样量的加样准确度和重复性，要求准确度偏差和精密度变异系数要小。

五、发光免疫测定的自动化分析

化学发光是指伴随化学反应过程所产生的光的辐射现象。在化学反应过程中，某些化合物分子（如发光剂）吸收反应过程中所产生的化学能后使反应的产物或中间态分子中的电子跃迁到激发态，当电子从激发态回到基态时，以光子形式释放出能量，这一现象称为化学发光。将发光分析和免疫反应相结合建立了化学发光免疫分析技术。

发光免疫测定的自动化分析通过抗原或抗体标记技术、抗原或抗体的抗原-抗体反应、固相分离技术、发光技术和计算机信息技术的有机整合，实现了加样、温育、固相载体分离清洗、发光信号检测和数据处理等过程自动化。化学发光免疫分析系统从功能上来分，由控制系统、取样系统、反应孵育系统、清洗系统、测量系统、试剂和消耗品系统等子系统构成。根据化学发光试验中标记物及反应原理的不同，分为四种类型：直接化学发光免疫测定、酶联发光免疫测定、电化学发光免疫测定和发光氧通道免疫测定。

（一）直接化学发光免疫测定

在直接化学发光免疫测定中，常用于标记的化学发光剂为吖啶酯类（acridinium ester，AE），通过发光剂标记抗体或抗原的抗原-抗体反应和磁性微粒子分离技术的有机整合，实现了抗原-抗体反应中加样、加试剂、抗原-抗体反应后游离抗原和抗体与抗原-抗体复合物分离、洗涤、发光检测和数据处理等过程的自动化。

1. 技术原理

用发光剂直接标记抗体（或抗原）与待测标本中相应的抗原（或抗体）、磁颗粒包被的抗体（或抗原）反应，通过磁场将结合状态和游离状态的化学发光标记物分离，然后在结合状态化学发光标记物中加入发光促进剂（NaOH 和 H_2O_2）。通过发光的强度检测对待测物进行定量或定性测量。

2. 技术特点

吖啶酯作为标记物用于免疫分析,发光在 1 s 内完成,为快速闪烁发光,化学反应简单、快速,无需催化剂;检测小分子抗原时一般采用竞争法,检测大分子抗原则大多采用夹心法。化学发光免疫测定的优点是非特异性结合少,本底低,并且与大分子结合不会减小所产生的光量,从而增加了检测的灵敏度。

（二）酶联发光免疫测定

酶联发光免疫测定(luminescence enzyme immunoassay,LEIA)的自动化分析通过酶标记抗体或抗原的抗原-抗体反应、固相分离技术、酶促发光技术和计算机信息技术的有机整合,实现了抗原-抗体反应中加样、加试剂,抗原-抗体反应后游离抗原和抗体与抗原抗体复合物分离、洗涤,酶促发光或荧光,发光检测和数据处理等过程自动化。常用的标记酶有辣根过氧化物酶(horse radish peroxidase,HRP)和碱性磷酸酶(alkaline phosphatase,ALP),常用的发光底物有鲁米诺、AMPPD 和 4-甲基伞型酮磷酸盐(4-methylumbelliferyl phosphate salt,4-MUP)等。

1. HRP 标记发光免疫测定的自动化分析

以塑料锥形小管为固相载体,采用 HRP 标记抗原或抗体,鲁米诺为化学发光剂,3-氯-4-羟基乙酰苯胺等为增强剂,H_2O 和 NaOH 为启动剂。当在反应管内加入氧化剂 H_2O_2、化学发光剂鲁米诺和增强剂 3-氯-4-羟基乙酰苯胺后,HRP 在过氧化氢溶液的作用下,将 3-氯-4-羟基乙酰苯胺氧化产生自由基,并释放出一个电子传递给鲁米诺,使之活化为激发态而发光。

由于化学发光增强剂可反复循环使用,因此鲁米诺能不断活化发光,强度增加,时间延长,便于测定。

HRP 标记发光免疫测定的自动化分析技术要点(以双抗体夹心法为例)包括以下内容：

①抗原、抗体结合:将待测标本加到包被了单克隆抗体的塑料锥形小管中,标本中的抗原与包被抗体结合,形成固相抗体-抗原复合物,再加入 HRP 标记抗体,经 37 ℃温育,形成固相抗体-抗原-酶标抗体复合物。

②洗涤和分离:塑料锥形小管经两三次洗涤后,很快将未结合的多余抗原和标记抗体洗去。

③加入发光剂:加入信号试剂(发光剂鲁米诺与增强剂 3-氯-4-羟基乙酰苯胺)和氧化剂(H_2O_2),这时结合在固相载体上的 HRP 在强氧化剂作用下催化并激活鲁米诺发光,而 3-氯-4 羟基乙酰苯胺可增强鲁米诺发光强度,延长其发光时间。

④信号检测:在鲁米诺发光过程中,光量子阅读器连续检测光子发射量,然后汇总,计算出发光的总积分值,再从校准曲线上得出待测抗原含量。

2. ALP 标记发光免疫测定的自动化分析

以 ALP 标记抗原或抗体,与反应体系中待测标本和固相载体(顺磁性微粒)上的抗体或抗原反应,固相载体(顺磁性微粒)的抗原-抗体复合物上的 ALP,在碱性条件下使 AMPPD 脱去磷酸根基团,形成一个不稳定的中间体 AMPD。这个中间体随即自行分解(二氧四节环断裂),同时发射 470 nm 的光子。

ALP 标记发光免疫测定的自动化分析技术要点(以双抗体夹心法为例)包括以下内容:

①抗原、抗体结合:将包被单克隆抗体的顺磁性微粒和待测标本加到反应管中,标本中的抗原与微粒表面的抗体结合,再加入 ALP 标记的抗体,经温育后形成固相包被抗体-抗原-酶标记抗体复合物。

②洗涤和分离:采用磁性微粒分离技术,在电磁场中进行两三次洗涤,很快将未结合的多余抗原和酶标抗体洗去。

③加入 AMPPD:发光剂 AMPPD 被结合在磁性微粒表面的 ALP 催化,迅速去磷酸基团,生成不稳定的中间体 AMPD。AMPD 很快分解,从高能激发态回到低能量的稳定态,同时发射出光子,这种化学发光持续而稳定,易于测量。

④信号检测:通过光量子阅读系统记录发光强度,并从校准曲线上计算出待测抗原的含量。

3. ALP 标记荧光免疫测定的自动化分析

以 ALP 标记抗原或抗体,与待测标本及塑样微粒为固相载体包被的抗体(或抗原)反应,固相载体(塑样微粒)抗原-抗体复合物上的 ALP,水解 4-MUP 脱磷酸根基团,形成 4-甲基伞型酮(4-methylumbelliferone,4-MU),用 360 nm 激发光照射,发出 450 nm 的荧光。

ALP 标记荧光免疫测定的自动化分析技术要点(以双抗体夹心法为例)包括以下内容:

①抗原、抗体结合:将已包被了抗体的塑料微粒和待测标本加入反应杯中,再加入 ALP 标记的抗体,然后温育,形成固相包被抗体-抗原-酶标抗体复合物。

②洗涤和分离:用缓冲液洗涤固相载体,去除没有结合的抗原、酶标抗体。

③加入底物 4-MUP:酶标抗体上的 ALP 将 4-MUP 分解,脱磷酸根基团后形成 4-MU,经 360 nm 激发光的照射,发出 450 nm 的荧光。

④信号检测:通过荧光读数仪的记录、放大,最后由计算机计算出所测物质的含量。

(三)电化学发光免疫测定

电化学发光免疫测定的自动化分析通过三联吡啶钌标记抗原或抗体的抗原-抗体反应、顺磁性微粒分离技术、电化学发光技术和计算机信息技术的有机整合,实现了抗原-抗体反应中加样、加试剂,抗原-抗体反应后游离抗原和抗体与抗原-抗体复合物磁性分离洗涤,电极表面电化学发光反应,发光检测和数据处理等过程自动化。

1. 技术原理

三联吡啶钌$[Ru(bpy)_3]^{2+}$是最常用的电化学发光剂。三联吡啶钌标记抗体或抗原与反应体系中磁性微粒为固相载体包被抗体(抗原)及待测标本中相应的抗原(抗体)发生免疫反应,形成微粒包被抗体-待测抗原-三联吡啶钌标记抗体复合物。加入电子供体三丙胺(tripropyl amine,TPA),TPA 和以上三联吡啶钌标记抗原-抗体复合物在电极表面进行电子转移,产生化学发光,光强度与三联吡啶钌标记抗原-抗体复合物的量呈线性关系,因而可测出待测物的含量。

2. 技术要点

以双抗体夹心法为例。

①抗原、抗体结合：首先将生物素标记的特异性抗体、待测标本和三联吡啶钌标记抗体，加入反应杯中共同温育；然后加入链霉亲和素包被的顺磁性微粒共同温育，使顺磁性微粒表面形成链霉亲和素-生物素-抗体-待测抗原-钌标记抗体复合物。

②电化学发光：反应通过蠕动泵将上述反应生成的复合物送入流动测量室，当磁性微粒流经电极表面时，磁性微粒被安装在工作电极下的磁铁吸附于电极表面。同时，TPA缓冲液流入，未结合的标记抗体被冲走。与此同时，电极加压，启动电化学发光反应，使$[Ru(bpy)_3]^{2+}$和TPA在电极表面进行电子转移，产生电化学发光。

③光信号检测：光信号由安装在流动室上方的光信号检测器检测，光的强度与待测抗原的浓度成正比。

④检测完毕：终止电压，撤去磁场，蠕动泵将清洗液泵进流动室清洗电极表面，准备下一次检测。

（四）发光氧通道免疫测定

发光氧通道免疫测定（luminescent oxygen channeling immunoassay，LOCI）的自动化分析通过发光氧通道技术和抗原-抗体反应技术与计算机信息技术的有机整合，实现了抗原-抗体反应中加样、加试剂，荧光检测、数据处理等过程自动化，所采用的均相技术无须对抗原-抗体反应后游离抗原和抗体与抗原-抗体复合物进行分离，具有快速和操作简单的特点。

1. 技术原理

LOCI是发光氧通道技术和抗原-抗体反应相结合的免疫分析技术，发光氧通道免疫分析技术的核心原理是高能量态单氧的产生和传递，在均相条件下将抗体（或抗原）包被的感光微粒以及抗体（或抗原）包被的发光微粒和检测标本混合，此时抗体（或抗原）包被的感光微粒以及抗体（或抗原）包被的发光微粒可迅速有效地捕捉靶分子并形成免疫夹心复合物。当使用680 nm激发光照射后，感光微粒中的染料被诱导激活，并释放高能态的单线态活性氧。该高能态的活性氧被近距离（约为200 nm）的发光微粒俘获，传递能量以激活所述发光微粒中的发光化合物。随后，发光微粒中的发光化合物将释放出高能级610 nm红光，用光子计数器计数得到相对光单位（relative light unit，RLU）值，通过校准曲线计算靶分子（抗原或抗体）浓度。相反，如果在200 nm直径范围内没有发光微粒，高能量态单氧就会在溶液中猝灭而没有信号产生。

2. 技术要点

两种微粒相互接近的化学能量传递是光致化学发光均相反应的基础。在光致化学发光反应体系中，由于微粒浓度通常是很低的，相互随机碰撞的概率很低，因此反应体系的本底非常微弱。如果包被在微粒表面的生物分子相互作用，则拉近了两个微粒的距离，如形成抗原-抗体复合物，这样就能发生能量的有效传递并发出光信号。以双抗体夹心法为例，其技术要点包括以下内容。

①抗原、抗体结合:将抗体包被的感光微粒、抗体包被的发光微粒和待测标本加入反应杯中,经温育后,形成抗体包被的感光微粒-抗原-抗体包被的发光微粒复合物。

②信号检测:用光子计数器计数得到RLU值,光的强度与待测抗原的浓度成正比,通过校准曲线计算抗原浓度。

六、酶联免疫测定的自动化分析

酶联免疫(简称"酶免")测定的自动化分析是使酶联免疫吸附试验(ELISA)各个操作步骤(加样→温育→洗涤→加酶结合物→温育→洗涤→加底物→温育→比色等)由自动机器操作的一类免疫自动化分析。根据酶联免疫测定的自动化分析的不同处理模式,通常将全自动酶联免疫分析仪分成两类:分体机和连体机。分体机是由前处理系统(即全自动标本处理工作站)和后处理系统(即全自动酶免分析仪)两个独立的部分组成。连体机是由多个模块组成,使用一台计算机、一套操作系统,实现了从标本稀释、加样到酶标板孵育、洗涤、加试剂、再孵育、洗涤、读数和结果打印的全过程自动化。

(一)全自动酶免分析仪基本结构

各种全自动酶免分析仪器在大小和配置上有差异,但基本结构和性能基本相同,主要包括:条形码识别系统、标本架和试剂架、加样系统、温育系统、液路系统、洗板系统、酶标板读数仪、自动装载传递系统、计算机管理和信息系统等。

①条形码识别系统:自动识别标本管、对照管、试剂管、标准管和酶标板的条形码。

②标本架、试剂架等:仪器上有可装载标本、试剂和Tip头区域即标本架、试剂架、加样头工作架。标本架(盘)放置标本管和预稀释管;试剂架放置各种试剂,工作结束后可将整个试剂架移出,放冰箱保存;加样头工作架载有加样Tip头。

③加样系统:仪器根据实验指令自动识别标本管、预稀释管、加样头、预稀释液、对照管和校准品并进行加样工作。加样有两种方式:采用固定金属针加样(具有特氟龙涂层)或采用一次性Tip头加样,不携带污染。加样针具有自动清洗、液面感应及凝块检测功能,边加样边检测,可避免携带污染或漏加标本;加样系统能自动装卸Tip头。

④温育系统:可自动加盖,独立温控,温度范围从5~50 ℃随意调节,还可进行振荡式温育,使反应更加快速充分。

⑤液路系统:具有多个液体瓶,包括初始化液瓶、蒸馏水瓶、洗液A瓶、洗液B瓶、大型废液瓶等。所有瓶子都有液面感应装置,根据需要自动报警。

⑥洗板系统:不同仪器洗板机配置不同,洗板方式可通过洗板程序选择设置。

⑦酶标板读数仪:由卤素灯或钨光源、滤光片、光导纤维和光电倍增管组成,一般配有多个滤光片,波长范围为400~700 nm,可采用单、双波长测定,并有混匀振荡功能。

⑧自动装载传递系统:机械手和轨道在计算机程序控制下能自动定位,实现标本架、试剂架、酶标板在任何位置的移动,实现前处理和后处理的连接。

⑨计算机管理和信息系统:全自动酶免分析仪的核心,保证仪器准确、高效运行;同时具有试验编程,校准曲线拟合,质量控制,数据储存、处理分析能力等。

(二)全自动酶免分析仪性能特点

①分体机:由于它有一个独立的全自动标本处理站,加样速度快,适合试验项目变化多、标本批量不等的临床实验室。

②连体机:将标本处理工作站和全自动酶免分析仪联合起来,工作速度快,自动化程度高,适合大批量标本的处理,如血站系统。

第二节 量子点及其标记技术

标记免疫分析就是标记技术与免疫反应相结合的分析技术,标记物的放大效应可提高分析方法的检测灵敏度。传统标记免疫分析技术存在放射源污染、灵敏度较低、发光时间短、容易猝灭等问题,因此寻找高效的标记技术一直是人们孜孜以求的工作。自 20 世纪 70 年代末以来,量子点就已经在物理学、化学、材料科学、电子工程学等领域引起了人们广泛的关注。1998 年,Bruchez M Jr and Chan WCW 在 Science 上报道了将量子点应用于细胞及组织的标记成像的研究成果,标志着量子点在标记免疫分析中的应用开始起步。

与传统的有机荧光试剂相比,量子点具有许多优异的光谱性能,在生物化学、细胞生物学、分子生物学、生物分析化学等研究领域显示出极其广阔的应用前景,已经引起了人们越来越广泛的关注。近 10 年来,量子点作为生物荧光标记物,逐步地应用于蛋白质及 DNA 的检测、药物靶向治疗、活细胞生命动态过程的示踪、动物活体肿瘤细胞的靶向示踪等生物分析与医学诊断领域,并取得了丰硕的研究成果。

一、量子点及其性质

(一)量子点

量子点(quantum dots,QDs)是指粒径小于或接近激子波尔半径的半导体纳米晶体(粒径在 1~10 nm,三个维度尺寸均在纳米数量级),通常由元素周期表中的Ⅱ和Ⅵ族元素(如CdSe、CdTe、CdS 和 ZnSe)、Ⅲ和Ⅴ族元素(如 GaAs、InAs 和 InP)组成。因量子点为把导带电子、价带空穴及激子在 3 个空间方向上束缚住的半导体纳米结构,因此有时被称为"人造原子""超晶格""超原子"或"量子点原子",是在纳米尺度上的原子集合体。作为一种新颖的半导体纳米材料,量子点具有许多独特的性质。

(二)量子点性质

量子点独特的性质基于它自身的量子效应——当颗粒尺寸进入纳米量级时,尺寸限域将引起尺寸效应、量子限域效应、宏观量子隧道效应和表面效应(见表 4-1)。量子点尺寸小,比表面积大,电子被局限在极小的空间内,因而派生出纳米体系的与常观体系和微观体系不同的低维物性,表现出一系列独特的光、电、力、热、磁等物理性质。

表 4-1　量子点物理性质

物理效应	内　　容
量子尺寸效应	通过控制量子点的形状、结构和尺寸,调节其能隙宽度、激子束缚能的大小以及激子的能量蓝移等电子状态,这就是量子尺寸效应
量子限域效应	由于量子点与电子的德布罗意波长、相干波长及激子玻尔半径可比拟,电子局限在纳米空间,电子输运受到限制,电子平均自由程很短,电子的局域性和相干性增强,将引起量子限域效应
宏观量子隧道效应	电子在纳米空间中显现出的波动性产生了量子限域效应。纳米导电区域之间形成薄薄的量子垫垒,当电压很低时,电子被限制在纳米尺度范围运动,升高电压可以使电子越过纳米势垒形成费米电子海,使体系导电。电子从一个量子阱穿越量子垫垒进入另一个量子阱就出现了量子隧道效应,这种绝缘到导电的临界效应是纳米有序阵列体系的特点
表面效应	表面效应是指随着量子点的粒径减小,量子点的比表面积随粒径减小而增大,导致表面相原子数的增多,表面原子的配位不足、不饱和键和悬键增多,使这些表面原子具有高的活性,表面原子的活性不但引起纳米粒子表面原子输运和构型的变化,同时也引起表面电子自旋构象和电子能谱的变化。表面缺陷导致陷阱电子或空穴,它们反过来会影响量子点的发光性质,引起非线性光学效应。由于表面效应和尺寸效应使纳米金属颗粒对光反射系数显著下降,通常低于1%,因而纳米金属颗粒一般呈黑色,粒径越小,颜色越深,即纳米颗粒的光吸收能力越强,呈现出宽频带强吸收谱
库仑阻塞效应	当一个量子点与其所有相关电极的电容之和足够小的时候,只要有一个电子进入量子点,系统增加的静电能就会远大于电子热运动能,这个静电能将阻止随后的第二个电子进入同一个量子点,这就是库仑阻塞效应

由于量子限域效应(quantum confinement effect),量子点的电子和空穴被量子限域,连续能带变成分立能级结构,这种分立的能级结构使得量子点能够接受光激发产生荧光,且具有独特的光学性质。与传统有机荧光染料相比,量子点表现出多方面的优势。

①高荧光产率:量子点为多电子体系,发光效率高于单个有机分子;具有非常高的双光吸收截面,发射光强度是有机荧光染料的20倍。

②激发波长范围很宽:对激发光源的要求不如有机试剂和镧系元素那么苛刻,由于激发光谱范围宽,采用单一激发光源就可同时激发不同的量子点,而普通的荧光染料需要多种不同的激发光源。

③光谱可调谐:量子点的发射波长可通过控制它的粒径大小和组成来进行调节,从而获得紫外到近红外范围内任意波长,且光谱为对称的高斯分布,半峰宽约为30 nm,斯托克斯位移较大,几种不同发射波长的量子点可用于不同靶位点的同时监测,这样就可避免光谱之间的相互干扰。

④稳定性好,抗光漂白能力强:量子点在较宽的吸收波长范围内具有较大的摩尔吸光系

数,一般在$(0.5\sim5)\times10^6$ L/(mol·cm);稳定性好,是罗丹明6G的100倍。在紫外光照射下,荧光基本无衰减,可以经受反复多次激发,尤其适合对标记对象进行高灵敏、长时间、实时、动态的观测。

二、量子点制备及表面修饰

(一)量子点制备

制备量子产率高、性能稳定及具有特殊功能基团的量子点一直是研究人员追求的目标。迄今建立了多种量子点的制备方法,有物理方法和化学方法,以化学方法为主,胶体化学法是最传统的化学方法之一。量子点的化学制备方法有两种:一种是在有机体系中合成,采用胶体化学的方法;另一种是在水溶液中合成。

1. 金属有机合成法

金属有机合成法是指在高温下分解溶解在配体溶剂中的有机金属,分解成核生长而成。主要以三辛基氧膦(TOPO)与三辛基膦(TOP)作为溶剂和配体,以硒和碲的TOP配合物作为硒源和碲源,将高反应活性的二甲基镉快速注射到反应溶液中,体系预先除氧并保持温度在300 ℃左右,把镉源与硫族元素前体迅速注入反应瓶中,该方法被称为"热注射法"(hot-injection)。其制备的量子点表面为有机分子,能够阻止活性氧或自由基对量子点的作用,具有尺寸均匀、晶体生长完善和光学稳定性高的优点,是目前高质量量子点最成功的合成方法之一。但是该方法反应条件过于严苛,使用的反应前体易燃、易爆、有剧毒等,且有机相合成的量子点的水溶性和生物相容性差。

2. 水相直接合成法

20世纪90年代,Rogach等人发展了量子点水相制备方法。首先,配制巯基配体(如巯基乙酸、巯基丙酸、巯基乙醇等)和水溶性镉盐的混合溶液,接着在混合溶液中通入H_2Te气体,进而制备得到一系列不同巯基配体修饰的CdTe量子点。经过多年的发展,不同元素组成的量子点已经在水相中成功制备出来。但是由于反应温度较低(小于100 ℃)、反应时间较长,得到的量子点晶体质量往往较差,发光效率也较低。为了克服上述水相法制备的量子点晶体质量差的缺点,人们优化了高温水热法的时间、温度、反应物用量、pH值等反应条件,CdTe量子点的生长速度大大加快,表面缺陷减少,荧光量子效率明显提高。

在水相中直接合成量子点具有操作简便、重复性高、成本低、表面电荷和表面性质可控、容易引入功能性基团、生物相容性好等优点,已经成为当前研究的热点,其优良的性能使其成为一种有发展潜力的生物荧光探针。

(二)量子点的功能性修饰

要获得理想的生物荧光探针,量子点需要同时满足以下5个条件:①荧光量子效率高;②水分散性好;③稳定性好;④含有连接生物分子的官能团;⑤若要应用于细胞或活体标记,还需具备良好的生物相容性。基于上述问题,应不断发展量子点表面修饰与功能化方法以获得高性能的量子点荧光生物探针。目前,常见的量子点表面修饰方法主要有二氧化硅包覆、配体交换、两亲聚合物包覆等。

1. 二氧化硅包覆

在疏水的 CdSe/ZnS 核壳结构量子点表面包覆了一层二氧化硅（SiO_2），其表面经不同基团修饰后，可以通过静电引力、氢键作用或特异的配体-受体相互作用来控制量子点与生物分子之间的相互作用。同时因为二氧化硅（SiO_2）具有良好的生物惰性和生物相容性，在水相介质中有良好的稳定性，且包覆有机相和水相制备的量子点均能够有效降低量子点的生物毒性。

二氧化硅包覆法即用巯基硅烷化试剂（MPS）取代量子点表面的 TOPO（三正辛基氧化磷）配体，交换到量子点表面的 MPS 分子具有 Si—OH 结构，Si—OH 进一步交联形成一层硅的聚合物网络结构，从而使量子点与周围环境隔离，提高其抗光氧化性能。随后又利用具有不同官能团（—SH、—NH_2 等）的硅烷化试剂引入不同反应性基团，进一步连接生物分子，从而得到一系列生物功能化的量子点探针（如图 4-1）。

但是，二氧化硅包覆步骤烦琐，包覆可控性较差，特别是包覆过程中所用到的碱性催化剂、硅烷前驱体、表面活性剂等试剂均会影响量子点的荧光量子效率，甚至导致荧光猝灭，产物的荧光性能往往较差。

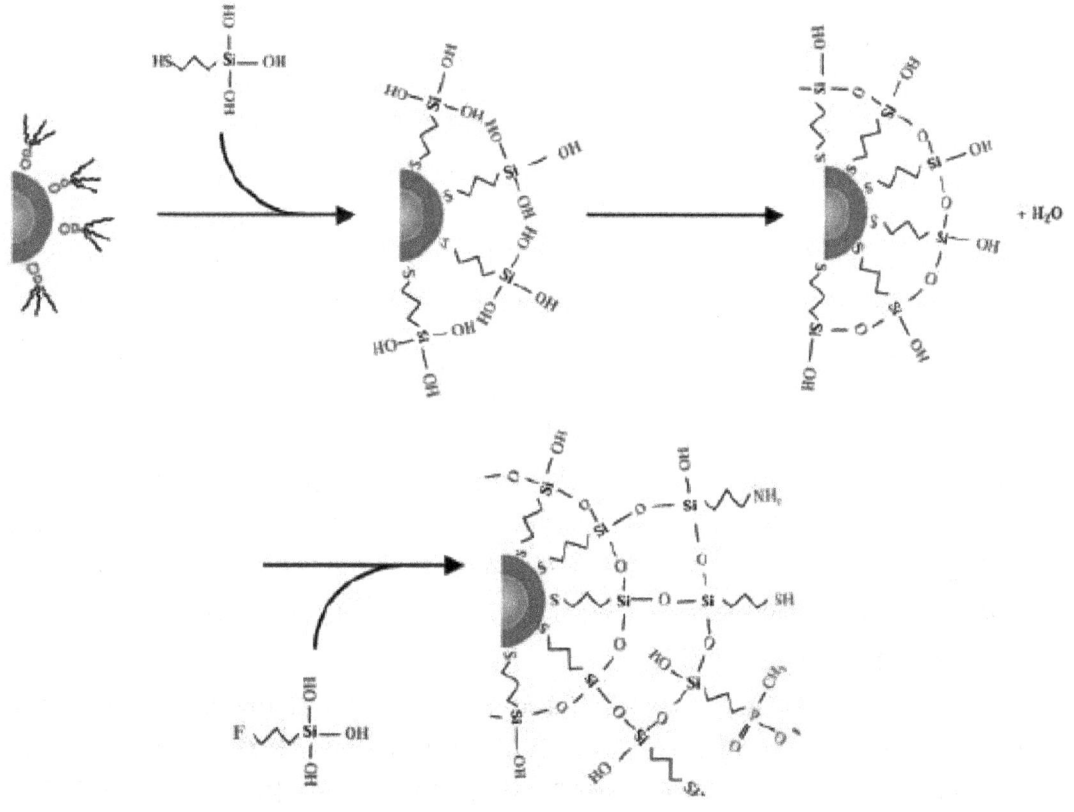

图 4-1 二氧化硅包覆法示意

2. 配体交换

配体交换的表面修饰方法常用的巯基乙酸、巯基丙酸等单巯基分子均属于单齿配体；也可利用二氢硫辛酸（DHLA）双齿配体或螯合作用的聚乙二醇衍生物多齿配体表面修饰 CdSe/ZnSs，从而有效提高量子点的稳定性。经配体交换表面修饰的量子点不仅具有水溶性，可与生物分子相结合，而且通过光致发光可检测出与生物分子相结合的量子点。

3. 两亲聚合物包覆

带有亲水和疏水侧链的两亲性聚合物能够在溶剂中自组装形成胶束，疏水部分同量子点表面的疏水配体发生疏水相互作用，而亲水侧链向溶液中伸展，从而增加量子点的水溶性。

三、量子点与生物大分子的偶联

根据量子点表面带有的不同亲水性物质，偶联方法大致可分为共价偶联及非共价偶联两大类。下面以量子点与生物大分子抗体偶联为例说明。

（一）共价偶联

1. 羧基化量子点与抗体偶联

（1）羧基与氨基连接

量子点表面带有末端羧基，可直接与抗体（Ab）的自由氨基连接。这种偶联方法需要用到的交联剂是1-乙基-3（3-二甲基氨基丙基）碳二亚胺盐酸盐（EDC）和 N-羟基琥珀酰亚胺（NHS）或 N-羟基硫代琥珀酰亚胺（sulfo-NHS）。其中 EDC 的作用是对 QDs 表面羧基进行活化，与 NHS 或 sulfo-NHS 合用可以提高偶联效率。此方法是最常用的偶联方法。由于大多数蛋白质都含有自由氨基，所以这种方法的优点就是反应前不需要对抗体进行特殊处理，并且反应所需要的试剂均为常用试剂，简单经济。缺点是羧基与氨基的连接是随机进行的，可能会覆盖抗体的抗原结合表位，使抗体与特异性抗原的结合能力减弱。另外，通过此方法得到的生物共轭体（QD-Ab bioconjugate）容易聚合，影响其应用。

（2）酰肼与醛基连接

许多免疫球蛋白分子的本质都是糖蛋白，抗体的 Fc 段聚糖羟基可以通过高碘酸盐氧化形成高反应性的醛基。用乙醇脱氢酶（ADH）对量子点表面羧基进一步修饰，使其形成酰肼，可与醛基反应形成亚胺键。抗体的聚糖羟基在 Fc 段上的具体位置已知，并且远离抗原结合表位，所以利用此方法可以做点特异性定向偶联，不影响抗体的生物功能。

2. 氨基化量子点与抗体偶联

表面带有末端氨基的量子点，可与抗体上的巯基通过交联剂琥珀酰亚胺-4-环己烷-1-碳酸酯（SMCC）或 4-（N-马来酰亚胺甲基）环己烷-1-羧酸磺酸基琥珀酰亚胺酯钠盐（sulfo-SMCC）偶联。SMCC 和 sulfo-SMCC 均为双官能团交联剂，分子一端的 NHS 酯基团可与量子点的氨基反应形成稳定的酰胺键，另一端（马来酰亚胺基团一端）可与抗体的巯基发生特异性交联，形成硫醚键。由于在抗体的天然结构中，可结合的自由巯基非常少，并且在有氧环境下通常不稳定，所以利用这种方法进行偶联需要提前用二硫苏糖醇（DTT）对抗体铰链区连接两条重链的二硫键进行水解,得到可用的巯基。量子点结合在抗体的内侧,而抗体的抗原结合表位朝外,因此这种偶联方法不影响抗体的生物功能。但是,DTT的浓度要非常精确。

(二)非共价偶联

1. 静电相互作用

①生物素-抗生物素蛋白系统间接偶联:羧基化量子点在中性或碱性溶液中表面带有负电荷,而抗生物素蛋白是表面带有高正电荷的蛋白,可通过静电相互作用结合,此方法是非共价偶联方法中比较常用的一种。

②适配体蛋白的间接偶联:这种方法需要设计一种适配体蛋白(adaptor protein),既具有蛋白G结构,又具有亮氨酸拉链结构。适配体蛋白的亮氨酸拉链带正电荷,可与带负电荷的量子点通过静电相互作用结合,而蛋白G也可以通过静电相互作用与抗体的Fc段结合。此方法不常用,主要优点是抗体不需要生物素化;蛋白G与抗体的恒定区作用,不影响抗原结合表位。但缺点是操作比较麻烦,需要设计连接蛋白G与亮氨酸拉链。

2. 羧基化量子点

通过镍次氮基三乙酸复合物与带有组氨酸标签的抗体间接偶联。

此方法首先需要对抗体进行设计,使其带有组氨酸标签(6个组氨酸)。另外,反应过程中需要用到一种复合物即镍次氮基三乙酸复合物(NI-NTA)。复合物中的镍离子可通过螯合作用与抗体的组氨酸标签结合,量子点的末端羧基可与复合物中的次氮基乙酸基共价结合。也可以通过这种方法做点特异性定向连接,因为组氨酸标签可以被设计融合到抗体的特定位置。

偶联后的纯化是为了去除未反应的抗体或量子点,通常采用凝胶过滤层析和膜超滤两种方法,其目的同样是获得稳定性高、生物适应性强的共轭体。

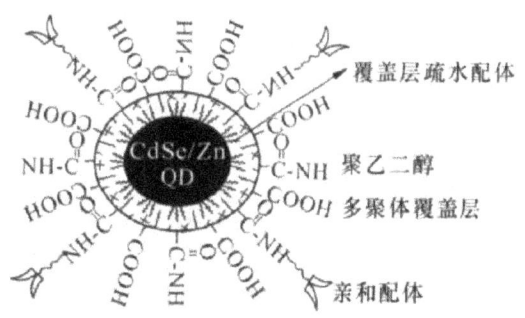

图 4-2 量子点探针结构示意图

四、量子点在免疫分析中的应用

免疫分析是临床试验、疾病诊断等生物医学应用中极其重要的手段之一。随着量子点表面工程的不断发展,量子点作为新型荧光探针已经广泛应用于目标生物分子的传感及分析。

量子点-抗体偶联物的荧光免疫分析已经成功应用于病毒、细菌等微生物的检测。量子点优越的荧光性能、极高的荧光强度及良好的光稳定性，使其对建立稳定且高灵敏度的微生物检测方法具有极高的潜在应用前景。

将具有识别作用的 DNA 或 RNA 片段连接到量子点表面形成荧光探针，可实现目标基因的检测分析。更重要的是，多色 QD-DNA 探针和完全互补的目标链段之间的高特异性杂交使多元检测成为可能。

量子点应用于细胞成像及活细胞动态过程的实时示踪，量子点应用于细胞成像中与有机染料或荧光蛋白有着类似的光学行为，使其在细胞标记等体外试验研究领域中存在广泛的应用。

此外，量子点免疫分析的高灵敏度和快速筛选能力也对电化学检测、微流控技术等新型输出方法的发展起到了巨大的推动作用。例如，基于量子点单克隆抗体偶联物的免疫印迹法已经在细胞和组织中实现了超灵敏、高通量的蛋白表达检测。联合利用免疫层析试纸检测和量子点荧光标记可实现对小分子的检测，且检测速度快，灵敏度高。

（涂海健）

第五章 临床血液学检验

近年来,随着细胞生物学、免疫学、分子生物学等学科的迅速发展和相互渗透,临床血液学检验的基本理论、实验技术等方面增加了许多新的内容,使得这一学科领域得到了极大的拓展和丰富。本章将简要介绍临床血液学检验的部分新理论与新技术。

第一节 造血

造血(hemopoiesis)是指造血器官生成各种血细胞的过程,是生命活动的重要组成部分。正常生理情况下,人体有着功能完善的造血器官并不断产生新的血细胞,替换衰老、死亡的细胞,以维持血液中各种血细胞数量的动态平衡。人体造血过程主要涉及造血器官、造血细胞生成及发育、造血调控等。

一、造血器官与造血的分期

(一)造血器官

造血器官(hematopoietic organ)亦称造血组织,是指能够生成并支持造血细胞分化、发育、增殖和成熟的组织器官。人体造血器官起源于中胚层原始间叶细胞,从胚胎期到出生后,主要的造血器官有肝、脾、淋巴结、胸腺、骨髓等诸器官。

(二)造血的分期

根据机体发育阶段不同,人体造血通常分为胚胎期造血和出生后造血。而在不同的发育阶段,其造血器官和造血功能亦不相同。

1. 胚胎期造血

随着胚胎发育过程中造血中心(器官)的不断迁移,可将胚胎期造血分为3个不同时期,即中胚叶造血期、肝脏造血期和骨髓造血期。

(1)中胚叶造血期(mesoblastic hematopoiesis)

中胚叶造血期也称卵黄囊造血期,是人体造血发生的最早时期。在人胚的第2周末(约第15天)形成胚盘时,卵黄囊已形成。此时,胚外中胚层的间质细胞在卵黄囊壁处增殖并形成聚集的细胞团,称为血岛(blood island)。至胚胎发育的第3周,3个胚层形成,卵黄囊位于中胚层。血岛最初是实心的细胞团,在内胚层细胞的诱导下发生分化,血岛外层的间质细胞形成血管干细胞,并分化为扁平的内皮细胞,之后内皮细胞围成内皮管,形成原始血管(图

5-1)。血岛内层的细胞逐渐游离下来,被诱变成为原始血细胞(hemocytoblast),即最早的造血干细胞(hematopoietic stem cell,HSC)。血岛最初形成的这种原始血细胞因其分化能力有限,只能产生形态上类似于巨幼样原始红细胞,而不能分化为成熟红细胞。该细胞只能合成一种胚胎期的血红蛋白 Hb-Gower 1,称第一代幼稚红细胞。至胚胎的第 7 周细胞形态才趋于正常,并相继产生两种胚胎期血红蛋白 Hb-Gower 2 和 Hb-Portland。血岛内的 HSC 不生成粒细胞和巨核细胞。

随着原始血浆的分泌和胚胎血循环的建立,血岛内的 HSC 大量迁移到肝、脾、淋巴组织等造血器官,并在适宜的微环境中进行增殖、分化。至胚胎第 6 周时卵黄囊的造血功能已开始减退,逐渐被新的造血中心肝脏和脾脏造血取代,至胚胎的第 9 周时其造血功能已消失。所以,血岛是人类最初的造血中心,是原始血管和原始造血发生的原基。动物实验表明,如在胚胎发育的早期切除卵黄囊,则血细胞的生成完全受到抑制,这不但反映了卵黄囊是人类最初的造血中心,同时也表明此期的 HSC 与以后肝、脾和骨髓造血有着直接关系。

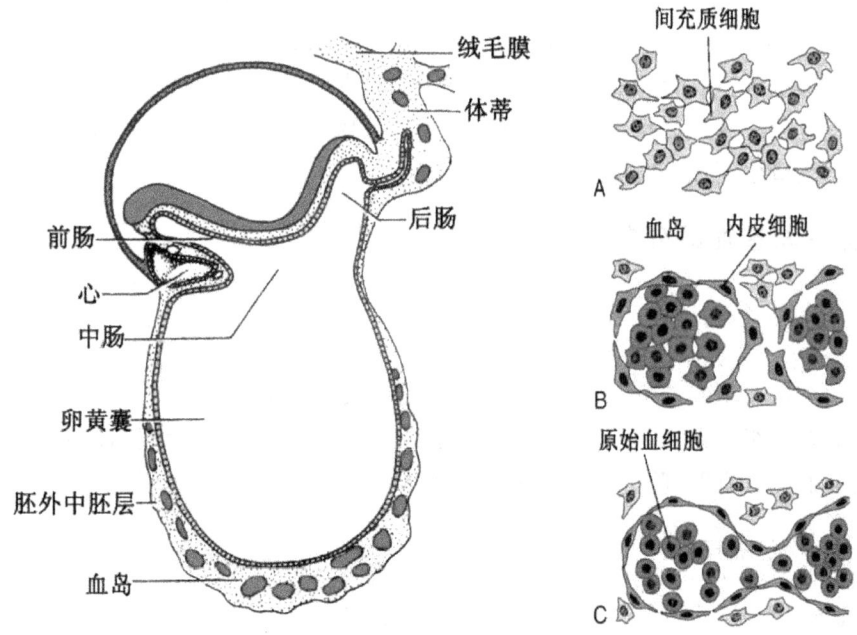

图 5-1 卵黄囊血岛的形成及演变

(2)肝脏造血期(hepatic-hematopoiesis)

人胚在第 3 周即已分化出肝的原基。至胚胎的第 6 周初,由卵黄囊血岛分化产生的 HSC 随血流迁移种植到肝原基,在肝内增殖形成造血组织灶,并开始参与造血,至出生时肝脏造血完全停止。其中,胚胎期的第 3 个月到第 6 个月肝脏是主要的造血场所,此后造血功能开始逐渐减退,由骨髓造血所取代。肝脏造血开始时以生成红细胞为主,约 90% 的血细胞为有核红细胞,仍然为巨幼型的,但形态很快就趋于正常,不再合成 Hb-Gower 1 和 Hb-Gower 2,主要合成胎儿血红蛋白 F(HbF),此为第二代幼稚红细胞。至胚胎第 4 个月以后,肝脏才有粒细胞的生成,但不生成淋巴细胞。在肝脏造血的同时,由于 HSC 随血流也进入脾脏、胸腺、淋巴结等器官,所以,这些器官也相继出现了造血功能。

①胸腺:胸腺的发生与造血约始于胚胎的第 6 周,开始时,其皮质产生淋巴细胞,髓质则短暂产生少量红细胞和粒细胞,但在胚胎后期则成为诱导和分化 T 细胞的器官,即经血流来自胎肝的 HSC 在胸腺内被诱导、分化为前 T 细胞。前 T 细胞在周围淋巴组织中可终身存在,是 T 淋巴细胞增殖和发育的来源。

②脾脏:脾的发生始于胚胎的第 5 周,在胚胎的第 9 周开始参与造血,来自胎肝的 HSC 在此增殖、分化和发育,开始以产生红细胞和粒细胞为主,在胚胎的第 5 个月后开始产生淋巴细胞和单核细胞,而红细胞和粒细胞的产生开始明显减少,至出生后脾脏仅产生淋巴细胞。

③淋巴结:淋巴结的发生及造血始于胚胎期的第 7 周到第 8 周,开始产生少量的红细胞,但为时甚短,自胚胎的第 4 个月,由肝脏、胸腺和骨髓发育成熟的 T、B 淋巴细胞迁入其中,使其成为终身只产生淋巴细胞和浆细胞的器官。

(3)骨髓造血期(myeloid phase)

在胚胎期肝脏造血最旺盛的第 4 个月始,随着 HSC 经血流进入骨髓,其具有了初步造血功能。至第 5 个月后骨髓已高度发育,造血功能迅速增强,随着肝、脾造血功能的逐渐减退,至第 8 个月时骨髓已发育成为胚胎主要的造血器官。骨髓造血称为第三代造血,此时红细胞中的血红蛋白除 HbF 外,亦产生少量的血红蛋白 A(HbA)和血红蛋白 A_2(HbA$_2$)。骨髓中的 HSC 大部分来自肝脏,部分来源于脾。骨髓是产生红细胞、粒细胞和巨核细胞的主要场所,同时也产生淋巴细胞和单核细胞。因此,骨髓不仅是造血器官,同时也是一个中枢淋巴器官。

纵观整个胚胎期造血,不难看出:①胚胎期造血中心(器官)的不断转移,形成了 3 个相对不同造血期;②胚胎期造血的 3 个时期不能截然分开,而是此消彼长,互为交替,以保证机体造血的不间断性和连续性;③各器官造血维持时间分别是,卵黄囊为期最短,其次是肝脏,而其他造血器官则维持终生造血;④各类血细胞生成的先后顺序依次为——红细胞、粒细胞、巨核细胞、淋巴细胞和单核细胞。

2. 出生后造血

人体出生后的造血分为骨髓造血和淋巴造血,主要的造血器官包括骨髓、胸腺、脾脏、淋巴结等。正常情况下,骨髓是生成红细胞、粒细胞和巨核细胞的唯一场所,同时也生成淋巴细胞和单核细胞,而其他造血器官包括胸腺、脾脏、淋巴结等淋巴组织,则成为终生制造淋巴细胞的器官,是淋巴细胞增殖的场所,卵黄囊和肝脏在出生后均无造血功能。

(1)骨髓造血

骨髓是人体终生保持旺盛造血功能的最大造血器官,由结缔组织、血管、神经、基质细胞和造血实质细胞组成,肉眼观呈海绵样、胶状组织,封闭在全身坚硬的骨髓腔骨松质中。5 岁以下的儿童全身骨髓均为红骨髓,5 岁以后骨髓开始出现脂肪细胞,随着年龄增长,红骨髓逐渐开始由远心端向近心端发生脂肪化,至 18 岁时红骨髓仅存在于扁平骨、短骨及长管状骨,如颅骨、胸骨、椎骨、肋骨、髂骨、肱骨及股骨等的近心端。健康成人骨髓组织质量为 1 600~3 700 g(平均 2 800 g),占体重的 3.4%~5.9%。按其组成和功能将其分为红骨髓和黄骨髓,两者各占全部骨髓的50%左右。

①红骨髓:具有活跃的造血功能,因其充满着不同发育阶段的造血细胞且缺乏脂肪细胞而呈红色,故称红骨髓(简称红髓)。红骨髓内有丰富的血管系统,其中血窦是最突出的结构,血窦内是成熟的血细胞,血窦间是各种造血细胞。造血细胞在骨髓中的分布有特定区域性,其中红细胞和粒细胞常呈岛状分布,形成红细胞造血岛(erythroblastic island)(图5-2)和粒细胞造血岛(myeloblastic island)。红细胞造血岛(也称幼红细胞造血岛)位于血窦附近,造血岛的中心有一两个巨噬细胞,周围环绕着若干不同发育阶段的幼稚红细胞。巨噬细胞为幼稚红细胞的生成提供一些必要的物质如铁、蛋白质等,同时可清除一些异常细胞、破碎红细胞核等。幼稚红细胞随着成熟逐渐远离巨噬细胞,贴近血窦壁,脱核成熟后,通过内皮细胞进入血窦;粒细胞造血岛远离血窦,位于造血索的中央,当粒细胞发育至晚幼阶段具有活跃运动能力时,便会移向血窦并穿过血窦壁进入血液;巨核细胞成熟后紧贴在血窦壁上,窦壁仅为一层内皮细胞,巨核细胞胞浆的伪足伸入血窦内,当血小板从巨核细胞胞浆分离后即可直接被释放到血液中;单核细胞散在于造血细胞之间;淋巴细胞、组织细胞、浆细胞等组成的淋巴小结散在性分布在造血索中。

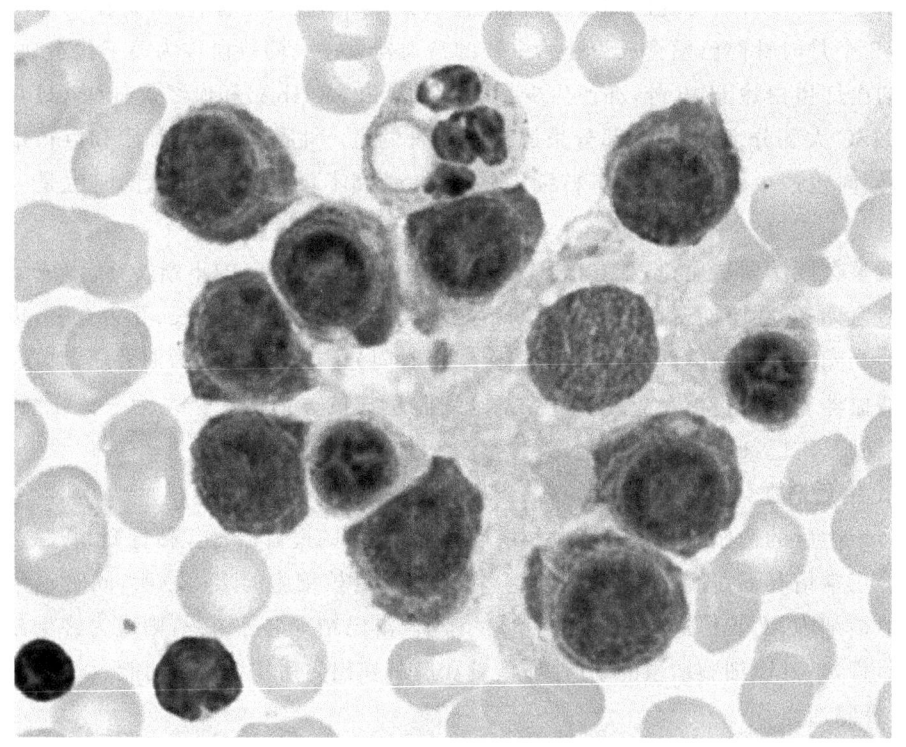

图5-2　红细胞造血岛

②黄骨髓:发生脂肪化的骨髓称为黄骨髓。黄骨髓主要由脂肪细胞组成。在正常情况下,黄骨髓不再参与造血,但仍然保留少量造血细胞,具有潜在的造血功能,当机体需要时,又可重新转变为红骨髓参与造血。因此,骨髓具有强大的代偿能力,在某些应激反应中,黄骨髓能很快转变为红髓而参与造血。

(2)淋巴器官造血

淋巴器官分为中枢淋巴器官和周围淋巴器官。中枢淋巴器官包括骨髓和胸腺,该器官发育较早,是淋巴细胞产生、增殖、分化和成熟的场所。周围淋巴器官包括脾脏、淋巴结和黏膜淋巴组织(如扁桃体)等,这一类器官发育较迟,是已分化的 T、B 淋巴细胞集中器官和免疫应答发生的场所。在骨髓内的 HSC 分化为淋巴系干细胞,淋巴系干细胞再分化成 T、B 淋巴祖细胞。T 淋巴祖细胞随血流迁移至胸腺、脾和淋巴结内发育成熟,B 淋巴祖细胞在骨髓内发育成熟。哺乳类动物和人类无腔上囊,与其等同的器官可能是骨髓,如将 HSC 输入人体后,仅在骨髓内才有 B 淋巴造血长期存在,这充分说明,在成年人体内只有骨髓最适宜 B 细胞系的分化和发育,成熟后的 B 淋巴细胞可随血流迁至周围淋巴器官,所以骨髓也是中枢淋巴器官。

胸腺是胚胎期最早形成的中枢淋巴器官,也是胚胎期最重要的造血器官之一。胸腺主要功能是生成淋巴细胞和分泌胸腺素,是 T 细胞发育的特定微环境。来自骨髓的 HSC 在胸腺皮质内增殖并在胸腺素的作用下,被诱导分化为免疫活性细胞,然后进入髓质,成熟后释放入血并迁移到周围淋巴器官的胸腺依赖区定居、增殖,成为胸腺依赖淋巴细胞,即 T 淋巴细胞。

脾脏是周围淋巴器官,是 T、B 淋巴细胞分化成熟的主要场所之一,具有造血、储血、滤血、免疫反应等多种功能。

脾实质部分是由红骨髓、白骨髓和边缘区组成。红骨髓由脾窦和脾索构成。脾窦是一种静脉性血窦,窦壁由一层内皮细胞平行排列而构成,形似一种多孔隙的栅栏状结构(其间隙 2~5 μm),脾索内的血细胞可穿越此间隙进入血窦。脾索是由网状结缔组织构成支架,网中充满各种血细胞,包括巨噬细胞、淋巴细胞、粒细胞、红细胞和少量浆细胞,对过滤血液起重要作用。白骨髓由脾动脉周围淋巴鞘和脾小结构成,是脾脏的主要组织,动脉淋巴鞘沿着中央动脉在四周分布,是脾的胸腺依赖区,区内主要是 T 淋巴细胞,但也有少量的 B 细胞。当有免疫反应发生时,T、B 细胞可联合作用进行应答。脾小结位于脾动脉周围淋巴鞘内一侧,内有生发中心,主要含 B 细胞,是 B 细胞依赖区。边缘区是白骨髓和红骨髓之间副皮质的一部分,内有 T、B 淋巴细胞及较多的巨噬细胞。当有外来抗原时,边缘区的细胞将参与免疫反应。

出生后,脾脏除制造淋巴细胞外,不再参与制造其他细胞。脾脏是 T 细胞和 B 细胞接触抗原后再繁殖的场所,是重要的免疫器官。进入体内的病原微生物,先在脾脏被巨噬细胞处理,巨噬细胞将抗原信息呈递给淋巴细胞,从而发生特异性免疫反应,脾脏是产生 IgM 的主要部位。

淋巴结是周围淋巴器官,在胚胎期已参与造血。淋巴结是由被膜、皮质和髓质组成。皮质深层和滤泡间隙为副皮质区,是由胸腺迁移而来的 T 淋巴细胞聚集的场所,又称胸腺依赖区;B 淋巴细胞在淋巴结皮质区的生发中心进行增殖、发育。髓质在淋巴结中央,由髓索和髓窦组成。髓索主要含 B 细胞和浆细胞,以及巨噬细胞、肥大细胞、嗜碱性粒细胞等;髓窦中有许多巨噬细胞和网状细胞,对淋巴液起过滤作用。出生后淋巴结只产生淋巴细胞和浆细胞,淋巴细胞可以经血流向组织、淋巴器官迁移,再返回血流,不断地进行淋巴细胞再循环,主要功能是促进T、B记忆细胞与抗原呈递细胞(antigen-presenting cell,APC)较多接触,从而更好地进行免疫监控和发挥免疫功能。

总之,淋巴器官在出生后,负责淋巴细胞的第二次增殖,是T、B细胞在接触抗原刺激后再繁殖的场所,而真正产生淋巴细胞的场所还是骨髓。

3. 髓外造血(extramedullary hematopoiesis)

正常情况下,胎儿出生2个月后,骨髓以外的造血组织如肝、脾、淋巴结等不再制造红细胞、粒细胞和血小板,但是在某些病理情况下,这些组织又可以重新恢复其胚胎期的造血功能,这种情况称为髓外造血。

髓外造血是机体对血细胞需求明显增加或对骨髓造血障碍的一种代偿,特别常见于儿童贫血,亦可见于成人某些慢性严重性贫血、骨髓纤维化、骨髓增生性疾病、骨髓转移癌等。髓外造血部位除肝、脾、淋巴结外,也可涉及胸腺、肾上腺、腹腔的脂肪、胃肠道等,常可导致相应器官肿大。由于这种代偿作用有限且不完善,无骨髓-血屏障(marrow-blood barrier,MBB)结构,且血窦畸形和释放异常等,所以,外周血中常常出现幼稚细胞、畸形红细胞及细胞碎片。故髓外造血有两大特点:一是外周血中常常出现幼稚细胞和畸形红细胞;二是临床上可见肝、脾、淋巴结肿大。

二、造血细胞的生成及发育

(一)造血细胞的生成

关于造血细胞的生成(即血细胞的来源),早年有许多的争论和各种假说,但都因缺乏充分的实验证据而被否定。直至20世纪60年代初,加拿大学者Till及McCulloch通过小鼠脾集落形成实验技术,首次发现并证明了造血干细胞(HSC)的存在,从而揭示了血细胞的起源。

脾集落形成实验证明:采用超致死量射线给小鼠照射,小鼠会因造血功能衰竭而死亡。如果照射时有一小部分骨髓留在照射区域外,小鼠则得以生存,并在脾脏内出现结节,之后全身骨髓恢复造血功能。如果给小鼠全身骨髓进行照射,再将正常小鼠的骨髓细胞或另一小鼠脾结节细胞通过静脉注射给该小鼠,经8~12 d后,小鼠也能重建造血功能而幸免于死亡。研究证明,重建造血的原因是受试小鼠脾上生成肉眼可见的结节样造血灶,即脾结节。该结节是由骨髓红系、粒系和巨核系三者混合的造血细胞组成,并且脾结节生成数与输入的骨髓细胞数成正比关系,表明脾结节细胞中有一类能重建造血功能的细胞,所有细胞都由该细胞分化而来。为明确一个脾集落的细胞是否起源于同一个细胞,研究人员又将移植细胞用射线照射诱发其出现畸变染色体,以此作为细胞来源的标志,将带有此种标志的细胞输给受照射的小鼠。结果发现,每个脾集落中的所有细胞均具有这种相同的畸变染色体,这充分表明每个集落的细胞都是由同一个细胞分化增殖而来,故称之为脾集落形成单位(colony forming unit-spleen,CFU-S),其中脾集落生成细胞也被称为多能干细胞(pluripotential stem cell),即造血干细胞。20世纪70年代初期,人们成功地建立了体外半固体血细胞培养技术,通过该技术,在人类骨髓和血液中也培养出与小鼠脾集落相似的集落,证实了人类造血干细胞的存在。此外,人类造血干细胞的存在也有一些间接证据,如慢性髓细胞白血病患者的红细胞系、粒细胞系和巨核细胞系均有 Ph^1 畸变染色体,由此推测,这三种细胞均来自共同的祖先细胞;又如人类骨髓细胞体外培养出现混合性细胞集落,也证明造血干细胞的存在;临床上造血干细胞移植后,患者的造血和免疫功能都能得到长期重建,这反过来也证实了所有细胞来源是共同的。现已公认造血干细胞是所有血细胞共同的起源细胞,它在适宜的微环境中,受细胞因子等多种因素调控,分化形成各种血细胞的祖细胞,然后祖细胞定向增殖分化、发育为具有特定功能的各系成熟血细胞。

1. 造血干细胞(HSC)

HSC 是由胚胎干细胞(embryonic stem cell,ESC)发育而来,具有高度自我更新能力和多向分化能力,在造血组织中含量极少,形态难以辨认,类似小淋巴样的异质性的细胞群体。HSC 又称为多能干细胞或全能造血干细胞(totipotential hematopoietic stem cell,THSC)。多数 HSC 在体内处于 G_0 期或静止期,主要分布在骨髓、肝、脾、外周血和脐血之中。HSC 的主要功能是在体内、外增殖分化为骨髓系干细胞和淋巴系干细胞,两者属同级干细胞,也被称为多能干细胞。骨髓系干细胞是生成各系造血祖细胞的原始细胞,淋巴系干细胞进一步分化发育成 T、B 淋巴系祖细胞。研究认为 HSC 具有两个主要特征:①高度的自我更新能力,也称自我维持,即干细胞经过一个细胞周期后,产生两个与分裂前性质和功能完全相同的干细胞,这一特征持续终生。HSC 的自我更新过程实质是一种不对称有丝分裂,在分裂过程中,一个干细胞分裂所产生的两个子细胞,只有一个分化为早期造血祖细胞,而另一个子细胞则保持干细胞的全部特征不变,这种不对称的有丝分裂使 HSC 的数量始终保持在一定水平,避免因增殖分化而耗竭,以达到自我维持的作用。且经过较长的 G_0 期后仍能进行自我更新,此活动一直保持至生命的终结。因此,可以说 HSC 是终生不死细胞,是机体赖以维持正常造血的主要原因。②多向分化能力,也称全能性,即在体内多种调控因素的作用下,HSC 能够分化为髓系祖细胞和淋巴系祖细胞,祖细胞定向分化成各系原始、幼稚及成熟细胞,故称其为全能干细胞。近年来研究也表明,HSC 在一定的条件下还能被诱导分化为多种组织细胞,如肌细胞、神经细胞等,这也体现了 HSC 的全能性。

HSC 属于单个核细胞,缺乏形态和表型特征,难以辨认。目前,主要采用多种分化抗原的细胞标志识别推断 HSC 的特征和分化。最早认为 CD_{34}^+ 细胞为 HSC,是公认理想的造血干/造血祖细胞标志物,事实上 CD_{34}^+ 细胞 90% 以上是造血祖细胞。因此,有必要用较多的分化抗原来分析 HSC 特异性标志。许多实验证明,虽然 HSC 具有 CD_{34}^+、Kit^+、CD_{38}^-、Lin^- 或 CD_{34}^+、Kit^+、CD_{33}^-、DR^- 等特征,但其表面标志并非完全一样。当各系祖细胞分化为形态可辨认的各系原始和幼稚细胞时,CD_{34}^+ 抗原标志消失,成为 $CD_{34}^- Lin^+$ 的细胞。Lin 抗原是特定类型血细胞所表达的特异性抗原系统,包括粒系的 CD_{11}、CD_{13}、CD_{15}、CD_{16};单核系的 CD_{14};T/NK 系的 CD_2、CD_{11}、CD_{25}、CD_7、CD_{56};B 细胞系的 CD_{19}、CD_{20}、CD_{21}、CD_{22};红系的 CD_{47}、CD_{59}、CD_{71};以及巨核系的 CD_{31}、CD_{41}、CD_{42}、CD_{61}、CD_{63}、CD_{107} 等。HSC 表达抗原表现出不均一性,其形态学也表现出这种特征。

2. 造血祖细胞

造血祖细胞(hematopoietic progenitor cell,HPC)是指一类由 HSC 分化而来,但部分或

全部失去了自我更新能力的过渡性、增殖性细胞群,也称为造血定向干细胞(hematopietic committed stem cell)。通过体外造血细胞半固体培养、甲基纤维素培养以及 Dexter 培养系统对 HPC 进行深入研究,证实有 3 种早期 HPC,分别是集落形成原始细胞(colony-forming unit-blast,CFU-blast)、高增殖潜能集落形成细胞(high proliferative potential colony-forming cell,HPP-CFC)和长期培养起始细胞(long-term culture initating cell,LTC-IC)。这些早期 HPC 与 HSC 有相似细胞膜糖蛋白、细胞增殖周期及代谢机制。因此,真正意义上地区别 HSC 与早期 HPC 迄今还十分困难。

早期 HPC 保留了部分 HSC 的自我更新能力,具有较强的增殖能力和一定的分化能力,但与 HSC 相比分化方向比较局限,仅能向有限的几个方向或一个方向分化增殖。晚期 HPC 则失去了自我更新能力,但具有增殖和单向分化的能力。因此,根据其分化能力,HPC 又可分为多向祖细胞和单向祖细胞,多向祖细胞可进一步分化为单向祖细胞。根据分化方向,HPC 分为:产生 T 细胞的祖细胞称为 T 细胞集落形成细胞(CFU-TL);产生 B 细胞的祖细胞称为 B 细胞集落形成细胞(CFU-BL),产生爆式红细胞集落形成细胞和红细胞的祖细胞分别称为红细胞爆式(或早期)集落形成细胞(BFU-E)和红细胞集落形成细胞(CFU-E),产生粒细胞和单核细胞的祖细胞称为粒-单核细胞集落形成细胞(CFU-GM),产生粒细胞的祖细胞称为粒细胞集落形成细胞(CFU-G),产生单核细胞的祖细胞称为单核细胞集落形成细胞(CFU-M),产生巨核细胞的祖细胞称为巨核细胞集落形成细胞(CFU-Meg 或 CFU-MK),产生嗜酸性粒细胞的祖细胞称为嗜酸性粒细胞集落形成细胞(CFU-E_0),产生嗜碱性粒细胞的祖细胞称为嗜碱性粒细胞集落形成细胞(CFU-BAS)。上述这些较成熟的 HPC 虽然失去了自我更新能力,但具有增殖和单向分化能力,它们在相应的造血生长因子作用下可分化为各系原始细胞。

HPC 与 HSC 不同,HPC 表达 CD_{34} 抗原较弱,但能同时表达特定类型血细胞系列抗原(Lin 抗原)。因此,可采用免疫学技术将 HSC 与 HPC 区别开来。HPC 与 HSC 的不同还表现在 HPC 的分化伴随着细胞的增殖,即以对称性有丝分裂进行增殖,细胞边增殖边分化。所以,HPC 有较强的增殖能力,形成骨髓内充足的祖细胞库,从而保证外周血庞大的血细胞数量。同时,由于 HSC 具有高度的自我更新和自我维持能力,而 HPC 有高度的增殖能力,却部分(早期祖细胞)甚至全部(晚期祖细胞)丧失了自我更新能力,所以 HSC 在体内能长期地重建造血功能,而早期祖细胞只能短期重建造血功能,晚期祖细胞则完全丧失重建造血的能力。

(二)血细胞的发育

如前所述,HSC 在造血微环境(hematopoietic microenvironment,HIM)中受细胞因子等诱导,分化为各系祖细胞,祖细胞再继续向下分化为形态可辨认的各系原始细胞,原始细胞在骨髓内历经原始、幼稚、成熟三个阶段的发育过程,最后形成具有特定功能的终末细胞。血细胞的发育包括血细胞的增殖、分化、成熟、释放等过程。

1. 血细胞的增殖

增殖是指细胞通过分裂而使细胞数量增多的过程。在细胞增殖过程中,母细胞经过有丝分裂后形成的两个子细胞同时趋向分化成熟。子细胞还可以进一步增殖，细胞每增殖一次就趋向于进一步分化。一般来说，一个原始细胞要经过四五次分裂才进入成熟细胞阶段。如一个原始红细胞发育至中幼红细胞要经过4次或5次增殖而产生16个或32个晚幼红细胞，晚幼红细胞不再合成DNA，已失去增殖能力，属非增殖细胞。由一个原始细胞经过数代的有丝分裂形成一大堆成熟细胞，这种增殖称为对称性增殖（或称自杀性增殖）。巨核细胞系的增殖则不同，巨核细胞属多倍体细胞，仅在祖细胞阶段具有增殖能力。也就是说，巨核细胞增殖全部发生在祖细胞阶段。从原始巨核细胞起就不再进行细胞分裂，细胞核中的DNA可以连续成倍增殖，每增殖一次，细胞核就增大一倍，而细胞质不分裂，故胞体逐渐增大。多数巨核细胞是16N（76%）和32N（16%）细胞，此时，巨核细胞质中不断地产生血小板，血小板脱落后进入血循环。

血细胞增殖有无丝分裂和有丝分裂两种形式，有丝分裂是血细胞增殖的主要形式，又称间接分裂，整个分裂过程可以分为以下四个时期：①DNA合成前期（G_1期）；②DNA合成期（S期）；③DNA合成后期（G_2期）；④分裂期（M期）。由于M期时在显微镜下可以观察到细胞的一系列变化，因此，M期又进一步分为：前期（单丝球期）、中期（单星状期）、后期（双星状期）、末期（双丝球期），最终分裂成两个子细胞（图5-3）。

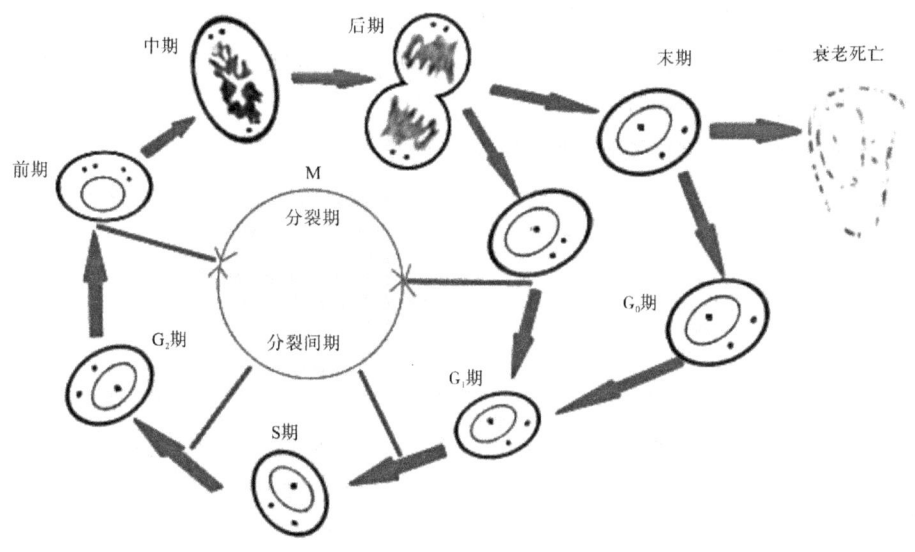

图5-3 细胞分裂周期模式

2. 血细胞的分化

分化是指血细胞分裂后产生的新子细胞在生物学性状上具有了新的特点，即通过特定基因的表达合成特定蛋白质，与原来的细胞有了质的不同。细胞的分化过程是不可逆的，是细胞失去某些潜能的同时又获得新功能的过程。换言之，增殖分裂后的细胞在形态和功能上产生新的特征，分化是随着细胞增殖而产生的变化，细胞每增殖一次就趋向进一步分化。

3. 血细胞的成熟

成熟是指由原始细胞经幼稚阶段到成熟细胞的发育过程。成熟包含在整个细胞发育过程中,一般来讲,细胞每一次有丝分裂和分化都伴有细胞的进一步成熟,细胞越成熟,其形态特征越明显,功能越完善。

4. 血细胞的释放

释放是指成熟的终末血细胞通过 MBB 进入血循环的过程。骨髓是血管外造血,静脉窦被一种特殊细胞覆盖,使未成熟的血细胞不能随意进入血循环。

(三)血细胞的命名及成熟过程中形态演变规律

1. 血细胞的命名

(1)系统的命名

按造血细胞所属系列不同分为六大系统,即红细胞系、粒细胞系、单核细胞系、淋巴细胞系、浆细胞系、巨核细胞系。

(2)阶段的命名

各系血细胞按其成熟水平分为原始、幼稚及成熟三个阶段,其中红细胞系和粒细胞系在幼稚阶段又分为早幼、中幼和晚幼三个时期。粒细胞系根据胞质所含颗粒的不同,又分中性粒细胞、嗜酸性粒细胞和嗜碱性粒细胞。各系血细胞的发育顺序和名称如下所示(图 5-4)。

①红细胞系:原始红细胞、早幼红细胞、中幼红细胞、晚幼红细胞、网织红细胞、成熟红细胞。

②粒细胞系:原始粒细胞、早幼粒细胞、中幼粒细胞、晚幼粒细胞、杆状核粒细胞、分叶核粒细胞(其中也包括嗜酸、嗜碱性粒细胞)。

③单核细胞系:原始单核细胞、幼稚单核细胞、单核细胞。

④巨核细胞系:原始巨核细胞、幼稚巨核细胞、颗粒性巨核细胞、产板型巨核细胞、巨核细胞裸核、血小板。

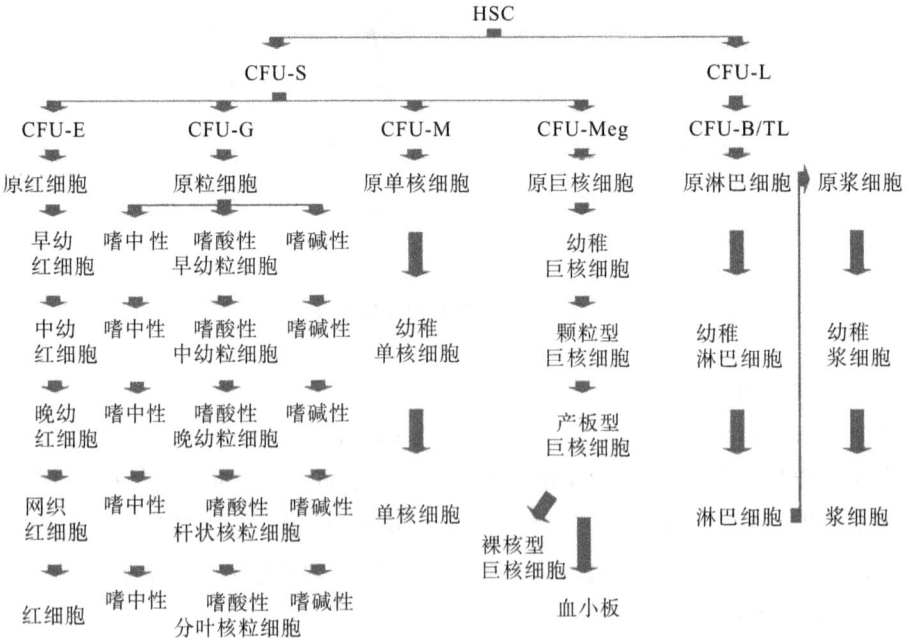

图 5-4　各系血细胞发育成熟过程简图

⑤淋巴细胞系：原始淋巴细胞、幼稚淋巴细胞、淋巴细胞。

⑥浆细胞系：由骨髓 B 淋巴细胞受抗原刺激后转化而来，依据其发育水平分为原始浆细胞、幼稚浆细胞、浆细胞。

2. 血细胞成熟过程中形态演变规律

血细胞的成熟过程是一个连续不断、循序渐进的过程，在这一过程中细胞本身的形态与结构要发生一系列的变化，各种原始细胞到成熟细胞的发育过程中其形态演变都遵循一定的规律，如表 5-1 所示。

表 5-1 血细胞发育成熟过程中形态演变的一般规律

项目	原始→幼稚→成熟	备注
胞体大小	大→小	原粒比早幼粒细胞小，巨核细胞由小变大
核质比例	大→小	淋巴细胞核质比例均较大
胞核大小	大→小	巨核细胞核由小变大，红细胞胞核消失
核仁	有→无	
核染色质	细致、疏松→粗糙、紧密	
核形	圆形→凹陷→分叶	红系、浆系的细胞核多呈圆形
核膜	不明显→明显	
胞质量	少→多	小淋巴细胞较少
胞质颜色	蓝→淡蓝色，嗜碱→嗜酸	
胞质颗粒	无→有，少→多	粒系细胞分三种颗粒，红系细胞无颗粒

三、造血的调控

造血细胞的增殖、分化和成熟需要复杂而精细有序的调控体系调节，调控体系主要包括基因调控、细胞因子的调控等。在这两种不同形式的调控中，细胞因子的调控占重要位置，近年来这一方面备受关注，并取得明显进展。目前比较清楚的造血调控因子分两大类：第一类是促进造血的生长因子，也称造血生长因子（hematopoietic growth factors，HGFs）；第二类是造血抑制因子（inhibitor of hematopoietisis）。由于两者的共同作用，体内造血调控实际上包括造血正向调控和造血负向调控。它们以各自不同的调节方式，共同调控造血细胞的分化、增殖、成熟、迁移、归巢、凋亡等生理过程，以达到维持正常造血平衡的目的。现对这些细胞因子的特性、作用及其对造血的调节作用介绍如下。

（一）造血调控因子

1. 造血生长因子

造血生长因子（HGFs）是一组低分子量糖蛋白，在体内、外均可促进造血细胞的生长，对细胞增殖与分化起到十分重要的作用。有研究表明，体内造血生长因子生成障碍将是造血细胞不能顺利实现向终末细胞分化成熟的一个重要因素。目前，大多数 HGFs 的基因已被克隆,且已鉴定出基因序列,并通过DNA重组技术获得了大多数HGFs的重组产物。经纯化的HGFs不仅可用于体外试验,而且部分已作为治疗药物应用于临床,取得了较为满意的治疗效果。

(1) 促红细胞生成素(erythropoietin,EPO)

EPO是分子量为18~32 kD的糖蛋白,其基因位于7号染色体长臂。EPO的主要生物学作用是刺激CFU-E及其以后阶段红细胞的增殖和分化,并对巨核细胞的发育有一定作用。EPO的作用主要是通过CFU-E存在的高、低两种亲和性EPO受体来完成的。在体内,BFU-E的增殖分化不受EPO水平的影响,而在体外,当EPO存在时BFU-E增殖必须还有其他细胞因子参与。实验证实:CFU-E较BFU-E有更多的EPO受体,CFU-E对较低水平和剂量的EPO有反应。因此,EPO的作用随着CFU-E的成熟下降。此外,EPO还能促进红细胞血红蛋白的合成,在体外向CFU-E中加入EPO能快速导致Hb α链和β链mRNA的表达。EPO的另外一个作用是降低CFU-E的凋亡(apoptosis)比例,保证幼红细胞发育成熟。在临床上,重组人EPO被较早地用来治疗各种贫血,并取得显著疗效。

(2) 集落刺激因子(colony stimulating factors,CSFs)

CSFs在体外能促进造血细胞集落形成,是细胞因子中的一大类,共有四种主要类型,即粒-单核细胞集落刺激因子(GM-CSF)、粒细胞集落刺激因子(G-CSF)、单核细胞集落刺激因子(M-CSF)、多系集落刺激因子(multi-CSF)或称白细胞介素3(IL-3)。这四种主要的刺激因子不仅可用生物学方法纯化,而且还能通过基因工程技术制备重组CSFs。

粒-单核细胞集落刺激因子(GM-CSF):一种能刺激红系、粒系、单核系、巨核系及嗜酸性粒细胞祖细胞增殖、分化并形成集落的多系集落造血生长因子,分子量为14~35 kD,基因位于5号染色体长臂。GM-CSF产生于肥大细胞、T淋巴细胞、内皮细胞、成纤维细胞(纤维母细胞)和上皮细胞中。诱导GM-CSF产生的物质有TNFα、IL-1(α、β)、内毒素、佛波酯、钙离子通道剂(A23187)。GM-CSF除了能促进粒细胞和单核细胞增殖、分化和成熟外,对成熟细胞也有作用,其作用主要包括:①增加中性粒细胞的黏附性并表达表面黏糖蛋白;②抑制中性粒细胞的迁移;③提高中性粒细胞和单核细胞对细菌、真菌、寄生虫及抗体包被的肿瘤细胞的吞噬活性和细胞毒活性;④促进中性粒细胞和嗜酸性粒细胞过氧化物的产生;⑤在趋化因子存在下,能诱导中性粒细胞的钙流及pH改变。以上功能主要是通过GM-CSF相应的受体完成。目前,对GM-CSF体内生物学作用还有一些新的认识,如GM-CSF能使艾滋病/获得性免疫缺乏综合征(acquired immune deficiency syndrome,AIDS)病人体内剂量依赖的中性粒细胞、嗜酸性粒细胞和单核细胞增加,并能抑制化疗病人中性粒细胞的下降。因此,在临床上GM-CSF主要应用在:①多种原因引起的粒细胞减少症;②骨髓移植后需要恢复造血的病人;③造血功能衰竭如再生障碍性贫血(再障)病人;④获得性免疫缺陷如AIDS病人等。

粒细胞集落刺激因子(G-CSF):一种刺激粒细胞集落形成的系列特异性生长因子,分子量为18~19 kD,基因位于17号染色体长臂。G-CSF产生于单核细胞、巨噬细胞、内皮细胞和成纤维细胞中,诱导或促使其产生的物质有:TNFα、IL-1、内毒素等。G-CSF的主要生物学作用是:①促进CFU-G的增殖和分化形成集落;②诱导某些白血病细胞株分化成熟;③激活中性粒细胞的吞噬功能;④诱导早期造血干/祖细胞从G_0期进入细胞周期G_1~S期;⑤能与 IL-3、GM-CSF 及其他因子协同促进造血细胞的增殖与分化。G-CSF 体内活性表现出剂量依赖的中性粒细胞的增加，同时伴有单核细胞、淋巴细胞及血小板的增加。因此，G-CSF 在临床上可广泛应用于：①化疗引起的中性粒细胞减少症；②骨髓移植时外周血造血干/祖细胞的动员；③遗传性粒细胞减少症；④与多发性骨髓瘤、再障、毛细胞白血病、急性髓细胞白血病、骨髓增生异常综合征等有关的粒细胞减少患者；⑤急性早幼粒细胞白血病的诱导分化治疗等。

单核细胞集落刺激因子(M-CSF)：一种促进单核和巨噬细胞集落(CFU-M)形成和活化单核细胞、巨噬细胞的因子，分子量为 40～90 kD，基因位于 5 号染色体长臂。M-CSF 产生于单核细胞、巨噬细胞、纤维母细胞、上皮细胞、血管内皮细胞、成骨细胞等，能够促进其产生的物质有：IL-3、IL-4 和 TNFα。M-CSF 的主要作用有：①促进单核细胞、巨噬细胞的生长分化；②激活巨噬细胞的吞噬功能；③激活巨噬细胞的分泌功能；④体内 M-CSF 还具有增加中性粒细胞水平和降低胆固醇水平的作用。M-CSF 在临床上主要应用于：①肿瘤病人，如转移黑色素瘤和难治性实体瘤病人的免疫调节；②增强肿瘤病人的抗微生物感染尤其是对两性霉素 B 抵抗的真菌感染；③作为一种降低胆固醇水平的药物。

多系集落刺激因子或白细胞介素 3(multi-CSF 或 IL-3)：又称肥大细胞生长因子，分子量为 14～28 kD，基因位于 5 号染色体长臂。IL-3 产生于 T 淋巴细胞和肥大细胞，有丝分裂原、佛波酯、钙离子通道剂(A23187)等能诱导 IL-3 的产生。IL-3 的作用较为广泛，主要包括：①促进造血细胞的多集落生长；②促进 BFU-E 的增殖；③促进鼠 CFU-S 的增殖；④与 IL-2 协同促进 T 细胞的生长；⑤诱导巨噬细胞表达 M-CSF；⑥在体外能促进髓系白血病细胞的增殖；⑦与 EPO 协同促进 BFU-E 及 CFU-E 的增殖；⑧与 M-CSF、GM-CSF、G-CSF、IL-1 协同促进高增殖潜能集落形成细胞(HPP-CFC)的生长；⑨重组 IL-3 是嗜碱性粒细胞、肥大细胞和嗜酸性粒细胞的活化因子。IL-3 作用较 GM-CSF 更早期。重组的 IL-3 能提高中性粒细胞、单核细胞、淋巴细胞和嗜酸性粒细胞水平，同时提高网织红细胞数，对血小板反应不明显。目前，由于单一的 IL-3 因子具有一定的毒副作用，因此，还没有开展单一的 IL-3 因子的临床应用。

(3)干细胞因子(stem cell factor,SCF)

SCF 是癌基因 C-Kin 产物的配基，即 Kin-Ligand(KL)又称为刚因子(steel factor)，产生于基质细胞、成纤维细胞、癌细胞、纤维肉瘤细胞及肝细胞，分子量为 2 万～3.5 万。在体外，其生物学作用有：①促进肥大细胞生长；②与 IL-3 或 IL-2 协同刺激干细胞 CD^{34+} Lin^- 生长；③与 IL-7 协同刺激前 B 细胞生长；④与 EPO 协同刺激 BFU-E 形成；⑤与 G-CSF 协同刺激 CFU-G 生成；⑥与 IL-3 协同刺激造血祖细胞的生长；⑦与 GM-CSF、IL-3 或 IL-6 协同刺激原始细胞及巨核细胞集落的形成；⑧与 IL-3、GM-CSF/IL-3 融合蛋白协同提高脐血中 CD^{34+} 细胞的数量。体内研究证明：SCF 能纠正 SI/SCID 小鼠的巨幼细胞贫血；与 GM-CSF 或 G-CSF 协同促进粒细胞生长，使外周血粒细胞数量增加；促进巨核细胞生长；促进血小板生成；对动物小鼠和狗起到防辐射作用，促进造血恢复。SCF 较其他集落刺激因子作用于更早期的造血干/祖细胞。目前，SCF 的临床应用尚待研究，主要表现在 SCF 将成为一种外周血造血干/祖细胞动员剂，在脐血造血干/祖细胞扩增、改善骨髓移植或化疗后的骨髓恢复、

HIV 感染及再障治疗等方面,有着潜在的应用前景。

(4)巨核细胞集落刺激因子(Meg-CSF)

Meg-CSF 是一种促使巨核细胞集落形成的因子,能促进巨核细胞生成血小板,在这个过程中需要血小板生成素(thrombopoietin,TPO)的参与。TPO 由肝脏、巨核细胞及白血病细胞株产生,其性质与 EPO 相似,主要作用是促进 CFU-MK 的增殖与分化,促进血小板产生,基因位于 3 号染色体长臂。体内使用重组 TPO 可提高外周血血小板的数量,并呈一定剂量关系。因此,临床中应用 TPO 治疗有关血小板减少性疾病,如原发性血小板减少性紫癜、骨髓增殖异常综合征、再障等。

(5)淋巴因子(interleukins,ILs)

ILs 与其他细胞因子一样,均属于分子量小于 80 kD 的糖蛋白或多肽,存在自分泌和旁分泌两种产生形式,其主要作用是促进 T、B 细胞成熟,活化及调节其生物学功能。ILs 与其他造血因子一起构成复杂的网络,在造血及免疫调节中起协同或互助促进作用。ILs 的生物学效应与相应的 ILs 受体密切相关。迄今已发现较多的 ILs(表 5-2)。

(6)其他因子(other inhibitory factor)

除上述促进造血细胞生长因子外,还有一些因子也参与造血细胞的生长和发育。

白血病抑制因子(leukemia inhibitory factor,LIF):又称为分化诱导因子或干细胞刺激因子Ⅲ(HSF),LIF 产生于反应性 T 细胞、膀胱癌细胞 5637、单核细胞、白血病细胞 THP-1 等,细菌脂多糖(LPS)和 TNFα 均能诱导其产生。LIF 在体外主要的生物学作用包括:①单独或与 IL-6、GM-CSF、G-CSF 联合抑制人白血病细胞(HL-60)和 U937 的集落形成;②刺激 CFU-MK 的增殖与分化;③促进胚胎干细胞的增殖。而在体内,LIF 与 GM-CSF 和 G-CSF 联合应用,能诱导髓系白血病细胞的分化或抑制髓系白血病细胞的增殖,还可用来刺激血小板的生成等。

成纤维母细胞生长因子(fibroblast growth factor,FGF):也是一种多功能细胞生长因子,在造血活动中能促进骨髓造血干/祖细胞、巨核系祖细胞及骨髓基质细胞的增殖。

胰岛素类生长因子Ⅰ和Ⅱ:能刺激红系祖细胞和粒系祖细胞的生长。

肝细胞生长因子:与其他因子协同促进祖细胞生长。

血小板衍生生长因子(platelet derived growth factor,PDGF):可直接作用于红系和粒系祖细胞,间接地作用于早期多系造血干细胞。

2. 造血抑制因子

由于造血细胞纯化和无血清培养技术的不断成熟,抑制造血干/祖细胞的细胞因子、其他趋化因子家族及小分子肽的生物学活性研究也取得了新的进展。这些因子在刺激成熟阶段细胞的同时,还可抑制早期造血干/祖细胞的增殖和分化,部分抑制造血因子、趋化因子家族和小分子肽,如表 5-3 所示。

在这些抑制因子中,转化生长因子 β(transforming growth factor-β,TGF-β)在刺激较成熟细胞的同时,能抑制早期造血干/祖细胞,这一作用引起极大关注。人们推测,TGF-β 的抑制造血作用也是通过调节细胞表面细胞因子受体来完成的。

趋化因子家族在 IL-8 描述中得到阐明,β 亚家族含有一个恒定的半胱氨酸-半胱氨酸基因,其基因位于17号染色体,α亚家族含有一个恒定的半胱氨酸-X-半胱氨酸基因,其基因定位于4号染色体。由于这些因子能够抑制 HSC 进入细胞增殖的 S 期,并能从 S 期中去除细胞,因此,这些因子可能是骨髓造血细胞的保护因子。

表5-2 造血生长因子及部分淋巴因子特征

类别	因子	产生细胞和器官	染色体定位	靶细胞
生长因子	EPO	肾脏	$7q^{11-12}$	红、巨核细胞等
	GM-CSF	内皮、成纤维细胞及T、B淋巴细胞	$5q^{23-31}$	混合、巨核、粒系、红系、单核系、嗜酸细胞等
	G-CSF	内皮、成纤维细胞	$17q^{11-23}$	粒细胞、单核细胞等
	M-CSF	内皮、上皮、基质及T、B淋巴细胞	$5q^{23.1}$	单核、粒细胞
	IL-3	T淋巴细胞及肥大细胞	$5q^{23-31}$	干、巨核、粒、红、单核、嗜酸及肥大细胞等
	SCF	内皮、成纤维细胞及T、B淋巴细胞	$12q^{22}$	干、混合、巨核、粒红早期、淋巴、肥大细胞等
	TPO	肝、巨核细胞及白血病细胞株	$3q^{26.3-27}$	巨核细胞
	aFGF bFGF	内皮、巨核及单核细胞	3q 和 4q	巨核、粒、内皮、基质细胞等
淋巴因子	IL-1	内皮、成纤维细胞及单核细胞	$2q^{13}$ 或 $2q^{13-21}$	T细胞、干细胞、巨核细胞
	IL-2	T淋巴细胞	$4q^{26-27}$	T、B淋巴细胞
	IL-4	T淋巴细胞	$5q^{23-31}$	B淋巴细胞
	IL-5	T淋巴细胞、肥大细胞	$5q^{23.3-32}$	B淋巴细胞、嗜酸细胞
	IL-6	T、B淋巴细胞,成纤维细胞,单核细胞	$7q^{15-21}$	T淋巴细胞、巨核、粒、单核细胞
	IL-7	基质细胞	$8q^{12-13}$	B淋巴细胞
	IL-9	T淋巴细胞	$5q^{31.3-31.3}$	T淋巴细胞、红、肥大、巨核细胞等
	IL-10	T、B淋巴细胞	$1q^{31-32}$	T、B淋巴细胞、肥大细胞
	IL-11	基质、成纤维细胞	$19q^{13.3-13.4}$	粒单混合、红、单、巨核、B淋巴细胞
	IL-13	T淋巴细胞	$5q^{31}$	T、B淋巴细胞、巨核细胞
其他因子	PF$_4$	巨核、血小板		巨核、混合、粒、红、内皮细胞
	PDGF	巨核、血小板、巨噬细胞	$A7q^{21-22}$ $B22q^{12.3-13.1}$	红、粒、成纤维、平滑肌、神经胶质细胞
	LIF	T淋巴细胞、膀胱癌细胞5637、单核系白血病细胞(THP-1)	$22q^{12}$	巨核细胞 白血病细胞(抑制)

表 5-3 造血细胞抑制因子

类别	名称	作用靶细胞
细胞因子	TGF-β	抑制 BFU-E、CFU-S、HPP-CFC
	H-subuniT-铁蛋白	抑制 BFU-E、CFU-GM、CFU-GEMM
	IFN-α、β、γ 和 IFN-α、β	诱导其他因子协同抑制 BFU-E、CFU-GEMM、CFU-GM
	PGE_1、PGE_2	抑制 CFU-M、CFU-GM 和 CFU-G
	抑制素(inhibin)	抑制 CFU-E、CFU-GEMM 和 BFU-E
	乳酸铁蛋白(lactoferrin)	抑制单核细胞释放 CSF 和 IL-1,从而抑制 CFU-GM,这种抑制可被 LPS 纠正
趋化因子家族和小分子肽	巨噬细胞炎症蛋白(MIP-1α、MIP-1β、MIP-2α、PF4、IL-8)	抑制 CFU-S、CFU-GEMM、BFU-E、CFU-GM,抑制这些细胞进入 S 期,并去除 S 期细胞,降低骨髓和脾循环中 CFU-GM 比例这些因子与其他因子或 MIP-1α 协同抑制造血细胞
	巨噬细胞趋化活化因子(M-CAF)	
	干扰素诱导蛋白质 10(Ip-10)	
	p-Glu-Glu-Asp-Cys-Lys(petapetide)	抑制 CFU-S、Pre-CFU-S 和 CFU-GM,抑制作用可逆
	N-acetyl-Ser-Asp-Lys-Pro (Seraspenide)	抑制 CFU-S 进入增殖周期,作用可逆,剂量依赖。已进行临床 I 期试验,输注后 48 h 降低祖细胞水平

(二)细胞因子对各系造血的正向调节

造血的正向调控主要通过促进造血的生长因子来完成,它们作用于造血细胞发育的每一阶段,以调节细胞增殖、分化和诱导成熟的全过程。

①红细胞系生成的调节:参与红系细胞生成的主要因子包括 IL-3、SCF、GM-CSF,其中任何两种 CSF 均能诱导红系造血祖细胞的增殖与分化。此外,在 HSC 发育至 CFU-E 阶段还存在 IL-6、G-CSF 的启动作用。EPO 作为红系细胞生长因子,刺激红系祖细胞 CFU-E 及其以后各阶段细胞的发育。

②粒细胞系生成的调节:参与粒细胞系生成的生长因子有多种,其中 GM-CSF、IL-3、CSF 能诱导造血干/祖细胞的增殖分化,形成各种粒系祖细胞;GM-CSF、IL-3、IL-5 能诱导嗜酸性粒细胞的生长;IL-3 和 GM-CSF 能诱导嗜碱性粒细胞及肥大细胞生长;G-CSF 能诱导中性粒细胞的生长。

③单核细胞系生成的调节:GM-CSF 和 M-CSF 能促进单核-巨噬细胞的祖细胞增殖与分化;M-CSF 能诱导原、幼单核细胞的产生,诱导单核细胞向巨噬细胞分化,诱导单核、巨噬细胞亚群的增殖及活化单核、巨噬细胞。

④巨核细胞及血小板生成的调节:巨核细胞及血小板生成和红系发育相似,IL-3、SCF 和 GM-CSF 均能刺激巨核系祖细胞的增殖及分化。而 TPO 作为巨核细胞及血小板的特异生长因子,能刺激巨核系祖细胞及其以后阶段的细胞成熟并产生血小板。在幼稚巨核细胞到成熟巨核细胞发育过程中,还有 IL-6、IL-11、LIF 等因子的参与。有报道称,EPO 也能协同促进巨核细胞的成熟。

⑤淋巴细胞生成的调节:淋巴细胞生成有许多生长因子及淋巴因子参与,这些因子在 T、B 淋巴细胞生长过程中发挥重要作用。如 IL-3 促进 CFU-L 增殖、分化为 CFU-TL 和 CFU-BL。T、B 淋巴细胞来自各自祖细胞,并在不同部位发育成熟,因此,调控因子亦各不相同。参与 B 细胞调节的细胞因子有:KL、FL、IL-3、IL-10、IL-6、IL-7、IL-4、IL-5 等,这些因子多数是协同作用。其中 IL-7 对 B 细胞的发育起重要作用,可直接刺激 B 细胞的增殖。IL-4 能维持激活的 B 细胞生长。IL-6 在 B 细胞向浆细胞转化过程中起主要作用。参与 T 细胞调节的细胞因子有:IL-1、IL-2、IL-4、IL-7、IL-12 等。IL-2 又名 T 细胞生长因子(TCGF),主要对 T 淋巴细胞有丝裂原产生作用,在体外试验中还能刺激 T、B、NK 淋巴细胞的增长和免疫调节作用。

上述细胞因子对各系造血的正向调节作用是比较清楚的,除此之外,它们之间还存在内在的联系,这种联系也是通过细胞因子及其细胞的产物或生物活性肽而起作用的。除了血细胞本身相互作用外,造血微环境中的基质细胞以及在各种病理情况下的血细胞也通过产生细胞因子发挥促进造血和抑制造血,并提高血细胞活性的作用。因此,造血调控实际上是一个十分严密而复杂的网络系统。

(孙　杰　伦永志)

第二节　骨髓细胞形态学检验

骨髓细胞形态学检验是通过对骨髓细胞的数量、形态与结构的观察与分析,获取造血系统的生理、病理变化信息,从而协助诊断疾病(尤其是血液系统疾病)、观察疗效及评估预后。它是临床血液学检验的重要手段之一。随着免疫学、细胞遗传学、细胞化学及超微结构的研究与拓展,骨髓细胞形态学检验的内涵在不断扩大,检验方法和手段也不断增多,如光学显微镜、相差显微镜、透射电镜、扫描电镜、荧光显微镜检验等。其中,最简单、最实用的仍是普通光学显微镜的检验,即骨髓常规检验(以往称骨髓象检查)。

一、骨髓常规检验的临床应用

(一)适应证与禁忌证

骨髓细胞形态学检验包括骨髓常规检验和骨髓其他检验,无论做何种检验均需行骨髓穿刺取材。因此,要严格掌握其适应证和禁忌证,如表 5-4 所列。

表 5-4　骨髓穿刺的适应证与禁忌证

适应证	当出现下列情况和需要时,应考虑做骨髓穿刺检查: ①出现不明原因的外周血细胞数量或成分异常,如一系、二系或三系减少及增多,一系增多伴两系减少,外周血出现原始细胞等 ②出现不明原因的发热,肝、脾、淋巴结肿大等 ③出现不明原因骨痛、骨质破坏、肾功能异常、黄疸、紫癜、血沉明显增快等 ④血液疾病定期复查,化疗后的疗效观察 ⑤其他:骨髓活检、骨髓细胞表面分化抗原(CD)测定、造血干/祖细胞培养、血细胞染色体核型分析、电镜检查、骨髓移植、微量残留白血病测定、微生物培养(如伤寒、副伤寒、败血症)、寄生虫学检查(如疟疾、黑热病)等
禁忌证	骨髓穿刺检查的绝对禁忌证极少,遇到下列情况应注意: ①有出血倾向或凝血时间明显延长者不宜做骨髓穿刺检查,若为了明确疾病诊断,则必须在完成穿刺后局部压迫止血 5~10 min。严重血友病(hemophilia)患者禁忌做骨穿。 ②晚期妊娠的妇女做骨髓穿刺时应慎重

(二)临床应用价值

骨髓细胞常规检验具有多方面临床应用价值,主要体现在以下四个方面:

(1)诊断造血系统疾病

对各种白血病、再生障碍性贫血、恶性组织细胞病、巨幼细胞贫血、海蓝组织细胞增生症、多发性骨髓瘤、戈谢病、尼曼-匹克病等,通过骨髓细胞常规检查可以做出肯定性诊断。

(2)辅助诊断某些疾病

辅助诊断如缺铁性贫血、溶血性贫血、脾功能亢进、骨髓增生异常综合征、原发性血小板减少性紫癜及各种恶性肿瘤骨髓转移等疾病。

(3)鉴别或排除性诊断

对如原发性血小板减少性紫癜与继发性血小板减少性紫癜、非白血性白血病与再障进行鉴别。

(4)定期复查

可用于评价疗效和判断预后。

二、骨髓标本的采集

(一)穿刺部位的选择

1929 年,德国人 Arinkin 发明了骨髓穿刺针并首次在胸骨部位穿刺,时至今日,已有近百年的历史。由于骨髓穿刺能将骨髓液像外周血一样抽取出来,在显微镜下进行观察,为骨髓细胞形态学检验提供了可能,所以骨髓穿刺术一直沿用至今。但骨髓穿刺部位经多年的临床实践与探索,现已发展演变为多个部位,各穿刺部位及特点如下。

①胸骨:穿刺部位在第 2~3 肋间隙的胸骨中线上。胸骨是人体骨髓造血功能最旺盛的

部位,但胸骨骨板薄,髓腔狭小,胸骨后面有重要脏器(大动脉、心脏),具有一定的危险性,故临床上不常用。只有在骨髓纤维化、骨髓增生低下、白血病等特殊情况下,以及其他常规部位穿刺不成功时,才可考虑胸骨穿刺。

②髂骨前上棘:髂骨前上棘穿刺部位在髂骨顶端后1~2 cm处。此部位骨质较硬,髓腔小,易导致穿刺失败。因此,多用于翻身困难及需要多部位穿刺的病人等。

③髂骨后上棘:髂骨后上棘穿刺部位在髂骨后上棘向上约3 cm处。此部位骨皮质薄,进针容易,骨髓液丰富,被血液稀释的可能性小,所以髂骨后上棘为临床上成人首选的穿刺部位。

④椎骨脊突:穿刺部位在胸椎或腰椎下段脊突内或第三、四腰椎脊突体。

⑤胫骨头:穿刺部位在胫骨头内侧,膝关节下3 cm处,适用于3岁以下的小儿。

⑥定位穿刺:适用于局部有症状者,如骨痛及X线下有可疑病灶等。临床上常用于骨髓瘤、骨髓转移癌等疾病。

总之,选择穿刺部位时应考虑以下几个方面:①骨髓腔中红骨髓要丰富;②穿刺部位要浅表易固定;③应注意避开重要脏器。

(二)骨髓穿刺器材

①骨髓穿刺包:内有骨髓穿刺针1枚,5 mL和10 mL注射器各1支,6号针头1个,纱布块2块,干棉球若干,孔巾2条,镊子(或止血钳)1把,橡皮手套1副,若欲取骨髓活检标本则应准备骨髓活检针1副。

②其他:碘附、消毒棉球(棉签)、2%普鲁卡因注射液或利多卡因注射液,以及清洁的载玻片、推片等。

(三)骨髓穿刺方法

以髂骨后上棘穿刺为例:

①病人体位:病人取侧卧或俯卧位,侧卧位时,上面的腿向胸部弯曲,下面的腿伸直,尽量使骶部向后突出,使髂骨后上棘明显突出于臀部之上,或在相当于第五腰椎水平向上约3 cm处,用手探触为一钝圆形突起,即髂骨后上棘穿刺部位。

②常规消毒:在穿刺局部用碘附由内向外消毒3次。然后,穿刺者戴上消毒手套,铺上孔巾(将孔巾口对准穿刺部位)并固定。

③局部麻醉:用5 mL注射器抽取普鲁卡因(或利多卡因)注射液1~2 mL,先在穿刺点皮内注射形成一个小皮丘,然后垂直进针,逐层麻醉直至骨膜。拔出注射器后,按摩注射部位,使麻醉范围扩大。

④穿刺方法:穿刺者用左手拇指和食指将穿刺部位两侧皮肤压紧固定,右手持穿刺针并垂直于骨面,用力旋转刺入骨皮质中,当继续旋转至刺入的阻力消失或有空松感时,即表示进入骨髓腔。成人进针深度为针尖到达骨皮质后再进入1 cm左右。

⑤抽取骨髓:穿刺针进入髓腔后,拔出穿刺针芯,接上10 mL干燥注射器并轻轻抽取,当看到针筒内有少许骨髓液(总量不超过0.3 mL)时,即刻取下注射器,将骨髓液吹在载玻片上,然后用推片蘸取骨髓液少许进行制片。

⑥拔出穿刺针并处理伤口：骨髓液抽取后，套上针芯后拔出骨髓穿刺针。然后，用消毒棉球压迫伤口，再敷以消毒纱布，并用胶带固定。

(四)骨髓穿刺的注意事项

①穿刺前应做好病人的思想工作，以解除其紧张和恐惧心理。
②穿刺过程中要严格遵守无菌操作，严防感染。
③初诊病人骨髓穿刺要在治疗前进行，死亡病例若需要做骨髓检查以明确诊断，一般应在死亡后的 30 min 内进行，以免因机体死亡后骨髓细胞发生自溶而失去意义。
④抽取骨髓液用力不宜过大，抽取量不宜过多，以不超过 0.3 mL 为宜，以免因骨髓被血液稀释而失去诊断价值。如果同时需要做有核细胞计数、细菌培养及造血细胞培养等，则应先抽少量骨髓液做涂片，然后再抽取一定量骨髓液用作其他检查。
⑤多部位穿刺是提高某些疾病诊断率的有效措施，如慢性再生障碍性贫血、恶性组织细胞病等。而多发性骨髓瘤、骨髓转移癌等则在经 X 线检查发现有病变或有骨压痛的特定部位穿刺，其阳性率较高。
⑥骨髓"干抽"现象。干抽(dry tap)是指除技术因素等原因外，多次多部位均抽不出骨髓液的现象。常见于：原发性和继发性骨髓纤维化症；骨髓极度增生，细胞排列过于密集，如白血病、真性红细胞增多症等；骨髓增生减低，如再生障碍性贫血；肿瘤骨髓浸润，如恶性淋巴瘤、多发性骨髓瘤及骨髓转移癌等。
⑦骨髓取材满意的指标包括：抽取骨髓的瞬间患者感到一种特殊酸痛感；抽出骨髓液中有较多的骨髓小粒、脂肪油滴；显微镜下可见骨髓特有细胞，如巨核细胞、脂肪细胞、浆细胞、造骨细胞、破骨细胞、网状细胞、纤维细胞等；中性粒细胞杆状核与分叶核的比值大于外周血；骨髓中有核细胞数大于外周血有核细胞数。

(五)骨髓涂片制备与染色的质量保证

骨髓涂片的制备与染色方法与血片基本相同，但是，由于骨髓液含有较多的骨髓小粒、脂肪滴、有核细胞和丰富的纤维蛋白原等，比血液更黏稠，更易凝固，所以涂片的制备与染色尤其要注意以下几点：

①载玻片要干燥、洁净，手指不要触及玻片表面。
②穿刺后应立即制备涂片并染色，以避免骨髓液发生凝固，保证骨髓涂片在新鲜状态下染色，若有特殊情况，涂片保存一般不超过 1 周，否则细胞中的蛋白质会发生变性，造成染色结果偏碱并发生细胞形态变异。
③制作骨髓涂片一般不用抗凝剂，以免影响细胞形态。若做细胞计数或其他检查，可用肝素抗凝，不能用草酸盐抗凝，因其可使细胞核发生变形，核染色质致密，胞质空泡形成并出现草酸盐结晶。
④应蘸取骨髓小粒多的骨髓液制作涂片，一张良好的骨髓涂片要求：厚薄适宜、分布均匀；有明显的头、体、尾三部分；大小占玻片的 1/3~1/2；边缘整齐，两侧留有一定的空隙，尾部呈弧形。

⑤每份骨髓标本要制作涂片6～10张,以供各种染色时使用或院外送检及保存。同时要制备患者的血片,以便进行比较观察。

⑥涂片制成后,应在空气中快速摇动或吹干,防止细胞皱缩或溶血。应注意保留髓膜尾部和边缘,因体积较大的细胞多在此处,并在髓膜的头部用标记笔注明病人的姓名、取材部位和穿刺时间。

⑦最好使用瑞氏染液和姬氏染液混合染色,固定染色时间要比血片略长,这是因为骨髓涂片中有许多的有核细胞及幼稚细胞。所以,为确保染色效果,最好将带染液的涂片置于显微镜低倍镜下观察,待细胞核质分明、结构清晰后再冲洗。

⑧流水冲洗时,勿先倒掉染液,以免染液沉渣附着在髓膜上而影响观察。

⑨所制备的骨髓涂片要全部送检,即便是用来盛骨髓液的载玻片也应一同送检,以便做铁粒染色、观察细胞外铁等情况时使用。

⑩若外院送检和会诊,应选择经过染色后有代表性的骨髓涂片,同时还要送检未经染色的骨髓涂片和外周血片。

三、骨髓常规检验方法

骨髓常规检验方法是选择骨髓小粒多、涂片制备与染色良好的骨髓涂片,置于显微镜下分别进行低倍镜观察和油镜观察。

(一)低倍镜观察

低倍镜观察主要包括以下四个方面内容:

①观察骨髓取材、涂片、染色情况:包括骨髓取材是否满意,骨髓小粒、油滴的多少,骨髓膜的厚薄是否适宜,细胞分布是否均匀,有核细胞着色是否正常,细胞结构与轮廓是否清晰、易辨等,并对此情况用"满意、良好、不佳"来评价并填写记录。

②判断骨髓有核细胞增生程度:骨髓涂片中有核细胞的多少能够反映骨髓的增生程度,而骨髓增生程度是反映骨髓造血功能盛衰的一项客观指标。目前,国内普遍采用骨髓涂片中有核细胞与成熟红细胞之比来判断骨髓有核细胞增生程度,并将其分为五级,亦有采用高倍视野中有核细胞数进行骨髓增生程度分级(见表5-5)的情况。需要注意的是,骨髓有核细胞增生程度在很大程度上靠检验者的经验来判断,并且直接受骨髓取材好坏的影响。

表5-5 骨髓增生程度五级分类法及标准

分级	有核细胞/红细胞	有核细胞数/高倍视野	常见疾病
增生极度活跃	1:1	>100	各种白血病
增生明显活跃	1:10	50～100	各种白血病、增生性贫血
增生活跃	1:20	20～50	正常骨髓象、某些贫血
增生减低	1:50	5～10	造血功能低下、骨髓部分稀释
增生极度减低	1:200	<5	再生障碍性贫血、骨髓完全稀释

判断骨髓增生程度要注意：

①应观察骨髓涂片厚薄适宜的多个视野(至少10个)。

②由于在抽取骨髓液时，只有稀释之可能而不会发生浓缩，因此，增生程度介于两者之间时，应向上提一级。

③计数并分类全片巨核细胞。巨核细胞体积大，数量不多，所以骨髓涂片中的巨核细胞计数与分类通常是在低倍镜下进行，但需转换油镜或高倍镜观察以确定其发育阶段。

④观察全片有无体积较大或成堆分布的异常细胞。这些细胞多见于骨髓转移癌细胞、恶性组织细胞、恶性淋巴瘤细胞、戈谢细胞、尼曼-匹克细胞、海蓝组织细胞等，因其体积较大，易堆集，多分布在骨髓膜的尾部和边缘，所以应注意对这些部位进行观察，并与巨核细胞计数一样，需在油镜下进一步辨认。

(二)油镜观察

油镜观察的主要内容包括骨髓有核细胞分类计数和细胞形态观察。

1. 有核细胞分类计数

为确保有核细胞分类计数结果的准确性，通常按照以下要求进行。

①计数的部位：由于骨髓膜的头部较厚，细胞数量多，个体小，而尾部的细胞偏大且破碎细胞多，故应选择厚薄均匀、细胞结构清楚、染色良好、背景干净的部位进行计数，一般选择骨髓膜的体尾交界处。

②计数的顺序：从骨髓膜体尾交界处开始，采取"从上到下、从左到右、迂回式向尾部移动"的计数原则，避免出现重复计数，保证计数的随机性。

③计数的细胞：除巨核细胞、破碎细胞和分裂细胞之外，其他所有有核细胞均在分类计数范围内。

④计数的数目：一般计数200～500个有核细胞，对增生极度活跃者应计数1 000个有核细胞；对增生极度减低者可计数100个细胞，并按细胞所属系列和阶段分门别类进行记录，以便进行结果计算和分析。

2. 细胞形态学观察

细胞形态学观察是与有核细胞分类计数同时进行的一项十分重要的检查内容。这是因为细胞数量变化固然重要，但有时细胞形态的改变对疾病的诊断更有价值，因此，应当给予高度重视。具体观察内容如下所示。

①各系细胞：包括粒细胞系、红细胞系、单核细胞系、巨核细胞系、淋巴细胞系、浆细胞系各阶段细胞的胞体(大小、形态)、胞核(大小、核形、核位置、畸形核、双核、多核、核碎裂、核固缩)、核仁(大小、数量、颜色、清晰度)、核染色质(结构、颜色)、核质比例及有无核浆发育不平衡现象、胞质(量、染色、颗粒、空泡、中毒颗粒、杜勒小体、棒状小体等)。同时，注意观察成熟红细胞的大小、形态、染色及结构有无异常(如H-J小体、Cabot环、嗜碱性点彩、多色性红细胞、大红细胞等)。

②非造血细胞：如肥大细胞、组织细胞、吞噬细胞、内皮细胞等，是否有数量和形态的异常。

③骨髓小粒：数量、结构、细胞类型、油滴等。

④注意观察全片各部位（尤其是涂片的两侧及尾部）有无寄生虫或其他异常细胞（如疟原虫、恶组细胞、恶性淋巴瘤细胞、戈谢细胞、尼曼-匹克细胞、转移癌细胞）等。

一般情况下，要仔细观察两三张涂片，以免出现漏诊。

(三) 结果计算

结果计算有以下两项内容：

1. 计算各系统、各阶段有核细胞的百分比

一般是指全部有核细胞（all nucleated cell, ANC）的百分比，但对于某些急性白血病，还要计算非红系细胞（non-erythroid cell, NEC, 指除去有核红细胞、淋巴细胞、浆细胞、肥大细胞、巨噬细胞外的有核细胞）百分比，并将结果如实填写在检查报告单中。

2. 计算粒红比值（granulocyte/erythrocyte, M/E）

M/E即各阶段粒细胞（包括中性、嗜酸性、嗜碱性粒细胞）百分率总和与各阶段有核红细胞百分率总和之比。

(四) 填写骨髓细胞检查报告单

目前，骨髓细胞检查报告多采用专用的软件（图文报告）系统，与传统的手工书写方式相比，能做到图文一体化，即可打印出具有典型的、有价值的细胞彩色图片的报告供临床参考。但无论采用何种形式，报告填写的主要内容应涵盖以下几个方面。

①一般情况：逐项填写患者姓名、性别、年龄、科室、病区、床号、住院号、骨髓涂片号、穿刺部位、时间、临床诊断等，不可遗漏。

②骨髓象特征描述：要做到语言简单扼要、条理清楚、重点突出。描述主要内容包括：

(a) 骨髓涂片取材、制片和染色情况，并采用"良好""尚可""欠佳"三级评价标准填写。

(b) 骨髓有核细胞增生程度、粒红比值。

(c) 各系细胞的情况：如各系细胞的增生程度、所占有核细胞的百分比；各阶段细胞比例、形态、结构及染色情况等；成熟红细胞大小、形态、染色、结构；血小板的多少、形态、散在还是聚集等；是否见到寄生虫或其他明显异常细胞。一般情况下，除粒细胞系和红细胞系外，其他细胞系可以简述，但如有异常改变，则应与粒细胞系和红细胞系一样描述。各细胞系统描述的先后顺序为粒细胞系、红细胞系、淋巴细胞系、单核细胞系和巨核细胞系。如某细胞系有明显异常，应放在首位详细描述。

③血片特征描述：同血象检查。

④细胞化学染色特征：描述细胞化学染色结果，一般报告阳性率、积分或阳性细胞的分布情况。

⑤填写诊断意见或建议：根据骨髓象、血象、细胞化学染色所见，结合临床资料尽可能提出骨髓细胞学检查的诊断意见供临床参考，必要时可提出进一步检查的意见和建议。通常诊断意见分以下五种情况。

(a) 肯定性诊断：具有特征性骨髓细胞学变化的疾病，其临床表现与细胞学特征均典型或细胞学变化既特异又非常典型而无临床表现者,亦可做出肯定性细胞学诊断,如各型白血病、巨幼细胞性贫血、多发性骨髓瘤、戈谢病、尼曼-匹克病等。

(b)符合性诊断:有特征性骨髓细胞学变化但特异性不强的疾病,其临床表现与骨髓象符合或骨髓象有部分改变,又可解释其临床表现时,可提出符合或支持某种疾病的诊断意见,如缺铁性贫血、再生障碍性贫血、溶血性贫血等。同时,可提示或建议做其他诊断试验。

(c)疑似性诊断:骨髓有部分变化或出现少量可疑细胞,但临床表现尚不典型或细胞学变化较为典型,而临床表现不符。可能是某些疾病的早期或不典型病例,此情况可提出疑似性诊断,并动态观察或做其他辅助性检查。

(d)排除性诊断:是指临床怀疑或已诊断某种疾病,但骨髓细胞检查不支持。此时该诊断意见可供考虑是否排除此病,如临床怀疑为继发性血小板减少性紫癜,但骨髓检查呈典型的原发性血小板减少性紫癜的特征,则可排除临床的初步诊断。

(e)骨髓特征描述:骨髓确有某些改变但与临床表现不相符,对临床提不出支持或否定的任何诊断意见时,可简述其形态学主要特点并提出进一步检查的建议。

⑥填写报告日期并署名。

(五)骨髓细胞常规检查的注意事项

①骨髓细胞形态变化多样,即使是同一病人、同一系统和同一阶段的细胞,也有个体差异,而且受技术和人为因素的影响(如制片、染色、观察部位等),镜下的细胞形态也会有较大变化。所以,鉴别细胞不能仅凭一两个特点就轻易做出结论,应全面观察细胞形态(包括胞体、胞核、胞质等),综合分析判断,并注意与周围细胞进行比较以帮助鉴别。

②血细胞的发育是一个连续不断的过程,为了便于研究与鉴别,人为地将血细胞的发育过程划分成若干阶段,所以经常会见到介于上、下两个阶段之间的细胞,此时,一般按细胞的成熟方向将这一细胞归入下一阶段。

③对个别介于两个系统之间难以鉴别的细胞,可采用大多数归类法,即将难以鉴别细胞归入细胞多的细胞系统中。例如,介于浆细胞与幼红细胞之间的细胞,归入幼红细胞;介于原始粒细胞与原始淋巴细胞之间的细胞,一般归入原始粒细胞,但若是急性淋巴细胞白血病(acute lymphoblastic leukemia,ALL),则应归入原始淋巴细胞。

④各系原始细胞虽有各自特征,但有时形态非常相似,难以鉴别,此时可根据与其伴随出现的幼稚细胞和成熟细胞来推测原始细胞的归属,或结合细胞化学染色和血象的细胞协助鉴别,有条件的实验室可采用血细胞免疫标记检查等方法鉴别原始细胞的归属。

⑤对实在难以识别和确定的细胞可归入"分类不明"细胞,但若有一定数量时,应追踪观察或采取细胞化学染色、集体读片、专家会诊等方法弄清该细胞的类别。

⑥骨髓细胞学检查必须同时做血象检查,其重要性在于:不同疾病的血象和骨髓象之间存在着不同或相同之处,两者比较对照,对疾病鉴别诊断具有非常重要的意义。一般两者之间有以下关系:

(a)骨髓象相似而血象有区别,如溶血性贫血、缺铁性贫血、急性失血的骨髓象非常相似,但血象有显著区别;某些恶性肿瘤所致的类白血病反应,其骨髓象与慢性髓细胞白血病相似,但血象中白细胞数增多不及慢性髓细胞白血病显著。

(b)骨髓象有区别而血象相似,如传染性淋巴细胞增多症和慢性淋巴细胞白血病,血象中皆有小淋巴细胞增多,但慢性淋巴细胞白血病的骨髓中淋巴细胞明显增多。

(c)骨髓象变化不显著而血象有显著异常,如传染性单核细胞增多症,其骨髓中的异形淋巴细胞远不及血象明显。

(d)骨髓象有显著异常而血象变化不显著,如戈谢病、尼曼-匹克病、多发性骨髓瘤等,其骨髓象可见到戈谢细胞(Gaucher cell)、尼曼-匹克(Nieman-Pick cell)、多发性骨髓瘤细胞等,而血象中很难见到。

(e)骨髓象细胞很难辨认而血象细胞较易辨认。如白血病,血象中的白血病细胞分化程度相比骨髓细胞好些,易辨认。在临床上,许多血液病都是由于血象中的特异性改变而被发现的。

(六)涂片的保存

骨髓细胞检查后,所使用过的各种涂片(骨髓片、血片及细胞化学染色涂片)都应立即用擦镜纸蘸取乙醇、乙醚混合液(4∶1)或二甲苯将香柏油擦去,并在涂片的一端贴上标签,标注病人的姓名、编号、取材日期等,然后保存在专用的标本袋中,并连同骨髓检查申请单、检查报告单一并存档(至少5年),供复查、总结、研究和教学使用。

凡发出的检查报告单均需进行详细的登记,内容包括:病人的姓名、性别、年龄,送检日期,送检单位,临床诊断,住院号,涂片号,检验结果,检验者,报告发出日期等。

四、骨髓象分析

骨髓象分析是针对骨髓细胞检验的结果,结合临床资料所进行的全面综合分析。骨髓象分析对明确诊断、观察疗效、评估预后等都有着十分重要的意义。通常骨髓象分析应从以下几个方面进行。

(一)骨髓有核细胞增生程度

骨髓有核细胞增生程度的改变与常见疾病见表5-6。

表5-6 骨髓增生程度改变与常见疾病

分级	常见疾病
增生极度活跃	反映骨髓造血功能亢进,常见于各种急性白血病、慢性髓细胞白血病
增生明显活跃	反映骨髓造血功能旺盛,见于缺铁性贫血、溶血性贫血、巨幼细胞贫血等各类增生性贫血,免疫性血小板减少症,骨髓增生异常综合征,化疗后恢复期等
增生活跃	反映骨髓造血功能基本正常,常见于正常骨髓象、不典型再生障碍性贫血、多发性骨髓瘤、骨髓造血功能较差的贫血、骨髓部分稀释等
增生减低	反映骨髓造血功能降低,见于再生障碍性贫血、阵发性睡眠性血红蛋白尿症、骨髓增生低下、低增生性白血病、骨髓部分稀释、化疗后等
增生极度减低	反映骨髓造血功能衰竭,见于再生障碍性贫血、化疗后、骨髓稀释等

(二)粒红比值

粒红比值的改变与常见疾病见表5-7。

表5-7 粒红比值改变与常见疾病

粒红比值	常见疾病
粒红比值增加	常见于各种粒细胞白血病、纯红细胞性再生障碍性贫血等
粒红比值正常	常见于健康人、多发性骨髓瘤、再生障碍性贫血、免疫性血小板减少症、原发性血小板增多症、骨髓纤维化等
粒红比值下降	常见于缺铁性贫血、溶血性贫血、巨幼细胞贫血、红血病、红白血病、真性红细胞增多症等

(三)各种血细胞系统

1. 粒细胞系统数量改变与常见疾病(见表5-8)

表5-8 粒细胞系统数量改变与常见疾病

粒细胞数量变化	常见疾病
以原始粒细胞增多为主	急性粒细胞白血病、慢性髓细胞白血病急变期、急性粒-单核细胞白血病
以早幼粒细胞增多为主	急性早幼粒细胞白血病、粒细胞缺乏症恢复期、早幼粒细胞型类白血病反应
以中性中幼粒细胞增多为主	急性粒细胞白血病(M_{2b}型)、慢性髓细胞白血病、粒细胞型类白血病反应
以中性晚幼粒、杆状核粒细胞增多为主	慢性髓细胞白血病、粒细胞型类白血病反应、药物中毒、严重烧伤、急性失血、大于术后等
嗜酸性粒细胞增多	变态反应性疾病、寄生虫感染、嗜酸性粒细胞白血病、慢性髓细胞白血病、淋巴瘤、高嗜酸性粒细胞综合征、家族性嗜酸性粒细胞增多症、某些皮肤病等
嗜碱性粒细胞增多	慢性髓细胞白血病、嗜碱性粒细胞白血病、放射线照射反应等
粒细胞减少	粒细胞缺乏症、再生障碍性贫血、急性造血停滞、单核细胞白血病、淋巴细胞白血病等

2. 红细胞系统数量改变与常见疾病(见表 5-9)

表 5-9 红细胞系统数量改变与常见疾病

红细胞数量变化	常见疾病
原始和早幼红细胞增多	急性红血病、急性红白血病
中幼和晚幼红细胞增多	缺铁性贫血、溶血性贫血、巨幼细胞贫血、急性失血性贫血、免疫性血小板减少症、真性红细胞增多症、红白血病、铅中毒等
巨幼红细胞或巨幼样变幼红细胞增多	巨幼细胞贫血、急性红血病、急性红白血病、骨髓增生异常综合征、白血病化疗后、铁粒幼细胞贫血等
铁粒幼红细胞增多	铁粒幼细胞贫血、骨髓增生异常综合征
有核红细胞减少	纯红细胞性再生障碍性贫血、再生障碍性贫血、急性造血停滞、急性白血病(红血病/红白血病除外)、慢性白血病、化疗后等

3. 巨核细胞系统数量改变与常见疾病(见表 5-10)

表 5-10 巨核细胞系统数量改变与常见疾病

巨核细胞数量变化	常见疾病
增多	骨髓增殖性肿瘤(真性红细胞增多症、慢性髓细胞白血病、原发性血小板增多症、骨髓纤维化早期)、急性巨核细胞白血病、免疫性血小板减少症、Evans 综合征、脾功能亢进、急性大出血、急性血管内溶血
减少	再生障碍性贫血、急性白血病、慢性中性粒细胞白血病、化疗后等

4. 单核细胞系统数量改变与常见疾病(见表 5-11)

表 5-11 单核细胞系统数量改变与常见疾病

单核细胞数量变化	常见疾病
以原始及幼稚单核细胞增多为主	急性单核细胞白血病、慢性髓细胞白血病急单变、急性粒-单核细胞白血病
以成熟单核细胞增多为主	慢性单核细胞白血病、慢性粒-单核细胞白血病、单核细胞型类白血病反应、某些感染等

5. 淋巴细胞系统数量改变与常见疾病(见表 5-12)

表 5-12 淋巴细胞系统数量改变与常见疾病

淋巴细胞数量变化	常见疾病
以原始及幼稚淋巴细胞增多为主	急性淋巴细胞白血病、慢性髓细胞白血病急淋变、淋巴瘤白血病、慢性淋巴细胞白血病急性变等
以成熟淋巴细胞增多为主	慢性髓细胞白血病急淋变、淋巴瘤白血病、再生障碍性贫血、淋巴细胞型类白血病反应、传染性淋巴细胞增多症、传染性单核细胞增多症、某些病毒感染、巨球蛋白血症、淀粉样变等

6. 其他细胞数量改变与常见疾病(见表 5-13)

表 5-13 其他细胞数量改变与常见疾病

数量变化	常见疾病
浆细胞增多	多发性骨髓瘤、浆细胞白血病、再生障碍性贫血、过敏性疾病、结缔组织疾病、恶性淋巴瘤、急性粒-单核细胞白血病、肝硬化、巨球蛋白血症、寄生虫感染
组织细胞增多	感染性疾病、噬血细胞综合征、真性红细胞增多症、多发性骨髓瘤、免疫性血小板减少症、恶性贫血等

（孙　杰　伦永志）

第三节　白血病的分类与分型

现代血液学认为,白血病(leukemia)是一种原因未明的造血干细胞克隆性疾病,是一类高度异质性造血系统恶性肿瘤。这种复杂而多态性血液肿瘤性疾病的分类与分型,一直是临床血液学研究的主要方向和重点内容之一。尤其是近几十年来,几经演变,白血病分类与分型发生了革命性的变化。从早年的传统分类方法,到 1976 年 FAB 协作组(French-American-British Group)制定的形态学分型方案,以及基于细胞形态学(morphology)结合免疫学(immunology)、细胞遗传学(cytogenetic)特点而提出的 MIC 分型方案,随后在 MIC 分型基础上结合分子生物学(molecular biology)提出了更为全面的 MICM 分型。2001 年,世界卫生组织(WHO)提出了造血系统和淋巴组织肿瘤新分类(即 WHO 分类)。该分类法于 2008 年又重新制定了新的分类标准,新的分类标准将白血病纳入造血与淋巴组织肿瘤之中,并以生物学同源性与疾病的发生本质特性进行重新界定和分类。这一崭新分类使白血病和淋巴组织肿瘤的分型诊断由单一形态学分型发展成为多学科、多手段、多参数的综合分型,从细胞水平上升到亚细胞水平及分子水平。应当清楚地认识到,正确的分类与分型对深入认识和研究白血病与淋巴组织肿瘤的生物学本质、准确诊断、确定治疗方案、判断预后及观察疗效都具有十分重要的意义。本节主要介绍白血病的传统分类与现代各种分类与分型法。

一、传统分类法

早年,由于对血液肿瘤性疾病的认识不足以及实验技术条件的影响,人们将白血病按照以下 3 种方法进行分类:

(一)按自然病程和白血病细胞分化程度分类

①急性白血病(acute leukemia):起病急,病情重,发展快,病程短,其自然病程短于 6 个月,骨髓中以某一系列原始细胞为主($\geqslant 30\%$)。

②亚急性白血病(subacute granulocyte leukemia):其自然病程在6~10个月,骨髓中原始细胞比急性者低,以异常中性中幼粒细胞为主。

③慢性白血病(chronic leukemia):起病缓慢,病情轻,进展慢,自然病程在1年以上,骨髓中以较成熟和成熟阶段白细胞增生为主,原始细胞少。

(二)按外周血白细胞数量分类

①白血性白血病:外周血白细胞数明显增多($>1.5\times10^{10}$个/L),并有大量幼稚细胞出现。

②非白血性白血病:外周血白细胞数不增多($<1.5\times10^{10}$个/L),甚至低于正常,血片中没有或难以找到幼稚细胞,但骨髓中白血病细胞大量增加。

(三)按细胞类型分类

按细胞类型将白血病分为粒细胞白血病、淋巴细胞白血病、单核细胞白血病、红白血病、粒-单核细胞白血病、巨核细胞白血病、少见类型白血病等。其中少见类型白血(也称为特殊类型白血病)又分为若干细胞类型:

①全髓白血病(红白巨血症)。
②嗜碱性粒细胞白血病(basophilic leukemia)。
③组织嗜碱细胞白血病(tissue basophilic leukemia)。
④浆细胞白血病(plasma cell leukemia)。
⑤多毛细胞白血病(hairy cell leukemia)。
⑥幼淋巴细胞白血病(prolymphocytic leukemia)。
⑦淋巴肉瘤细胞白血病(leukosarcoma)。
⑧成人T细胞白血病(adult T cell leukemia)。
⑨慢性粒细胞白血病急性变(慢粒急变)。
⑩中枢神经系统白血病(central nervous system leukemia)。

二、FAB分型

FAB分型诞生于1976年。针对国际上急性白血病分型与诊断标准的不统一现象,由法国(French)、美国(American)、英国(British)三国血液学专家组成的FAB协作组提出了以细胞形态学为主的急性白血病(acute leukemia,AL)、骨髓增生异常综合征(myelodysplastic syndrome,MDS)和慢性骨髓增殖性疾病等髓系肿瘤分型方案及诊断标准。而后又分别于1985年、1991年进行了重新修订和进一步完善。由于FAB分型方案标准明确,方法简单,在对急性白血病的诊断、治疗、预后判断等方面发挥了重要作用,故被世界各国广泛采用。

(一)急性白血病FAB分型

FAB分型方案将急性白血病分为急性髓细胞白血病(acute myeloblastic leukemia,AML)和急性淋巴细胞白血病(acute lymphocytic leukemia,ALL)两大类及其若干亚型。

1. 急性髓细胞白血病 FAB 分型(见表 5-14)

表 5-14 急性髓细胞白血病 FAB 分型

亚型	分型标准
M_0	急性髓系白血病微小分化型,原始细胞≥30%,无 T、B 淋巴系标记,至少表达一种髓系抗原,免疫细胞化学或电镜 MPO 阳性
M_1	急性髓系白血病未成熟型,骨髓中原始粒细胞[①]≥90%(NEC)[②]
M_2	急性髓系白血病部分成熟型,骨髓中原始粒细胞占 30%~89%(NEC),早幼粒细胞及以下阶段粒细胞>10%,单核细胞<20%
M_3	急性早幼粒细胞白血病,骨髓中异常早幼粒细胞≥30%(NEC),胞质内有大量密集甚至融合的粗大颗粒,常有成束的棒状小体(Auer body)。M_3v 为变异型急性早幼粒细胞白血病,胞质内颗粒较小或无颗粒
M_4	急性粒-单核细胞白血病,骨髓及周围血中有粒系及单核系细胞同时增生:①骨髓中的原始细胞≥30%,单核细胞为 20%~80%(包括幼稚和成熟),其余为粒细胞(包括幼稚和成熟);外周血单核系细胞(包括原始、幼稚和成熟单核细胞)≥5×10⁹个/L,若<5×10⁹个/L,需要血清溶菌酶或细胞化学染色阳性等证明单核细胞存在。②若骨髓细胞与 M_2 相似,需要外周血单核系细胞≥5×10⁹/L,血清溶菌酶高于正常 3 倍或酯酶染色等证明骨髓中单核细胞增加。③M_{4Eo} 为伴嗜酸性粒细胞增多的急性粒-单核细胞白血病,除 M_4 特征外,骨髓中异常嗜酸性粒细胞增多,常≥5%(NEC),此类细胞除有典型的嗜酸颗粒外,还有大的嗜碱(不成熟,暗褐色)颗粒,还可有不分叶的核
M_5	急性单核细胞白血病,依据分化成熟程度分为两型:
M_{5a}	原始单核细胞型,骨髓原单核细胞≥80%(NEC)
M_{5b}	单核细胞型,骨髓原始及幼稚单核细胞≥30%,原始单核细胞<80%(NEC)
M_6	急性红白血病,骨髓有核红细胞≥50%(ANC[③]),且有形态异常,骨髓原始细胞≥30%(NEC)或周围血原始细胞≥20%
M_7	急性巨核细胞白血病,骨髓原始巨核细胞≥30%,电镜细胞化学 PPO 阳性,血小板膜蛋白Ⅰb、Ⅱb/Ⅲa、Ⅲa(CD_{41}、CD_{42b}、CD_{61})或 FⅧ相关抗原(vWF)阳性

注:①原始细胞包括原始粒细胞、原始单核细胞、原始巨核细胞(不包括小巨核细胞)。M_3 时的异常早幼粒细胞、M_5 时的幼稚单核细胞被认为是"原始细胞等同细胞"。在纯红系的红血病中,原始红细胞也被认为是原始细胞。髓系原始细胞包括Ⅰ和Ⅱ型,Ⅰ型为典型原始细胞,Ⅱ型胞质可出现少许细小嗜天青颗粒,核质比稍低,其他同Ⅰ型原始细胞。

②NEC:非红系细胞计数,是指不包括浆细胞、淋巴细胞、肥大细胞、巨噬细胞及所有有核红细胞的骨髓有核细胞计数。

③ANC:指所有有核细胞计数。

2. 急性淋巴细胞白血病 FAB 分型(见表 5-15)

表 5-15　急性淋巴细胞白血病 FAB 分型

亚型	分型标准
L_1	以小细胞为主(直径≤12 μm),大小较一致,核染质较粗,核仁小而不清
L_2	以大细胞为主(直径＞12 μm),大小不一,核染质较疏松,核仁较大,1 至多个
L_3	以大细胞为主,大小一致,核染质细点状均匀,核仁 1 个或多个且明显,胞质嗜碱,深蓝色,胞质上或核上有较多空泡,呈穿透性

迄今为止,FAB 分型仍是应用最多和最广的白血病分型与诊断方法,也是今后诊断白血病不可缺少的基本方法之一。但需要注意的是,这种基于细胞形态学的分型方法存在一定的主观性、局限性和不确定性,加上白血病细胞的异质性和多态性,所以对白血病细胞类型的判断影响较大(符合率为 64%～77%)。尤其是对 ALL 分型存在着明显缺陷,表现在:既没有免疫学差异,不能区分 T、B 细胞,同时对临床治疗也无帮助,并与预后关联性不大。此外,形态学分型不能充分反应白血病细胞的生物学本质。

(二)骨髓增生异常综合征 FAB 分型

FAB 对骨髓增生异常综合征(MDS)的分型,主要是根据外周血及骨髓中原始细胞的比例、形态学改变、单核细胞的数量及骨髓环形铁粒幼细胞比例,将其分为五型(见表 5-16)。

表 5-16　MDS 的分型诊断标准(FAB)

分型	原始粒细胞		骨髓环形铁粒幼细胞①	外周血单核细胞($\times 10^9$/L)	Auer 小体②
	骨髓	外周血			
RA	＜5%	＜1%	＜15%	不定	(－)
RAS	＜5%	＜1%	＞15%	不定	(－)
RAEB	5%～20%	＜5%	+,−	＜1	(－)
RAEB-T	21%～29%	≥5%	+,−	＜1	(±)
CMML	5%～20%	＜5%	+,−	＞1	(－)

注:①占红系细胞的百分比;
②见到 Auer 小体,即使其他条件不符合,亦可诊断 RAEB-T。

(三)骨髓增殖性疾病 FAB 分型

FAB 将以往命名为骨髓增殖性疾病(myeloproliferative disease,MPD)的髓系肿瘤,根据其临床和骨髓特征分为 4 种类型,即慢性髓细胞白血病、真性红细胞增多症、原发性血小板增多症和原发性骨髓纤维化。

三、MIC 和 MICM 分型

近年来,基于急性白血病形态学、免疫学及细胞遗传学研究成果的应用,MIC 研究协作组(Morphological Immunological Cytogenetical Cooperative Study Group)分别于1985年、1986年提出了急性淋巴细胞白血病、急性髓细胞白血病和骨髓异常增生综合征的MIC分型。而后,随着分子生物学技术的崛起,尤其是基于染色体易位形成的融合基因更能反映白血病生物学本质和特征,又提出了MICM(Morphological-Immunological-Cytogenetical-Molecular biology)分型方案,使白血病的分型诊断从细胞水平上升到分子水平。这不仅对进一步识别白血病的本质、研究白血病的发病机制和生物学特性有重要意义,而且对指导临床治疗和判断预后具有实用价值。

(一)免疫学分型

造血细胞分化为成熟细胞的过程中会出现一系列免疫表型的变化,而白血病细胞往往是停滞在细胞分化的某一抗原表达阶段并异常增殖。因此,可以利用单克隆抗体检测相应白细胞表面抗原或胞质内分化抗原,从而进行白血病类型和细胞发育阶段的鉴别。

近年来,英国血液学标准化委员会(British Committee for Standards in Haematology,BCSH)和欧洲白血病免疫学特征研究组(European Group of Immunological Characterization of Leukemia,EGIL)相继提出了急性白血病免疫分析的一线和二线供选用的单克隆抗体,如表5-17所示。采用一线单克隆抗体可确定白血病的髓系或淋系,采用二线单克隆抗体可进一步确定系内亚型。

表 5-17 急性白血病免疫表型分析所选单克隆抗体

白血病类型	BCSH	EGIL
一线		
髓系	CD_{33}、$_{Cy}CD_{13}$、anti-MPO	anti-MPO、CD_{13}、CD_{33}、CD_{117}、CD_{w65}
B淋巴系	CD_{19}、$_{Cy}CD_{22}$、CD_{10}	CD_{19}、$_{Cy}CD_{22}$、CD_{79a}、CD_{10}
T淋巴系	CD_7、$_{Cy}CD_3$、CD_2	$_{Cy}CD_3$、CD_2、CD_7
非系列特异性	TdT、CD_{34}、HLA-DR	TdT、CD_{34}、HLA-DR
二线		
髓系	CD_{41}、CD_{61}、抗血型糖蛋白A、CD_{14}	抗溶菌酶、CD_{14}、CD_{15}、CD_{41}、CD_{61}、CD_{64}、抗血型糖蛋白A
B淋巴系	$Cy\mu$、SmIg	$CyIgM$、κ、λ、CD_{20}、CD_{24}
T淋巴系	CD_5、CD_1、CD_4、CD_8	CD_{1a}、CD_3、CD_4、CD_5、CD_8、anti-TCRα/β、anti-TCRγ/δ

1. 急性淋巴细胞白血病(ALL)免疫学分型

通过单克隆抗体检测细胞表面(S)或细胞质(C)内的分化抗原,即白血病免疫表型特征,可对ALL进行免疫学分型,从而确定白血病细胞的分化发育阶段。ALL的免疫学分型较复杂,通常将ALL分为T细胞系ALL(占20%)和B细胞系ALL(占80%)两大类型,其中T细胞系ALL又分为2个亚型,即早T前体-ALL(early T-precursor ALL)和T细胞ALL

(T-cell-ALL)。B细胞系ALL分为4个亚型,即早B前体-ALL(early B-precursor ALL)、普通型-ALL(c-ALL)、前B-ALL(pre B-ALL)和B细胞ALL(B cell-ALL),具体分型如表5-18所示。而ALL免疫学分型不同,临床表现及预后均有差异。有研究表明,ALL免疫学亚型与FAB亚型之间除L_3型外,其余均无相关性。因此,ALL的免疫学分型更有实际应用价值。

表5-18 急性淋巴细胞白血病MIC分型

类别及核型	CD_7 (P40)	$CD_2$① (E受体)	CD_{19} (B4)	TdT	Ia	CD_{10} (CALLA)	CyIg	SmIg	FAB分型
早T前体-ALL 　早T前体-ALL,t或del(9p)	+	−	−	+	−	−	−	−	L_1、L_2
T细胞ALL② 　T细胞ALL,t(11;14) 　T细胞ALL,$6q^-$	+	+	−	+	−	−	−	−	L_1、L_2
早B前体-ALL③ 　早B前体-ALL,t(4;11) 　早B前体-ALL,t(9;22)④	−	−	+	+	+	−	−	−	L_1、L_2
普通型-ALL 　普通型-ALL,$6q^-$ 　普通型-ALL,近单倍体 　普通型-ALL,t或del(12p) 　普通型-ALL,t(9;22)	−	−	+	+	+	+	−	−	L_1、L_2
前B-ALL 　前B-ALL,t(1;19) 　前B-ALL,t(9;22)	−	−	+	+	+	+⑤	+	−	L_1
B细胞ALL 　B细胞ALL,t(8;14) 　B细胞ALL,t(8;22) 　B细胞ALL,t(2;8) 　B细胞ALL,$6q^-$	−	−	+	−	+	+/−	+/−	+⑥	L_3

注:①采用单克隆抗体或e-花环检测e-受体;
②部分病例的皮质胸腺标志(CD_1或T_6)也可呈阳性;
③以前称为null-ALL;
④在极少数T细胞系ALL亦可有t(9;22);
⑤极罕见的病例可无CALLA抗原;
⑥单轻链。

2. 急性髓细胞白血病(AML)免疫学分型

自20世纪80年代中期单克隆抗体开始应用于AML分型以来,AML的诊断、治疗、发病机制等方面的研究都有很大进展。虽然,髓系特异性和相关性抗原表达尚不能严格代表细胞的成熟阶段,但能明确细胞的起源。目前,随着相关的单克隆抗体在 AML 分型中的应用,髓系相关抗原与 FAB($M_0 \sim M_7$)亚型两者之间的联系得到初步确立(见表 5-19)。例如,CD_{34} 为造血干细胞标志,其表达与低分化的 AML 相关,如在 M_0、M_1 和 M_{5a} 型中往往有较高的表达率,而在白血病细胞较成熟的亚型 M_{2b}、M_3、M_{5b} 中则极少表达或不表达;CD_{13}、CD_{15}、CD_{33} 与分化程度相对较高的 AML 相关,在 50% 的 M_3 型中呈阳性表达;CD_{14} 与单核细胞白血病相关(M_4、M_5);MPO 为 AML 所特有,比 CD_{13}、CD_{33} 更敏感;CD_{117} 对髓系细胞的特异性比 CD_{13} 和 CD_{33} 更强,且有较高的敏感性;抗血型糖蛋白 A 或 H 的单抗和血小板 GPⅡb/Ⅲa(CD_{41a})、GPⅡb(CD_{41b})、GPⅢa(CD_{61})、GPⅠb(CD_{42b})的单抗被认为是分别鉴定 M_6、M_7 的敏感而特异的单抗,但不常表达 CD_{11b}、CD_{14}、CD_{15}。至今,由于还没有制备出抗粒细胞和抗单核细胞系列各自分化发育阶段特异性抗原的抗体,因此,AML 中只有 3 个亚型(M_0、M_6、M_7)可以通过免疫表型确诊,M_0 是唯一只有通过免疫表型分析才能确诊的 AML 亚型。

表 5-19 AML 各亚型细胞表面抗原表达特征

亚型	常表达抗原	不常表达抗原
M_0	CD_{34}、CD_{33}、CD_{13}、CD_{11b}	其他髓系和淋巴系抗原
M_1	MPO、CD_{34}、CD_{33}、CD_{13}、HLA-DR	CD_{14}、CD_{11}
M_2	MPO、CD_{11b}、CD_{33}、CD_{15}、CD_{13}、CD_{19}、HLA-DR	
M_3	MPO、CD_{11b}、CD_{13}、CD_{15}、CD_{33}、CD_4	HLA-DR
M_4	MPO、CD_{11b}、CD_{33}、CD_{15}、CD_{14}、CD_{13}、CD_4	
M_5	MPO、CD_{11b}、CD_{34}、CD_{33}、CD_{14}、CD_{13}、CD_4	
M_6	CD_{33}、CD_{34}、CD_{13}、血型糖蛋白	CD_{15}、CD_{14}、CD_{11b}
M_7	CD_{41a}、CD_{42b}、CD_{61}、Ⅷ因子相关抗原	CD_{15}、CD_{14}、CD_{11b}

免疫学分型与 FAB 分型相比,不仅更客观、准确,重复性更好,而且更大的优势在于可以鉴别白血病细胞的起源、分化阶段,明确 ALL 的免疫类型,能将 99% 的 ALL 和 AML 鉴别开,确定形态学不能区分的白血病类型及亚型(如 M_0、M_7 等)。总之,免疫表型分析补充了 FAB 形态学分型的不足,提高了白血病分型诊断的准确性,已成为白血病诊断、治疗及基础研究的重要手段,但尚不能取代 FAB 形态学分型。

由于白血病细胞具有"异质性"和"非同步性",且常伴有分化抗原表达紊乱现象,因而有时诊断会出现一些差异。现已发现某些 AML 可表达淋系相关抗原,即淋系抗原阳性的 AML(Ly^+ AML),其发生率为 2%~60%。Ly^+ AML 有 CD_7^+ AML、CD_{19}^+ AML、TdT^+ AML 等。急性双表型白血病(acute biphenotypic leukemia)是指同一白血病细胞同时表达淋系和髓系抗原标志或 T 和 B 细胞抗原标志。急性双系白血病(acute bilineage leukemia)是指同一患者同时存在有 2 个白血病细胞亚群,分别呈现髓系和淋系形态和免疫表型特征。现一般认为仅异常表达个别次要非本系列相关抗原不能诊断为双系或双表型白血病,而应诊断为 Ly^+ AML 或 My^+ ALL,对急性双系或双表型白血病的诊断需要进行综合分析评定。

（二）细胞遗传学分型

近年来,随着染色体分析研究的不断深入,人们发现染色体异常与某些急性白血病之间的关系十分明确。这种非随机特异性染色体重排不仅揭示了白血病生物学本质和特征,也有助于白血病的分型诊断。有研究显示,AML中核型异常检出率可达93%。核型异常可分两类:一类是平衡型畸变,是和FAB亚型相关的特异性染色体结构重排,主要是相互易位或倒位,其结果是产生特异性融合基因;另一类是和FAB亚型不相关的异常,多数为数目异常的不平衡畸变,表现为染色体整条或部分增加或丢失,最多见是+8,其次为-5/del(5q)、-7/del(7q)、+21等。

1986年9月,FAB协作组成员及多位免疫学家、细胞遗传学家,针对AML的形态学、免疫学、细胞遗传学变化及其之间的相互关系进行了认真讨论,在此基础上,提出了白血病MIC分型标准,如表5-20所示。

表5-20 急性髓细胞白血病的MIC分型

核型	FAB分型	MIC建议名称
$t(8;21)(q^{22};q^{22})$	M_2	$M_2/t(8;21)$
$t(15;17)(q^{22};q^{12})$	M_2、M_{3v}	$M_3/t(15;17)$
$t/del(11)(q^{23})$	$M_{5a}(M_{5b};M_4)$	$M_{5a}/t(11q)$
$inv/del(16)(q^{22})$	M_{4E0}	$M_{4E0}/inv(16)$
$t(9;22)(q^{34};q^{11})$	$M_1(M_2)$	$M_1/t(9;22)$
$t(6;9)(p^{23};q^{34})$	M_2或M_1伴嗜碱性粒细胞增多	$M_2/t(6;9)$
$inv(3)(q^{21};q^{26})$	$M_1(M_2,M_4,M_7)$伴血小板增多	$M_1/inv(3)$
$t(8;16)(p^{11};p^{13})$	M_{5b}伴吞噬细胞增多	$M_{5b}/t(8;16)$
$t/del(12)(p^{11}-p^{13})$	M_2伴嗜碱性粒细胞增多	$M_{2Baso}/t(12p)$
+4	$M_4(M_2)$	$M_4/+4$

ALL中90%以上可检出克隆性核型异常,其中66%为特异性染色体重排,且和其免疫学亚型相关。染色体异常有:超二倍体、亚二倍体及假二倍体。有22号及14号染色体异常的男性可有XXY,少数可出现单倍体。

（三）分子生物学分型

白血病的分子生物学异常表现在与发病机制相关的基因重排及各种融合基因的形成,这种新的融合基因及其产物在白血病的发生、发展中起着重要作用,并在病程中比较稳定,已成为白血病可靠的分子标志(molecular marker)。因此,在MIC分型的基础上,又发展了分子生物学分型,现已明确急性白血病的MIC分型与分子标志的关系(表5-21)。

ALL为单克隆淋巴细胞的恶性增殖,产生大量单一和特定的DNA重排片段,故可显示与胚系带位置不同的独特重排带型,成为该恶性克隆的分子标志。特异性免疫球蛋白重链(IgH)及轻链基因重排可作为 B 系 ALL 的特异性克隆标志,并可据此对 B 系 ALL 进行分型。如早 B 前体-ALL 型的婴幼儿白血病中,染色体 $11q^{23}$ 上存在一个与白血病发病相关的重要基因 *HRX* 又称 *MLL* 基因,故 $11q^{23}$ 染色体易位引起 *MLL* 基因重排;前 B-ALL 有 Ig 重链和轻链蛋白表达,并有 t(1;19)所致的 *PBX-E2A* 融合基因;而 B-ALL 则有 Ig 重链和轻链在细胞膜表面的表达,其特异染色体易位 t(8;4)、t(8;22)可使 *C-myc* 与 Ig 的重链和轻链的 κ 链、λ 链并置,使之活化。T 细胞受体(TCR)δ、γ 基因重排见于所有 T 系 ALL 及半数 B 系 ALL,TCR 基因重排或缺失见于 80% 的 T 系 ALL。

在 AML 中,90% 以上 M_3 亚型患者可见到 t(15;17)(q^{22};q^{12}),该易位使 17q 上的维 A 酸 α 受体(retinoic acid alpha receptor,RARα)基因和 15q 上的早幼粒细胞白血病(promyelocytic leukemia,PML)基因发生互相易位,形成 *PML-RARα* 及 *RARα-PML* 两种融合基因,是 M_3 亚型的特异性分子基因标志,不仅有助于 M_3 确诊,而且便于及早采用维 A 酸治疗。也有少数患者未检出 t(15;17)而发现有 *PML-RARα* 融合基因,提示融合基因检测更敏感,更具特异性。约 90% 的 M_{2b} 亚型有 t(8;21)(q^{22};q^{22}),这种易位导致 21q 的急性粒细胞白血病基因(*AML*1)重排和 8q 上的 *MTG*8(*ETO*)基因融合形成 *AML*1-*MTG*8 融合基因。有些核型正常的 M_{2b} 病例也可检出上述融合基因,故 *AML*1 基因重排是 M_{2b} 亚型的基因标志,以此可与形态学上易混淆的 M_{4E0} 相区别。以上表明,利用多种特异性基因标记有助于白血病的分型诊断,急性白血病的发生主要是由分化基因的紊乱所致,而慢性白血病的发生主要涉及与生长相关的基因。因此,基因的诊断与分型是更新、更敏感及更特异的白血病诊断分型手段。

表 5-21　急性白血病的 MIC 分型及分子标志

FAB 免疫分型	核型	分子标志	MIC 建议名称
AML			
M_1	t(9;22)(q^{34};q^{11}) inv(3)(q^{21};q^{26})	BCR-ABL(RNA)	M1/t(9;22) M1/inv(3)
M_{2a}	t(9;22)(q^{34};q^{11}) t(6;9)(p^{23};q^{34}) t/del(12)(p^{11-13})	BCR-ABL(RNA) DCK-CAN(RNA)	M2/t(6;9) M2Baso/t(12p)
M_{2b}	t(8;21)(q^{22};q^{22})	AML1-MTG8(RNA)	M2/t(8;21)
M_3	t(15;17)(q^{22};q^{11-12}) t(11;17)(q^{23};q^{21}) t(5;17)(q^{23};q^{21}) t(11;17)(q^{13};q^{21})	PML-RARα(RNA) PLZF-RARα(RNA) NPM-RARα(RNA) NuMA-RARα(RNA)	M3/t(15;17)
M_{4E0}	inv/del(16)(q^{22})	CBFβ-MYH11(RNA)	M4E0/inv(16)

续表

FAB 免疫分型	核型	分子标志	MIC 建议名称
M_4	$t(6;9)(p^{23};q^{34})$ $+4$	DEK-CAN(RNA)	M4/+4
M_5	$t(11;19)(q^{23};p^{13})$	MLL-ENL(RNA)	
M_{5a}	$t(9;11)(P^{21\sim22};q^{23})$ $t/del(11)(q^{23})$	MLL-AF9(RNA) MLL(HRX)	M5a/t(11q)
M_{5b}	$t(8;16)(p^{11};p^{13})$	MOZ-CBP(RNA)	M5b/t(8;16)
M_6	$t(3;5)(q^{25};q^{34})$	MLF1-NPM(RNA)	
M_7	inv/del(3)		
T 系-ALL			
早、前-T-ALL	t/del(9p)		早、前-T-ALL/t 或 del(9p)
T-ALL (L_1、L_2)	$t(11;14)(p^{13};q^{11})$ $t(11;14)(p^{34};q^{11})$ $t(10;14)(q^{24};q^{11})$ $t(8;14)(q^{24};q^{11})$	RHOM2-TCRδ (DNA) TAL1- TCRδ (DNA) HOX11-TCRδ (DNA) MYC-TCRδ (DNA)	T-ALL/t(11;14)
B 系-ALL			
早、前-B-ALL (L_1、L_2)	$t(4;11)(q^{21};q^{23})$ $t(9;22)(q^{34};q^{11})$	MLL-AF4(RNA) BCR-ABL(RNA)	早、前-b-ALL/t(4;11) 早、前-b-ALL/t(9;22)
普通型-ALL (L_1、L_2)	$t(9;22)(q^{34};q^{11})$ t/del(12p) 6q-,近单倍体	BCR-ABL(RNA)	C-ALL/t 或 del(12p)
前-B-ALL (L_1)	$t(1;19)(q^{23};p^{13})$ $t(9;22)(q^{23};q^{11})$ $t(5;14)(q^{31};q^{32})$ $t(17;19)(q^{23};p^{13})$ $t(11;19)(q^{23};p^{13})$	E2A-PBX1(RNA) BCR-ABL(RNA) IL-3-IgH(DNA) E2A-HLF(RNA) MLL-ENL(RNA)	前-b-ALL/t(1;19) 前-b-ALL/t(9;22)
B-ALL (L_3)	$t(8;14)(q^{24};q^{32})$ $t(8;22)(q^{24};q^{11})$ $t(2;8)(p^{11};p^{12})$ $t(12;21)(p^{13};q^{22})$	MYC-IgH(DNA) MYC-Igλ(DNA) Igκ-MYC(DNA) TEL-AML1	b-ALL/t(8;14) b-ALL/t(8;22) b-ALL/t(2;8)

四、WHO 分型

1999 年,世界卫生组织在欧美淋巴组织肿瘤分类方案修订版(REAL 方案)的基础上,将造血和淋巴组织肿瘤分为髓系肿瘤、淋巴系肿瘤、肥大细胞疾病、组织细胞和树突状细胞肿瘤四大类,其核心是将血液肿瘤相关疾病统一纳入造血和淋巴组织肿瘤中进行分类,以坚持各类肿瘤的命名和分类的国际统一标准。此后,WHO在不断总结并加以完善的基础上,将血液肿瘤的临床特点与形态学、免疫学、细胞遗传学和分子生物学结合起来,提出了更为全面的以MICM为主要分型内容和依据,同时结合临床特征的血液肿瘤分型系统。其目的在于建立一个能够被广泛认可且与治疗和预后相关的分类分型体系,使其不仅可以用于诊断分型,还可以用于评估预后和指导治疗。2001年3月正式公布了此分类分型体系,将其称为WHO造血系统肿瘤和淋巴组织肿瘤新分类。经过几年的实践和完善,在2001年分类基础上,2008年又重新制定了WHO新分类标准,即第四版"造血和淋巴组织肿瘤分类"方案,新的WHO分类方案将造血和淋巴组织肿瘤分为髓系细胞肿瘤、淋巴系细胞肿瘤、系列模糊的急性白血病、组织细胞和树突状细胞肿瘤四个大(类)框架,每一框架下又包含若干独立的疾病,如表5-22所示。

表 5-22 造血和淋巴组织

髓系细胞肿瘤
骨髓增殖性肿瘤(myeloproliterative neoplasms,MPN)
髓系、淋系肿瘤伴嗜酸性粒细胞增多和 *PDGFRA*、*PDGFRB*、*PGFR*1 基因异常
骨髓增生异常/骨髓增殖性肿瘤(MD-MPN)
骨髓增生异常综合征(MDS)
急性髓系白血病(AML)及相关前驱髓细胞肿瘤
淋巴系细胞肿瘤
前驱型淋巴细胞肿瘤(淋巴母细胞白血病/淋巴瘤,ALL)
成熟 B 细胞肿瘤
成熟 T 和 NK 细胞肿瘤
霍奇金淋巴瘤
移植后淋巴细胞增殖紊乱
系列模糊的急性白血病
组织细胞和树突状细胞肿瘤

(一)髓系细胞肿瘤的分型

1. 骨髓增殖性肿瘤(MPN)的 WHO 分型

2008年,WHO提出新的MPN分型方案,将2001年命名的骨髓增殖性疾病(myeloproliterative disease,MPD)进行了重新修订,更名为骨髓增殖性肿瘤(myeloproliterative neoplasms,MPN),并将其分为8型。

①慢性髓细胞白血病,BCR-ABL1 阳性(chronic myelogenous leukemia-BCR-ABL1 positive,CML-BCR-ABL1+);

②慢性中性粒细胞白血病(chronic neutrophilic,CNL);

③真性红细胞增多症(polycythemia vera,PV);

④慢性特发性骨髓纤维化(primary myelofibrosis,PMF);

⑤原发性血小板增多症(essential thrombocythemia,ET);

⑥慢性嗜酸性粒细胞白血病,非特指型(chronic eosinophilic leukemia-not otherwise specified,CEL-NOS);

⑦肥大细胞增多症(mastocytosis);

⑧不能分类的骨髓增殖性肿瘤(myeloproliferative neoplasm-unclassifiable,MPN-U)。

2. 骨髓增生异常-骨髓增殖性肿瘤(MD-MPN)的 WHO 分型

MD-MPN 是一种既有骨髓病态造血的特征又具有骨髓增殖特征的类型,于 2001 年被首次命名。2008 年,WHO"造血和淋巴组织肿瘤分类"将 MD-MPN 分为 4 型。

①慢性粒-单核细胞白血病(chronic myelomonocytic leukemia,CMML);

②不典型慢性髓细胞白血病(atypical chronic myelogenous leukemia-BCR-ABL1 negative,ACML-BCR-ABL1-);

③幼年型慢性粒-单核细胞白血病(juvenile myelomonocytic leukemia,JMML);

④不能分类的骨髓增生异常-骨髓增殖性肿瘤(myelodysplastic/myeloproliferative neoplasm-unclassifiable,MD/MPN-U)。

3. 骨髓增生异常综合征(MDS)的 WHO 分型

2008 年,WHO 提出 MDS 新的分型方案,将 FAB 的五型分类法变为七型,使 MDS 分型更细。除考虑原始细胞比例、形态学改变及单核细胞数量外,还将细胞遗传学因素作为分型依据。

①难治性贫血伴单系病态造血(RCUD):难治性贫血(RA)、难治性中性粒细胞减少(RN)、难治性血小板减少(RT);

②难治性贫血伴环形铁粒幼细胞(RARS);

③难治性血细胞减少伴多系病态造血(RCMD);

④难治性贫血伴原始细胞增多-1(RAEB-1);

⑤难治性贫血伴原始细胞增多-2(RAEB-2);

⑥MDS-未分类(MDS-U);

⑦MDS 伴单纯 5q-。

4. 急性髓系白血病及相关前驱髓细胞肿瘤的 WHO 分型

2008 年,WHO"造血和淋巴组织肿瘤分类"中将 AML 及相关前驱髓细胞肿瘤分为 7 型,见表 5-23。

表 5-23　AML 及相关前驱髓细胞肿瘤分型

AML 伴重现性遗传学异常
①AML 伴 t(8;21)(q22;q22);RUNX1-RUNX1T1
②AML 伴 inv(16)(p13.1q22)或 t(16;16)(p13.1;q22);CBFβ-MYH11
③APL 伴 t(15;17)(q22;q22);PML-RARα
④AML 伴 t(9;11)(p22;q23);MLLT3-MLL

续表

⑤AML 伴 t(6;9)(p23;q34);DEK-NUP214
⑥AML 伴 inv(3)(q21q26.2)或 t(3;3)(q21;q26.6);RPN1-EVI1
⑦AML(原始巨核细胞)伴 t(1;22)(p13;q13);RBM15-MKL1
⑧AML 伴 NPM 1 突变(暂定类型)
⑨AML 伴 CEBPA 突变(暂定类型)
AML 伴骨髓增生异常(病态造血)相关改变
治疗相关的髓系肿瘤
AML 非特指型
①AML 微分化型
②AML 无成熟型
③AML 伴成熟型
④急性粒单核细胞白血病
⑤急性原始单核/单核细胞白血病
⑥急性红白血病、纯红血病、红白血病,红/粒系
⑦急性原始巨核细胞白血病
⑧急性嗜碱性粒细胞白血病
⑨急性全髓增殖症伴骨髓纤维化
髓系肉瘤
唐氏综合征相关的髓系增殖症
①短暂的异常髓系增生
②唐氏综合征相关的髓系白血病
母细胞性浆细胞样树突状细胞肿瘤

WHO 分型对 FAB 分类修改最显著的是 AML 诊断标准,即外周血或骨髓中原始细胞的百分比不小于 20%。因大量的研究证实,骨髓中的原始细胞占 20%～30% 与不小于 30% 相比较,患者的生存期无显著差别。在某些情况下,如检测到有重现性染色体或融合基因时,即使骨髓中原始细胞小于 20%,也诊断为 AML,归为伴重现性遗传学异常的 AML。

(二)淋巴组织肿瘤的分型

2008 年,WHO 颁布的第四版"造血和淋巴组织肿瘤分类"方案中淋巴组织肿瘤分型的核心内容是:将急性淋巴细胞白血病、慢性淋巴细胞白血病、浆细胞肿瘤、淋巴瘤等都统一归在淋巴组织肿瘤中,并根据疾病的细胞源性(T 或 B)、细胞发育阶段(前驱细胞或成熟细胞)和临床特征进行分类,因为许多淋巴组织肿瘤患者存在实体瘤(淋巴瘤)和循环扩散(白血病)期。研究认为,淋巴瘤和淋巴细胞白血病是同一肿瘤不同时期的表现。按照本分型方案,可将淋巴组织肿瘤分为 5 类,即前驱型淋巴系肿瘤(precursor lymphoid neoplasm)、成熟 B 细胞肿瘤(mature B-cell neoplasm)、成熟 T/NK 细胞肿瘤(mature T-cell and NK-cell neoplasm)、霍奇金淋巴瘤(Hodgkin lymphoma)及移植后淋巴细胞增殖紊乱(posttransplant lymphoprolioferative disorders,PTLD)。

1. 前驱型淋巴系肿瘤的 WHO 分型(表 5-24)

表 5-24 前驱型淋巴系肿瘤分型(WHO,2008)

B 淋巴母细胞白血病/淋巴瘤(B-lymphoblastic leukemia/lymphoma)
B 淋巴母细胞白血病/淋巴瘤,非特指型
B 淋巴母细胞白血病/淋巴瘤,伴重现性细胞遗传学异常
B 淋巴母细胞白血病/淋巴瘤,伴 t(9;22)(q^{34};$q^{11.2}$);BCR-ABL
B 淋巴母细胞白血病/淋巴瘤,伴 t(v;11q^{23});MLL 重排
B 淋巴母细胞白血病/淋巴瘤,伴 t(12;21)(p^{13};q^{22});TEL-AML1(ETV6-RUNX1)
B 淋巴母细胞白血病/淋巴瘤,伴超二倍体
B 淋巴母细胞白血病/淋巴瘤,伴低二倍体(伴低二倍体 ALL)
B 淋巴母细胞白血病/淋巴瘤,伴 t(5;14)(q^{31};q^{32});IL3-IGH
B 淋巴母细胞白血病/淋巴瘤,伴 t(1;19)(q^{23};$p^{13.3}$);E2A-PBX1(TCF3-PBX1)
T 淋巴母细胞白血病/淋巴瘤(T-lymphoblastic leukemia/lymphoma)

2. 成熟 B 细胞肿瘤的 WHO 分型(表 5-25)

表 5-25 成熟 B 细胞肿瘤分型(WHO,2008)

慢性淋巴细胞白血病/小淋巴细胞性淋巴瘤
B 细胞幼淋巴细胞白血病
脾 B 细胞边缘带淋巴瘤
毛细胞白血病
脾 B 细胞淋巴瘤/白血病,无法分类
脾弥漫性红髓小 B 细胞淋巴瘤
毛细胞白血病变异型
淋巴浆细胞淋巴瘤
Waldenström 巨球蛋白血症
重链病
IgA 重链病
IgG 重链病
IgM 重链病
浆细胞骨髓瘤
骨孤立性浆细胞瘤
髓外浆细胞瘤
黏膜相关淋巴组织结外边缘带淋巴瘤(mucosa-associated lymphoid tissue,MALT)
结内边缘带淋巴瘤
儿童结内边缘带淋巴瘤

续表

滤泡性淋巴瘤
儿童滤泡性淋巴瘤
原发皮肤滤泡中心淋巴瘤
套细胞淋巴瘤
弥漫性大B细胞淋巴瘤(DLBCL),非特指型
T细胞/组织细胞丰富大B细胞淋巴瘤
原发中枢神经系统DLBCL
原发皮肤DLBCL,腿型
老年性EB病毒阳性DLBCL
慢性炎症相关DLBCL
淋巴瘤样肉芽肿
原发纵隔(胸腺)大B细胞淋巴瘤
血管内大B细胞淋巴瘤
ALK阳性大B细胞淋巴瘤
浆母细胞淋巴瘤
起源于HHV8相关的多中心Castleman病
大B细胞淋巴瘤
原发渗出性淋巴瘤
Burkitt淋巴瘤
不能分类的B细胞淋巴瘤
特征介于DLBCL和Burkitt淋巴瘤之间
不能分类的B细胞淋巴瘤
特征介于DLBCL和经典霍奇金淋巴瘤之间

3. 成熟T/NK细胞肿瘤的WHO分型(表5-26)

表5-26 成熟T/NK细胞肿瘤分型(WHO,2008)

T幼淋巴细胞白血病
T细胞大颗粒淋巴细胞白血病
慢性NK细胞淋巴增殖性疾病
侵袭性NK细胞白血病
儿童系统性EB病毒阳性T细胞淋巴增殖性疾病
种痘水疱病样淋巴瘤
成人T细胞白血病/淋巴瘤
结外NK/T细胞淋巴瘤,鼻型

续表

肠病相关 T 细胞淋巴瘤
肝脾 T 细胞淋巴瘤
皮下脂膜炎样 T 细胞淋巴瘤
蕈样霉菌病
Sezary 综合征
原发皮肤 CD_{30}^+ T 细胞增殖性疾病
淋巴瘤样丘疹病
原发皮肤间变大细胞淋巴瘤
原发皮肤 rδT 细胞淋巴瘤
原发皮肤 CD_8^+ 侵袭性嗜表皮细胞毒性 T 细胞淋巴瘤
原发皮肤 CD_4^+ 小/中 T 细胞淋巴瘤
外周 T 细胞淋巴瘤,非特指型
血管免疫母细胞 T 细胞淋巴瘤
ALK 阳性间变性大细胞淋巴瘤
ALK 阴性间变性大细胞淋巴瘤

4. 霍奇金淋巴瘤的 WHO 分型(表 5-27)

表 5-27 霍奇金淋巴瘤分型(WHO,2008)

结节性淋巴细胞为主型霍奇金淋巴瘤(nodular lymphocyte predominance Hodgkin lymphoma,NLPHL)
经典型霍奇金淋巴瘤(classical Hodgkin lymphoma,CHL),占 HL 的 95% 左右
结节硬化型经典型霍奇金淋巴瘤(nodular sclerosis CHL,NSCHL)
混合细胞型经典型霍奇金淋巴瘤(mixed cellularity CHL,MCCHL)
淋巴细胞消减型经典型霍奇金淋巴瘤(lymphocyte-depleted CHL,LDCHL)
淋巴细胞丰富型经典型霍奇金淋巴瘤(lymphocytic-rich,LRCHL)

5. 移植后淋巴细胞增殖紊乱的 WHO 分型

移植后淋巴细胞增殖紊乱(PTLD)是患者在接受异体造血干细胞抑制或实体器官移植后引起免疫抑制而继发的一种淋巴组织增生或淋巴瘤。约 90% 是 B 淋巴细胞起源,少数由 T 细胞起源,90%～95% 与 EB 病毒感染有关。WHO 分型(2008)将移植后淋巴细胞增殖紊乱分为三型:早期病变 PTLD、多形性 PTLD 和单形性 PTLD。其中早期病变 PTLD 和多形性 PTLD 随着免疫抑制的减量可自行消退,而大部分单形性 PTLD 的预后很差,死亡率高。

(三)系列模糊的急性白血病的分型

系列模糊的急性白血病(acute leukemia of ambiguous lineage)又称急性未定系列白血

病,是白血病细胞分化系列不明或细胞的病理系列特点无法证明细胞向某系列分化的一种急性白血病,采用形态学、细胞化学、免疫学表型、细胞遗传学及分子生物学技术等仍难以明确其细胞系列归属,WHO 分型(2008)方案将其分为两类。

①无特征性系列分化抗原的白血病:如急性未分化型白血病(acute undifferentiated leukemia,AUL)。

②表达不止一种系列分化抗原的白血病:即白血病中可能存在不同的原始细胞群或一种细胞群中同一细胞上表达不同系列的多种抗原,也可能两种情况同时存在,如混合表型急性白血病(mixed phenotype acute leukemia,MPAL)。

(四)组织细胞和树突状细胞肿瘤的分型

组织细胞和树突状细胞肿瘤(histiocytic and dendritic cell neoplasm)是一种较少见的类型。WHO 分型(2008)将组织细胞和树突状细胞肿瘤分为 8 个类型:①组织细胞肉瘤;②滤泡树突状细胞肉瘤;③朗格汉斯细胞组织细胞增生症;④成纤维细胞性网状细胞肿瘤;⑤朗格汉斯细胞肉瘤;⑥未定型树突状细胞肿瘤;⑦指突状树突状细胞肉瘤;⑧弥漫性幼年性黄色肉芽肿。

由此可见,WHO(2008)分型是应用了 MICM 分型技术,结合临床特征进行的综合分型,是国际上一种崭新的血液肿瘤分型与诊断标准。这一新的分型方案较 FAB 分型的主要区别在于:对急性白血病和淋巴组织肿瘤的分类是以生物学同源性与疾病发生本质特性进行界定的,如对淋巴组织肿瘤的分类主要是根据细胞的来源(T 淋巴细胞或 B 淋巴细胞)和细胞发育阶段(前驱细胞或成熟细胞)来进行分类。总之,新的 WHO 分型更为全面、合理,对治疗的选择与预后判断有更大的指导意义和更重要的研究价值。

(于增国　伦永志)

第四节　血液凝固

血液凝固(coagulation)是指在凝血酶的作用下纤维蛋白原转变成纤维蛋白,使血液由液体状态转变为凝胶状态的过程。这一过程是由凝血系统、抗凝血系统和纤溶系统共同参与的复杂生理过程。正常生理状态下,上述各系统间维持着动态平衡,确保血液能在血管中正常流动,一旦这个平衡遭到破坏,机体便会发生出血或形成血栓。

近年来,随着对凝血系统研究的不断深入,传统凝血反应过程的"瀑布学说"被多次修正并添加了许多新内容。例如,以酶、辅因子、底物形成的多成分酶复合物为核心的凝血反应研究,以凝血酶的正反馈激活反应在加速和放大凝血过程中的作用及负反馈激活反应在调节凝血中的作用研究等,更加深入地揭示了机体复杂的凝血过程。至 20 世纪 90 年代,随着传统的内源与外源凝血活化途径之间内在关系的不断阐明,以及凝血系统与纤溶、补体和激肽系统之间关系的进一步明确,现在已经不能简单地将凝血机制理解为内源和外源两个凝血系统。一种以传统凝血"瀑布学说"为骨架的新凝血机制理论已逐渐形成。本节将对近年来修正的新凝血理论进行阐述。

一、凝血因子及其特性

凝血因子（coagulable factor）也称凝血蛋白（coagulable protein）。研究证明，参与血液凝固的凝血因子共14个，其中包括12个经典途径的凝血因子和2个激肽系统的因子，即激肽释放酶原（prekallikrein, PK）和高分子量激肽原（high molecular weight kininogen, HMWK或HK）。按国际凝血因子命名委员会规定：12个经典的凝血因子按其被发现的先后顺序以罗马字母Ⅰ～ⅩⅢ命名（因子用F表示），即FⅠ、FⅡ、FⅢ、FⅣ、FⅤ、FⅥ、FⅦ、FⅧ、FⅨ、FⅩ、FⅪ、FⅫ、FⅩⅢ。其中FⅥ是FⅤ的活化形式因而被废除，FⅣ为钙离子（Ca^{2+}），其余凝血因子均为蛋白质。除FⅢ存在于组织中外，其余均存在于新鲜血浆中。一般情况下，因子Ⅰ、Ⅱ、Ⅲ、Ⅳ习惯按沿用的名称，分别称为纤维蛋白原、凝血酶原、组织因子、钙离子。生理情况下，绝大多数凝血因子以酶原的形式存在于血浆中，若已活化则在罗马字母右边标注"a"。现对凝血因子的分类及其特性进行介绍。

（一）维生素K依赖性凝血因子

维生素K依赖性凝血因子包括凝血酶原、FⅦ、FⅨ、FⅩ。这组凝血因子因其在肝脏合成后期需要在肝细胞微粒体中进行修饰，即在谷氨酸羧基化过程需要维生素K参与，故此组凝血因子被称为维生素K依赖性凝血因子。羧基化反应发生在γ-羧基谷氨酸（Gla's），即Gla's必须依赖维生素K作用，在因子合成的最后环节转接上去。只有已羧基化的维生素K依赖性凝血因子才具有结合Ca^{2+}的能力，并借助Ca^{2+}与磷脂膜结合，Ca^{2+}在此反应中起"桥连"作用，即一侧与Gla's连接，另一侧与带负电荷的磷脂连接。因此，维生素K依赖性凝血因子的Gla's借助Ca^{2+}与磷脂的结合是其参与凝血反应的基础。若缺乏维生素K或服用维生素K拮抗剂，可影响上述凝血因子的羧基化而使其丧失凝血活性，从而导致新生儿出血或获得性出血性疾病等。除此之外，蛋白D（protein D）、蛋白S（protein S）、蛋白Z（protein Z）也属于此类凝血因子。此组凝血因子为丝氨酸蛋白酶的前体，必须经过蛋白酶切割活化才能表现出酶的活性。

1. 因子Ⅱ（factor Ⅱ, FⅡ）

FⅡ习惯称之为凝血酶原，是单链糖蛋白，由579个氨基酸残基组成，分子量68 000，血浆浓度150～200 mg/L，基因所在染色体$11p^{11}$～q^{12}。在凝血酶原酶（FⅩa-FⅤa-Ca^{2+}/磷脂）的作用下，凝血酶原分子的苏氨酸位先断裂，释放含有Gla's的活化肽（fragments 1、2），接着异亮氨酸断裂，产生由重链和轻链组成的α-凝血酶，其活性位丝氨酸位于重链。

凝血酶原活化肽是近年来许多研究的主要内容，1985年Covers-Riemslag等发现，凝血酶原活化肽在凝血酶原激活过程中起调节作用。1987年Pieters等报道，它具有中和肝素的作用。

2. 因子Ⅶ（factor Ⅶ, FⅦ）

FⅦ属于单链糖蛋白，由406个氨基酸残基组成，分子量为60 000，血浆浓度小于

10 mg/L，基因所在染色体 $13q^{34} \sim q^{ter}$。它是由 TF 介导的外源凝血激活途径的启动酶，本身具有水解酶活性，通常表示为 FⅦa。FⅦa 可以进一步被 FXa 或凝血酶反馈激活，在异亮氨酸位分裂成双链形式（FⅦa），重链含丝氨酸活性位（分子量约 29 500），轻链含 Gla′s（分子量约 23 500）。在此激活反应过程中，没有活性肽释放。FⅦ经激活转变为 FⅦa 后，凝血活性增加 100 倍。FⅦa 具有双相蛋白水解酶的功能，既可以激活因子 X，又可以激活 FⅨ。

FⅦ缺陷常合并严重出血，部分病例合并轻度到重度出血。

3. 因子Ⅸ（factor Ⅸ，FⅨ）

FⅨ又称抗血友病 B 因子，是单链糖蛋白，由 416 个氨基酸残基组成，分子量 57 000，血浆浓度小于 3 mg/L，基因所在染色体 $13q^{26\sim27}$。FⅨ可被 FⅪa 或 TF-FⅦa 复合物激活，两者的激活反应都需要 Ca^{2+} 的参与。FⅨ的 N 端丙氨酸断裂后产生由二硫键连接的双链，缬氨酸位断裂后也产生双链（即 FⅨa），同时释放含碳水化合物肽链（分子量 9 000）。丝氨酸活性位于 C 端（27 000 区）。由于 FⅨa 失掉分子量为 9 000 的活性肽，分子量变成 46 500。

FⅨ缺乏为血友病 B，是一种性联隐性遗传性出血性疾病。血友病 B 合并出血的程度取决于其血浆 FⅨ活性水平，重症病例 FⅨ血浆活性水平小于 1%，轻症病例血浆 FⅨ活性水平在 5%～25%之间。

4. 因子 X（factor X，FX）

FX 又称 Stuart-Prower 因子，是双链糖蛋白，由 448 个氨基酸残基组成，分子量 55 000，血浆浓度小于 6 mg/L，基因所在染色体 $13q^{34}\sim q^{ter}$。FX 由重链（分子量 37 000）和轻链（分子量 17 000）组成，肽链之间由二硫键连接，轻链相当于其他维生素 K 依赖性凝血因子的 N 端，含有 12 个 Gla′s。FX 既可被多成分酶复合物 FⅨa-FⅧa-Ca^{2+}/磷脂激活，又可被 TF-FⅦa-Ca^{2+} 复合物激活。在 FⅨa-FⅧa-Ca^{2+}/磷脂或 TF-FⅦa-Ca^{2+} 复合物激活作用下，FX 重链上的异亮氨酸位断裂，生成 α-FXa，同时释放出分子量为 7 000 的肽段。α-FXa 具有自动水解酶的作用，可进一步使其丙氨酸位断裂，产生 β-FXa。α-FXa 也可以水解苏氨酸位，但过程缓慢，可能不具有生理学意义。

FX 缺陷为常染色体隐性遗传性疾病，两性均可受累。纯合子病人血浆 FX 活性水平小于 2%，常伴有出血症状。杂合子病人血浆 FX 活性水平在 40%～68%之间，通常无出血症状。

（二）接触活化凝血因子

接触活化因子是指参与表面激活反应的凝血因子，包括 FⅪ、FⅫ、PK、HMWK。此组凝血因子可以被液相物质（如凝血酶）和固相物质（表面带负电荷的物质）激活，活化后的这些因子能够互相接触激活其他因子，参与纤溶、激肽和补体等系统的活化（图 5-5）。近年的研究发现，接触因子缺乏（FⅪ除外）或活性降低时，临床一般没有出血表现，反而表现出不同程度的血栓形成倾向或纤溶活性下降。因此，目前人们普遍认为 FⅫ及 PK 并不是机体正常止凝血功能所必需的凝血因子，但它们参与由抗凝血、纤溶、补体及激肽产生的炎症反应。

1. 因子Ⅻ（factor Ⅻ，FⅫ）

FⅫ是单链糖蛋白，由 596 个氨基酸残基组成，分子量为 80 000，基因所在染色体 $5q^{33}\sim$

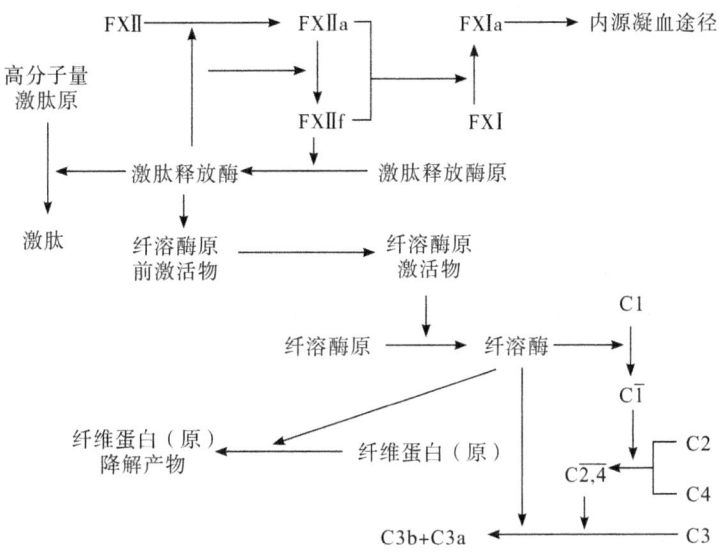

图 5-5 凝血始动反应与纤溶、激肽和补体系统的关系

q^{ter}。FⅫ在血浆激肽释放酶限制性蛋白水解酶作用下,产生两种活性酶形式,即 α-FⅫa 和 β-FⅫa。在FⅫ活化过程中,首先精氨酸353位断裂,产生分子量为80 000的双链活性α-FⅫa。α-FⅫa是由重链(分子量50 000)和轻链(分子量28 000)组成的,肽链之间由二硫键连接。N端位于重链,具有很强的表面结合能力。C端位于轻链,占有酶活性中心,其组成和结构与其他丝氨酸蛋白水解酶相似。α-FⅫa 可被激肽释放酶进一步分解,重链上精氨酸334位断裂,产生 β-FⅫa。β-FⅫa是由二硫键连接的2个多肽链组成,重链由1~334个残基组成,分子量为28 000;轻链由345~353个氨基酸残基组成,分子量为2 000。β-FⅫa仍具有酶活性,但失去表面结合力。FⅫ也可被活化的 α-FⅫa 形式水解,作用方式如同上述血浆激肽释放酶,但反应速率缓慢。

大多数 FⅫ缺陷病人为常染色体显性遗传,也有为数不多的隐性遗传病例报告,两性均可受累。FⅫ缺陷不像其他凝血因子缺陷,病人无任何出血症状,反而常合并血栓栓塞性疾病,如首例发现的 FⅫ缺陷的病人最终死于肺栓塞。因此,从那时起接触活化理论(内源凝血活化途径)便被质疑,并面临严峻的挑战。最新的研究发现,TF-FⅦa-Ca^{2+} 复合物可使 FⅪ活化成 FⅪa,启动内源凝血系统,同时与 FⅩ结合形成 FⅩa,促进凝血酶的形成,由此可以解释为何 FⅫ缺陷病人不引起出血,反而可发生血栓性疾病。

2. 因子Ⅺ(factor Ⅺ,FⅪ)

FⅪ是由2个等同的多肽链组成的糖蛋白,由607个氨基酸残基组成,分子量为210 000,基因所在染色体 $4q^{35}$。据 cDNA 密码核苷酸顺序分析,每个肽链由607个氨基酸残基组成,其中约58%的氨基酸顺序与激肽释放酶原相同。正常情况下,FⅪ以非共价键形式与 HMWK 结合成双分子复合物,当接触活化反应发生时与表面结合。FⅪ在 α-FⅪa 限制性蛋白酶作用下,每个多肽链上的精369-异亮370位断裂,生成由重链(分子量48 000)和轻链(分子量35 000)组成的 FⅪa。每个轻链有一个活性位,氨基酸顺序呈典型的丝氨酸蛋白酶顺序。FⅪ与高分子量激肽原结合的部位位于重链部分,该部位也是FⅪa和FⅪ激活过程中的Ca^{2+}结合位。

FⅪ缺陷通常称为血友病C。本病是不完全常染色体显性遗传病,男女均可受累。自发性出血非常罕见,仅纯合子病人有轻度出血症状,而杂合子病人则无任何出血表现。

3. 激肽释放酶原或前激肽释放酶(prekallilarein,PK)

PK是单链糖蛋白,由619个氨基酸残基组成,分子量为88 000。与FⅪ相似,PK在血浆中以非共价键形式与高分子量激肽原结合成复合物,在接触活化反应过程中与反应表面结合。血浆PK经蛋白水解酶活化后可生成两种活性酶形式。当FⅫa裂解PK肽链上的精371-异亮372位时,产生由重链和轻链组成的α-激肽释放酶,N端位于重链而C端位于轻链。重链(分子量43 000)含PK/激肽释放酶与HMWK结合部位,该区域与FⅪa的重链区域十分相似。轻链区(分子量38 000)占有酶活性中心,其结构同其他丝氨酸蛋白酶。β-激肽释放酶是有3个肽链的多肽体,是α-激肽释放酶的重链裂解后产物。1987年,Tans等注意到,以纯化的PK与硫酸酯在低离子强度条件下温育后,PK可自动活化,生成的激肽释放酶(kallikrein,KK)可进一步激活PK,与FⅫ自动激活方式相似。

PK缺陷有为数不多的文献报道,本病的遗传方式尚不清楚。1980年Saade报道,本病为常染色体显性遗传,男女均可发病,仅少数病人涉及同血缘婚配,病人无任何出血表现。与FⅫ缺陷病人一样,PK缺陷合并血栓栓塞性疾病的病例也见于文献报道。

4. 高分子量激肽原(HMWK)

HMWK也是糖蛋白,由626个氨基酸残基组成,分子量为120 000,基因所在染色体$13q^{26}\sim q^{ter}$。HMWK是接触活化反应中的非酶性蛋白辅因子。1985年,Kitamura等阐明了人血浆HMWK的完全基因结构。在血浆激肽释放酶的作用下,HMWK的2个内肽链断裂,释放血管活性物质——舒缓激肽,并生成由重链和轻链组成的双分子肽链。N端位于重链,C端位于轻链。重链与HMWK相同,不含促凝活性。轻链区域内富含组氨酸、赖氨酸和甘氨酸。这些具有很高正电荷的区域可使HMWK与带负电荷表面结合。除激肽释放酶外,α-FⅫa也可激活HMWK,但激活速率缓慢。

据报道,大多数HMWK缺陷为常染色体显性遗传,两性均可受累。与其他接触活化因子缺陷病人一样,本病在临床上并无出血症状。

(三)凝血酶敏感因子

凝血酶敏感因子包括纤维蛋白原(FⅠ)、FⅤ、FⅧ、FⅩⅢ。它们的共同特点是对凝血酶(thrombin)敏感,或者说是凝血酶的作用底物。

1. 因子Ⅰ(即纤维蛋白原,fibrinogen,Fg)

Fg是由3对多肽链组成的对称性二聚体糖蛋白,3条多肽链分别是α(A)、β(B)和γ,它们的分子量分别是66 000、52 000和46 000,并分别由610个、461个和411个氨基酸残基组成,基因所在染色体$4q^{23\sim 32}$。Fg是血浆中含量最高的凝血因子,在血浆中的浓度为2.0~4.0 g/L。其功能除直接参与凝血过程外,还具有其他多种功能,如与血小板膜糖蛋白Ⅱb/Ⅲa结合而介导血小板聚集反应、参与动脉粥样硬化及肿瘤血行转移等;Fg水平升高还是诱发心、脑血管疾病发病的重要因素。

2. 因子 V (factor V, FV)

FV是单链糖蛋白,由2 196个氨基酸残基组成,分子量为330 000,基因所在染色体$1q^{21\sim25}$。FV是FXa的辅因子,参与凝血酶原的激活,血浆浓度为30 nmol/L。近年来,血小板FV也得到分离。FV可被凝血酶和FXa激活,但凝血酶可能是生理性激活剂。

FV缺陷有副血友病之称,FV缺陷有血浆蛋白水平正常(CRM^+)和血浆蛋白水平缺陷(CRM^-)两种形式。FV缺陷的病人通常仅有轻度出血症状。同时缺乏FⅧ和FV的病例也有报道。

3. 因子 FⅧ (factor Ⅷ, FⅧ)

FⅧ是由复合多肽链组成的糖蛋白,由2 332个氨基酸残基组成,分子量因测定方法不同差异较大(约200 000),血浆浓度小于10 ng/L,基因所在染色体xq^{28}。在血浆中,FⅧ促凝蛋白(FⅧ:C)与血管性血友病因子紧密结合,难以纯化。近年来,人FⅧ:C的cDNA密码得以解析,有关FⅧ:C的结构和功能得到深入理解。血友病A缺乏FⅧ,可根据血浆中FⅧ:C活性分为重症(1%)、中等度(1%~5%)和轻度(5%~25%)三种。

血管性血友病因子(von willebrand factor, vWF)是一种多聚体,是一个重要的凝血辅因子。vWF的亚单位分子量为250 000,由2 050个氨基酸残基组成。二聚体的分子量为500 000~1 000 000,基因所在染色体$12p^{12}\sim p^{ter}$。血浆vWF抗原浓度约为10 mg/L。vWF具有两方面的功能:第一,作为血浆FⅧ的保护性载体,使之不被破坏而顺利完成凝血过程;第二,促进血小板黏附于受损血管壁,是血小板黏附于胶原的桥梁。vWF质量异常或缺乏可导致血管性血友病(von willebrand disease, vWD),本病是因vWF基因缺陷所致的一种遗传性出血性疾病。

4. 因子 FⅩⅢ (factor ⅩⅢ, FⅩⅢ)

FⅩⅢ即纤维蛋白稳定因子(fibrin stabilizing factor, FSF),是存在于血浆、血小板和单核细胞中的一种糖蛋白,由2条α链和2条β链借二硫键连接成四聚体,共2 744个氨基酸残基组成,分子量为32 000,基因所在染色体$\alpha 6p^{24}\sim p^{21}$;$\beta 1p^{31}\sim p^{32}$。在正常情况下,FⅩⅢ以酶原形式存在,是一种半胱氨酸转谷氨酰胺酶原,被凝血酶激活后才参与凝血,其作用是使纤维蛋白多聚体形成稳固的交联纤维蛋白。此外,它在机体受损伤后的组织修复及伤口愈合过程中可能发挥重要作用。

(四) 其他凝血因子

其他凝血因子主要包括组织因子和Ca^{2+}。

1. 组织因子(tissue factor, TF)

TF又称为组织凝血活酶(tissue thromboplastin),即因子Ⅲ(FⅢ)。TF广泛存在于人体和动物组织细胞中,特别是脑、肺和胎盘组织中含量丰富,属于糖蛋白,分子量为46 000,由263个氨基酸残基组成,基因所在染色体$1p^{21\sim22}$。TF是由辅基蛋白和磷脂组成的脂蛋白,蛋白部分具有酶活性。TF的某些区域呈现传递膜蛋白特征,可能含有因子Ⅶ的细胞表面受体。纯化的脱辅基蛋白Ⅲ单独不具备任何促凝活性,但与适量的磷脂重组后可重现促凝活性。

正常情况下,许多不直接与血液接触的细胞(如成纤维细胞和平滑肌细胞)能合成TF,而与血液保持接触的内皮细胞和单核细胞却含有较低的TF,但在某些因素(如内毒素、免疫复合物、白介素-1、肿瘤坏死因子等)的刺激下,则可以合成和表达TF。该因子在血管内皮受损时被释放到血液中,是血液凝固的始动因子。内皮细胞所含TF的活性具有特别重要的意义,因为内皮细胞支持凝血因子复合物在其表面集中。Rao等近来发现了外源凝血启动抑制剂,它具有抑制TF/FⅦ复合物形成的作用,关系到外源凝血启动状态调节。

2. 因子Ⅳ(钙离子,Ca^{2+})

在凝血过程中,Ca^{2+}参与FⅪ与FⅩⅢ的活化,参与FⅨa和FⅧa、TF和FⅦ、FⅩa和FⅤa等复合物的活化。Ca^{2+}可结合凝血因子的羧基端并改变其分子构象,暴露凝血因子与阴离子磷脂结合部位,促使活化的凝血因子与磷脂表面形成复合物,参与凝血。

二、凝血因子的功能

(一)凝血因子的活化

1. 组织因子的释放

组织因子(TF)是一种跨膜糖蛋白,N端位于胞膜外侧,是FⅦ的受体。TF作为辅因子与FⅦ或FⅦa结合,C端插入胞质中,提供凝血反应的催化表面。

2. 因子Ⅶ的激活

(1)构型改变

当组织损伤时,被释放入血的TF与FⅦ结合,FⅦ分子构型发生改变,活性部位暴露,即成为活化的FⅦ(FⅦa)。

(2)TF-FⅦa-Ca^{2+}复合物形成

在Ca^{2+}参与下,TF与FⅦa结合形成TF-FⅦa-Ca^{2+}复合物,后者可激活FⅨ和FⅩ,从而使内源与外源凝血途径相互沟通,紧密联系在一起,进一步加强并巩固了凝血反应过程。因此,从TF释放到TF-FⅦa-Ca^{2+}复合物形成过程,是体内最重要的凝血途径。

3. 因子Ⅻ的激活

目前认为,在体外,FⅫ是内源凝血途径的始动因子;而在体内,FⅫ的激活已不再是体内凝血的一个环节或者不主要参与凝血,而对纤溶系统和激肽系统的激活起着更重要的作用。如FⅫ的缺陷或体内活化障碍,都可能减低体内纤溶活性,导致血栓性疾病。但很多体外凝血试验仍沿用激活FⅫ的方法。

4. 因子Ⅺ的激活

在体外,FⅪ可被FⅫa和激肽释放酶活化参与凝血;但在体内FⅪ可能被凝血酶反馈激活,FⅪ在体内血小板的表面被凝血酶激活是最可能的机制。所以FⅪa是体内激活FⅨ并参与凝血的"后补"因子,其更大的作用可能在于直接活化FⅩ。目前研究认为,FⅪa激活纤溶的作用大于FⅨ,甚至超过FⅫa对纤溶的激活作用。

5. 激肽释放酶原(PK)的激活

在FⅫa的作用下,PK的精氨酸(371)-异亮氨酸(372)肽键断裂,转变成由重链和轻链组成的激肽释放酶(KK),酶活性中心在轻链。重链区含有与HMWK结合的部位。KK的作用是反馈激活FⅫ,进一步生成大量FⅫa,也可激活FⅪ和FⅦ,使纤溶酶原(plasminogen,PLG)转变成纤溶酶(plasmin,PL),后者使HMWK转变成激肽。

6. HMWK的作用

HMWK为接触反应的辅因子,参与FⅪ和FⅦ的激活。HMWK所生成的激肽有强烈的舒张血管、增加血管通透性及降低血压的作用。

7. 因子Ⅸ的激活

FⅨ可被FⅪa和TF-FⅦ-Ca^{2+}复合物活化。FⅨa与活化的血小板表面受体以血小板因子3(PF_3)为磷脂载体,与起始活化的FⅧa结合形成FⅨa-FⅧa-Ca^{2+}/PF_3复合物。

8. 因子Ⅷ:C的作用

FⅧ:C被起始凝血酶激活成FⅧa,后者与FⅨa、Ca^{2+}和磷脂(PF_3)结合,形成FⅨa-FⅧa-Ca^{2+}/PF_3复合物,此复合物有激活FⅩ的作用。

(二)凝血酶的生成

1. 凝血酶原酶的形成

(1)因子Ⅹ(FⅩ)的激活

在FⅨa-FⅧa-Ca^{2+}/PF_3和TF-FⅦa-Ca^{2+}复合物的作用下,FⅩ重链上精氨酸(51)-异亮氨酸(52)肽键断裂,从其N端释放出一条相对分子质量为11 000的小肽之后,生成具有活性的α-FⅩa,再从其C端释放出含17个氨基酸的小肽,使α-FⅩa转变成具有酶活性的β-FⅩa。

(2)因子Ⅴ(FⅤ)的激活

在起始凝血酶作用下,FⅤ转变成双链结构的FⅤa。FⅤa为FⅩa的辅因子。在Ca^{2+}的参与下,FⅩa、FⅤa、PF_3(磷脂)结合形成FⅩa-FⅤa-Ca^{2+}/PF_3复合物,此即凝血酶原酶(亦称凝血活酶)。

2. 凝血酶的生成

凝血酶原酶可使单链的凝血酶原分子上精氨酸(274)-苏氨酸(275)肽键断裂,释放出凝血酶原片段1+2(prothrombin fragment 1+2,F_{1+2})中间产物。凝血酶原酶又可使中间产物分子上的精氨酸(323)-异亮氨酸(324)肽键断裂,形成由A和B两条肽链组成的凝血酶,F_{1+2}受凝血酶自身水解而裂解为片段1(F_1)和片段2(F_2)。此途径为凝血酶原活化的生理途径。

(三)纤维蛋白的形成

1. 纤维蛋白(Fg)的形成

Fg分子6条多肽链形成3个球状区域,中央区被称为E区,两侧的外周区被称为D区,纤维蛋白的形成至少需要3个步骤:

(1) 分解（FM 的形成）

在凝血酶作用下，Fg 的 α(A)链上的精氨酸(16)-甘氨酸(17)肽键和 Fg 的 β 链上精氨酸(14)-甘氨酸(15)肽键先后被裂解，分别释出纤维蛋白肽 A(fibrinoptide A, FPA)和纤维蛋白肽 B(fibrinoptide B, FPB)。此时的 Fg 分别转变成纤维蛋白 I(Fb-I)和纤维蛋白 II(Fb-II)，即纤维蛋白单体(fibrin monomer, FM)。

(2) 聚合（FM 的聚合）

Fg 释出 FPA、FPB 后，Fb-I 和/或 Fb-II 分子 N 端区的自身聚合位点被暴露。如 FPA 的释放，使 Fb-I 分子 E 区暴露出 A 位点，与另一 Fb-I 的 D 区相应位点结合；FPB 的释放，使 Fb-II 分子 E 区暴露出 B 位点，与相邻 Fb-II 的 D 区相应位点结合，形成纤维蛋白单体聚合物。这种聚合物以氢键聚合，很不稳定，可溶于 5 mol/L 尿素或 1% 单氯醋酸溶液中，故称可溶性纤维蛋白单体(soluble fibrin monomer, SFM)。

(3) 凝固（交联纤维蛋白的形成）

SFM 在 FXIIIa 和 Ca^{2+} 作用下，γ 链分子和 α 链之间以共价键(—CO—NH—)交联，形成不溶性 FM 聚合物，此即交联纤维蛋白。

2. 因子 XIII(FXIII)的激活

在凝血酶和 Ca^{2+} 作用下，FXIII $α_2$ 肽链 N 端的精-甘肽键断裂，脱去两条分子量为 4 000 的小肽，生成无活性的中间产物 $α'_2β_2$，然后在 Ca^{2+} 作用下，$α'_2β_2$ 发生解离，生成具有转酰胺酶活性的 FXIIIa($α'_2$)。$β_2$ 是 $α_2$ 的载体，无活性。FXIIIa 能使一个 FM 侧链上的谷氨酰胺与另一个 FM 侧链上的赖氨酸之间形成 ε(γ 谷氨酰)赖氨酸联结，此作用主要在纤维蛋白的 γ 链之间以及 α 链之间进行。

三、血液凝固机制

传统的血液凝固机制是 1964 年由 Macfarlane、Davies 和 Ratnoff 分别提出的"瀑布学说"。近年来的研究发现，该学说只能对体外条件下的血液凝固过程提供合理解释，而在体内条件下的生理性血液凝固过程显然不同于传统的瀑布机制。如作为接触激活的 FXII、PK、HMWK 等因子缺乏时可引起活化部分凝血活酶时间(APTT)明显延长，但无出血的临床表现，说明这类凝血蛋白并非体内维持止血所必需。先天性 FXI 缺乏患者出血症状较血友病患者轻，说明内源凝血途径不是激活 FXI 的唯一途径。而当 FVII 缺乏时却能引起严重的出血症状，提示凝血主要是通过外源途径，FXI 的激活应该是一个辅助或替代途径。1977 年，Osterud 和 Rapaport 发现 TF-FVII-Ca^{2+} 复合物除能激活 FX 外，还能激活 FIX，说明内源与外源两条凝血途径并不是各自完全独立，而是相互紧密联系的(图 5-6)。这些研究与发现使得凝血瀑布机制得到进一步更新，即血管损伤后，形成的 TF-FVII-Ca^{2+} 复合物能够激活 FX 而启动凝血反应，生成 FXa 和凝血酶，虽然量很少并局限于内皮细胞处，不足以维持正常的止血功能，但能反过来激活 FXI、FV、FVIII 等，这样反复生成大量的 FXa 和凝血酶，使凝血反应呈正反馈逐渐放大。同时 TF-FVIIa-Ca^{2+} 复合物还能够激活 FIX，促进并加强内源凝血途径。

(一) 外源凝血途径

外源凝血途径(extrinsic pathway)是由 TF 启动的凝血活化途径，是指从 TF 释放入血

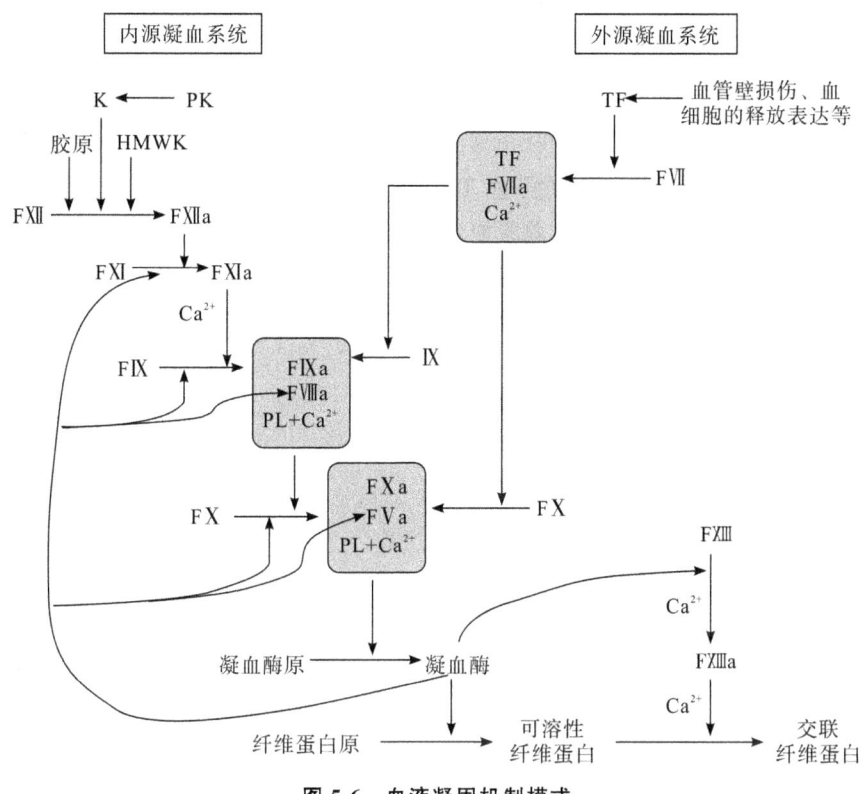

图 5-6 血液凝固机制模式

到 TF-FⅦa-Ca^{2+} 复合物形成的过程。外源凝血途径新的概念是,在生理情况下,TF 并不与血液接触,当组织损伤以及血管内皮细胞和单核细胞、粒细胞等受到细菌、内毒素、免疫复合物、TNF、IL-1 等因素刺激时,TF 释放入血或表达于细胞表面,使血液中 FⅦ 活化并与之形成 TF-FⅦa-Ca^{2+} 复合物,此过程即外源凝血途径。TF-FⅦa-Ca^{2+} 复合物形成后,不仅能激活 FⅩ 启动共同凝血途径,同时还可激活 FⅨ,使内源与外源凝血途径紧密联系在一起。这一途径是体内凝血的主要途径,也是发生血栓等病理变化的主要原因之一。

血液中 FⅦa 在无 TF 存在情况下并不能表现酶活性,不能水解其生理性酶底物 FⅩ 和 FⅨ,而在 TF 存在时,FⅦa 可激活 FⅩ 和 FⅨ。因此,TF 是 FⅦa 凝血活性绝对依赖的辅因子。在正常情况下,由于循环血液中不存在 TF,所以 FⅦa 不引起凝血。现已证实,在 TF-FⅦa-Ca^{2+} 复合物启动的凝血反应过程中,仅可引起少量的 FⅩa 生成,但 FⅩa 可反馈激活 FⅦ,生成的 FⅦa 能迅速激活 FⅩ 和 FⅨ。因此,FⅦa 起着加速和放大 FⅩa 和 FⅨa 生成的作用。

(二)内源凝血途径

内源凝血途径是由表面接触而启动的凝血活化途径,是从 FⅫ 激活到 FⅨa-FⅧa-Ca^{2+}/PF_3 复合物形成的过程。参与的凝血因子全部来自正常血浆中存在的凝血蛋白和 Ca^{2+}。内源凝血途径的现代概念仍然是由表面接触启动的凝血活化途径。在体外,这一凝血途径由 FⅫ 与带负电荷的异物表面(如玻璃、白陶土等)接触启动,而在体内,FⅫ 是由受损血管暴露的胶原接触激活而启动,启动凝血反应的中心是FⅫ活化为具有蛋白酶活性的FⅫa。一方面,FⅫa在HMWK的辅助下,裂解PK形成KK,KK再激活FⅫ和FⅪ,实现因子激活的正反馈放大过程;另一方面,FⅫa激活FⅪ,在Ca^{2+}存在的条件下,FⅪa激活FⅨ。FⅨa、FⅧa及PF_3在Ca^{2+}的参与下形成FⅨa-FⅧa-Ca^{2+}/PF_3复合物,该复合物激活FⅩ,启动共同凝血途径。FⅨ除了可被FⅪa激活外,还可被TF-FⅦa-Ca^{2+}复合物激活,FⅪ也能由TF-FⅦa-Ca^{2+}复合物激活。由此可以证明,内源凝血途径在生理性凝血过程中并不起主要作用。

在表面接触凝血活化反应过程中,带有负电荷的表面的主要作用是引起FⅫ构型发生变化,使其对蛋白酶水解活化高度敏感,促进依赖HMWK的FⅫ与PK之间的反应,以及加强表面结合的α-FⅫa对FⅪ的激活作用。

(三)共同凝血途径

共同凝血途径(common pathway)是指从FⅩ激活到纤维蛋白形成的过程。实际上是内源凝血途径和外源凝血途径共同具有的凝血过程。共同凝血途径包括凝血酶的形成和纤维蛋白的形成两个阶段。

1. 凝血酶的形成

FⅩ分别在内源凝血途径和外源凝血途径所形成的多成分酶复合物(即FⅨa-FⅧa-Ca^{2+}/PF_3和TF-FⅦa-Ca^{2+})作用下形成FⅩa,FⅩa在Ca^{2+}、FⅤa、磷脂(PF_3或其他磷脂)共同参与下形成共同凝血途径的多成分酶复合物FⅩa-FⅤa-Ca^{2+}/PF_3(即凝血酶原酶或凝血活酶),该复合物激活凝血酶原形成凝血酶。

凝血酶是凝血暴发的中心因子,其正反馈激活对凝血酶敏感的凝血因子(包括FⅤ、FⅧ、FⅩⅢ和纤维蛋白原),同时也激活FⅪ、FⅨ、FⅩ和血小板等,加速凝血。

2. 纤维蛋白的形成

纤维蛋白的形成是凝血反应的最后阶段。如凝血因子的功能中所述,凝血酶首先裂解纤维蛋白原A(α)链近N端($A\alpha_{16\sim17}$),释放出纤维蛋白肽A(FPA,$A\alpha_{1\sim16}$),接着再裂解纤维蛋白原B(β)链近N端($B\beta_{14\sim15}$),释放出纤维蛋白肽B(FPB,$B\beta_{1\sim14}$)。释放FPA是纤维蛋白自身聚合的先决条件,而释放FPB则关系到纤维蛋白丝的形成。此外,凝血酶还可裂解$A\alpha_{19\sim20}$,但速度非常缓慢,效率很低,不能裂解纤维蛋白原的γ链。纤维蛋白原失去FPA和FPB后转变成纤维蛋白单体(fibrin monomer,FM),纤维蛋白单体多聚化,形成纤维蛋白多聚体(即纤维蛋白单体聚合物)。凝血酶同时激活FⅩⅢ,使之转变为FⅩⅢa,后者使纤维蛋白单体间交联,纤维蛋白的黏度和弹性剧增,形成坚固的不可溶的纤维蛋白凝块,至此凝血反应结束。

综上所述,传统的凝血理论认为,凝血系统有两条截然不同且又各自独立的启动途径,即内源性途径和外源性途径。但近年来的研究发现,这两条凝血途径在体内并不是平行和独立地起作用。外源性途径的TF-FⅦa-Ca^{2+}复合物可以激活两个系统,证明内源性和外源性途径是彼此密切相连的。与传统的凝血反应理论不同,新的凝血理论认为,正常凝血过程是通过TF-FⅦa-Ca^{2+}复合物和FⅨa-FⅧa-Ca^{2+}/PF_3复合物的生成来完成的。正常人血液中存在极少量活化的凝血因子和活化肽,处于一个生理性基础凝血(活化)状态,并不导致凝血或血栓形成。只有当受损血管内皮细胞表面或附近产生足够量的 TF 时,凝血才被启动。一旦受损部位细胞膜表达 TF,即刻与血液中的 FⅦa 形成 TF-FⅦa-Ca^{2+} 复合物,此复合物激活 FX 后,与基础凝血中的 FVa 形成复合物 FXa-FVa-Ca^{2+}/PF_3,然后激活凝血酶原。凝血启动初期,在极短的时间内形成的痕量凝血酶虽不足以使纤维蛋白原转变为纤维蛋白,但经过凝血酶的正反馈激活凝血酶敏感因子及其他凝血因子和血小板,能够及时暴发式地产生大量的凝血酶,使之成为凝血的暴发中心因子,最终导致凝血过程的迅速放大。

(于增国　伦永志)

第六章 临床检验实验室管理

艾迪康医学检验中心是全国首家跨地区连锁经营的第三方独立医学检验机构。公司采用欧美独立实验室的先进管理体系,引进国际高端质量标准,与全球顶尖医学检验同行广泛开展合作交流,提供卓越的医学检验、药物临床、科研服务、健康管理及病理会诊服务。

本章以艾迪康医学检验中心为例介绍临床检验实验室管理。

第一节 实验室设备管理

一、设备验收

(一)到货验收

设备到货后,设备管理人员和采购人员一起先检查外观包装情况是否正常,然后核对实物与购买合同以及装箱单上的设备厂家、名称、规格型号是否相符。

(二)开箱验收

①核对相符后,厂家或供应商技术人员进行开箱,设备管理人员检查设备各部位和各零部件、附件有无锈蚀和破损,按照装箱单清点主机、辅机、附件、备件、技术文件是否齐全。

②验收后,填写"设备验收记录表"(表6-1),记录设备开箱验收情况,做出符合性判断。对不符合要求的,由采购人员与供应商协商处理;确认符合要求的设备可实施安装、调试。

③对于一些大型设备,应检查其辅机及配套零部件并将具体情况登记于"辅机及配套零部件"(表6-2)中。

(三)安装调试

①设备安装到检验岗位后,由厂家或供应商技术人员进行安装调试,设备管理人员和使用部门人员需在现场监督。

②安装调试的工作内容:首先应确认在设备工作环境和检测要求环境中,设备是否能正常运行,必要时,由厂家或供应商出具安装调试报告;同时,由行政部工程人员确认该设备是否充分接地,检查是否有漏电现象,并将检查结果记录于"设备验收记录表"中。

(四)试样检查

①设备安装调试正常后,应进行试样检查,试样检查可按照方法比对、设备间的比对等方法进行,检查结果应记录于"设备验收记录表"(表6-1和表6-2)中。

②若检查过程中出现运行不正常或不符合要求的情况,应由采购人员同设备供应商进行协商处理。

③若试样检查结果正常,则使用部门接收设备并填写"设备基本信息表"(表6-3)。

表 6-1 设备验收记录表

一、开箱验收记录
1. 外观检查： □完整 □不完整 □备注
2. 装箱单符合性：□符合 □不符合 □备注
3. 合格证： □有 □无 □备注
4. 使用说明书： □有 □无 □备注
5. 接收时状态： □新品 □使用过 □修复过
二、安装调试记录
1. 环境条件：
温度：_____ 相对湿度：_____
2. 接地情况：_____ 漏电检查：_____
3. 其他：
三、验收附件：
四、验收结论：
验收人：
部门负责人：
验收日期：

表 6-2 辅机及配套零部件

编号	名称	型号	出厂编号

表 6-3 设备基本信息表

设备名称			
设备型号			
供应商		联系人和电话	
制造厂家		联系人和电话	

续表

出厂编号/序列号		出厂日期	
内部编号		到货日期	
启用日期		价格	
使用部门		保管人	
接收时状态		使用状态	
使用环境条件要求	温度：		
	相对湿度：		
现放置地点		说明书存放处	
备注			

二、仪器检定/校准

（一）检定/校准概念

1. 检定

检定即查明和确认计量器具是否符合法定要求的程序,包括检查、加标记和(或)出具检定证书。我国计量法明确规定的某些仪器(装置)须强制检定,须由具备资质的计量检定单位按相应的计量检定规程进行检定,检定合格的发检定报告,不合格的发不合格报告。检定周期按《国家计量检定规程》的相关规定选择。

2. 校准

校准是指在规定条件下,为确定测量仪器(或测量系统)所指示的量值,或实物量具(或参考物质)所代表的量值,与对应的由参考标准所复现的量值之间关系的一组操作。非强制检定的计量器具可进行校准。仪器校准应具备以下条件。

①仪器校准标准：可依据《中华人民共和国医药行业标准》,无《中华人民共和国医药行业标准》的可参照仪器厂家的企业标准编制仪器校准操作规程。设备校准操作规程内容至少应包括：目的和范围、校准的频率、使用的仪器和校准材料、偏差和精度要求、执行校准的标准作业程序(standard operating procedure,SOP)文件、记录结果的说明、仪器校准不合格所采取的补救措施等。

②校准仪器设备的人员必须熟悉仪器的原理、性能、使用方法和仪器校准过程,仪器生产厂商或代理商应对仪器校准工程师进行培训。

③当仪器校准给出一组修正因子,校准人员必须检查此修正因子是否已经被仪器接受,否则应重新进行仪器的校准。

④若校准结果不能达到规定的性能标准并且不符合相关检验所要求的规格,则该仪器应停止使用,更换仪器状态标识,进行检修和调整。

⑤校准完成后应出具仪器校准报告,校准报告应提供完整的试验数据及符合规定的性能标准与相关检验的要求,明确显示仪器性能良好。校准的全部试验资料及校准报告应放

在设备档案中,由临床实验室统一保存。同时,应在仪器上粘贴状态标识,并注明校准情况和下次校准时间。

⑥校准周期:应根据相关规定或制造厂商的说明书来确定,通常为6个月或12个月。

3. 检定与校准的相同之处

①检定与校准都是计量器具的评定形式,是确保仪器示值正确的两种重要的方式。

②检定与校准都属于计量范畴。

4. 检定与校准的不同之处

检定与校准的不同之处详见表6-4。

表6-4 检定与校准的区别

项目	检定	校准
目的	对测量仪器进行强制性全面评定,评定计量器具是否符合规定要求,作出是否合格的结论,是自上而下的量值传递过程	对照计量标准,评定测量仪器示值的准确性,同时可将校准结果(修正值或校准因子)用于测量过程中,是自下而上的量值溯源过程
对象	我国计量法明确规定的强制检定的计量器具	强制性检定之外的计量器具
性质	为强制性的执法行为,属于法制计量管理的范畴	非强制性,为组织自愿的溯源行为
依据	《国家计量检定规程》(规定:计量特性、检定条件、检定项目、检定方法、检定结果的处理、检定周期)为法定技术文件	《国家计量技术规范》(JJF)(规定:计量特性、校准条件、校准项目、校准方法、校准结果处理、建议复校时间间隔)以及组织根据实际需要自行制定的校准规范
方式	由具备资质的计量部门或法定授权单位进行	外校、自校或两者结合
周期	按《国家计量检定规程》规定进行	可根据计量器具使用的频次或风险程度确定校准的周期,可定期校准、不定期校准或在使用前校准
内容	按《国家计量检定规程》对计量器具进行全面评定	项目少于检定,主要针对计量器具的示值误差,一般仅涉及定量试验
结论	做出结果判定: 合格——检定证书 不合格——不合格通知书	不做结果判定: 校准证书或校准报告
法律效力	具法律效力	不具法律效力

(二)检定/校准方法

检定/校准方法应优先选择标准方法,首选《国家计量检定规程》或《国家计量技术规范》,其次选用国家校准或行业标准中相应的校准规范。当没有实施校准的标准方法时,可使用知名的技术组织、有关科学书籍或期刊公布的方法、自编方法、测量设备制造商推荐的方法等非标准方法。

1. 外部检定/校准

外部检定/校准是仪器设备量值溯源的首选。外部检定/校准的服务机构,需满足以下条件:一是有资格;二是计量授权范围、认可校准能力或建标范围可保证其测量不确定度能满足测量设备的使用要求。

2. 内部校准

内部校准作为测量设备进行量值溯源的重要方式之一,应满足 CNAS-CL31:2011《内部校准要求》中的要求。需具备以下条件:

①检测实验室对使用的与认可能力相关的测量设备实施的内部校准,应满足 CNAS-CL01《检测和校准实验室能力认可准则》和 CNAS-CL25《检测和校准实验室能力认可准则在校准领域的应用说明》的要求。

②实施内部校准的人员,应经过相关计量知识、校准技能等必要的培训,考核合格并持证或经授权。

③实验室实施内部校准的校准环境、设施应满足校准方法的要求。

④实施内部校准应按照校准方法要求配置和使用参考标准和/或标准物质(计量标准)以及辅助设备,其量值溯源应满足 CNAS-CL01《检测和校准实验室能力认可准则》第 5.6 条"测量溯源性"的要求和 CNAS-CL06《量值溯源要求》的要求。

⑤实验室实施内部校准应优先采用标准方法,当没有标准方法时,可以使用自编方法、测量设备制造商推荐的方法等非标准方法。使用外部非标准方法时应转化为实验室文件。非标准方法使用前应经过确认。

非标准方法应符合 CNAS-CL01《检测和校准实验室能力认可准则》第 5.4.4 条的注释中对其包含内容的要求。非标准方法的主要技术内容和体例可参照 JJF1071—2010《国家计量校准规范编写规则》的要求。

⑥内部校准活动应满足中国合格评定国家认可委员会(China National Accreditation Service for Conformity Assessment,CNAS)对校准领域测量不确定度的要求。

⑦内部校准的校准证书可以简化或不出具校准证书,但校准记录的内容应符合校准方法和认可准则的要求。

⑧实验室的质量控制程序、质量监督计划应覆盖内部校准活动。

(三)检定/校准思路

根据国家强制检定目录(即《中华人民共和国强制检定的工作计量器具检定管理办法》)、《国家计量检定规程》和《国家计量技术规范》,可将检定/校准分为以下四条思路。

①国家强制检定目录的设备:送有资质的计量部门或法定授权单位进行检定/校准。

②国家强制检定目录外,有《国家计量检定规程》的设备:送有资质的计量部门或法定授权单位进行检定/校准。

③国家强制检定目录外,有《国家计量技术规范》的设备:送有资质的计量部门,法定授权单位,具有认可校准能力的单位、厂家进行校准。

④《国家计量检定规程》与《国家计量校准规范》均不包含的设备:内部校准。

送检或外校时应与检定或校准机构充分沟通,使检定结果满足检验检测工作的需要。

(四)检定/校准计划

对于测量设备和具有测量功能的检测设备(即计量器具、检验设备、试验设备)以及对检测结果的准确性或有效性有显著影响的辅助测量设备(如用于测量环境条件的设备),设备管理人员应于每年年底编制下一年度的《设备检定/校准/验证周期计划》。

《设备检定/校准/验证周期计划》应包括:设备编号、设备名称、检定/校准机构、计划检定/校准时间、检定/校准周期、反映准确度的技术指标(如准确度等级、最大允许误差或测量不确定度)、送检人、送检日期、检定及校准时间、证书名称及编号。

1. 确定检定/校准的实施周期

①强制检定的计量器具按计量检定规程的规定确定检定/校准周期。

②需检定/校准的计量器具,检验、试验用设备如有技术标准的,按标准要求执行;如无相关标准的,可由实验室从设备技术特性、使用频次等方面来考虑校准周期。

③使用期间维修过的设备视实际情况确定是否需要重新检定/校准。

2. 提出技术指标要求

对实施检定的测量仪器设备,其检定项目、检定方法在对应计量检定规程中有明确规定的,实验室只需提出执行计量检定规程的要求即可。对实施校准的测量仪器设备,实验室可根据检测、校准工作需求确定技术指标,包括量程、准确度等级等。

3. 选择检定/校准机构

不同的仪器设备可有不同的检定/校准方式,可内部或者外部校准。

(五)检定/校准的实施

检定/校准的实施时间一般为:

①在接近设备检定/校准的有效期时需对其进行检定/校准。

②新购的和维修过的仪器在投入使用前应进行检定/校准。

③使用部门在设备有效期限内提出停用,而需重新启用时应对其进行检定/校准。

对需要检定/校准的仪器设备由设备管理人员在计划检定/校准日期的一周前向使用部门发出通知,使用部门应安排好仪器检定/校准期间的工作,在检定/校准有效期满之前由设备管理人员送指定机构进行检定/校准。

(六)检定/校准后结果的确认

对于实施检定的仪器设备,检定证书上有合格与否的结论,如满足使用要求则无须确认,实验室可直接使用。

对实施校准的仪器设备,需编写校准及校准验收规程,根据校准及校准验收规程对校准数据进行分析,确认其是否满足实验室使用要求。如发现仪器技术参数将要偏离,需给予足够的重视。

如检定/校准时产生修正因子,设备管理人员应将修正因子告知使用部门人员,以供使用。检定/校准证书上提供的修正因子需在记录中体现,记录时应选择与实际相接近的修正因子,记录的有效数字应与证书上所提供修正因子的有效数字保持一致。

设备管理人员根据验收结论,对仪器设备进行标识管理:

①对合格的仪器设备填写并粘贴绿色的"合格证"(图6-1)标签,小合格证适用于玻璃器皿、温度计、压力表、安全阀等小件设备;其余大件设备上粘贴大合格证。

②对经过检定/校准后,判定其性能指标在一定量限、功能内符合使用要求的仪器设备填写并粘贴"准用证"(图6-2)标签。

③对不合格的仪器设备填写并粘贴红色的"停用证"(图6-3)标签。

对于粘贴"准用证""停用证"标签的仪器设备,联系厂家或供应商进行维修,维修后再进行检定/校准,验收合格后粘贴"合格证"标签;维修后其技术性能仍不能满足检验要求或无法保证检验质量的设备以及虽能通过修理恢复性能但不如更新来得经济的设备,做报废处理。

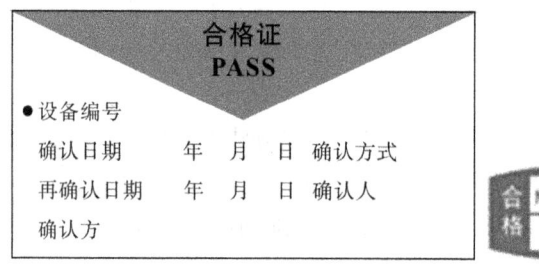

图6-1 合格证

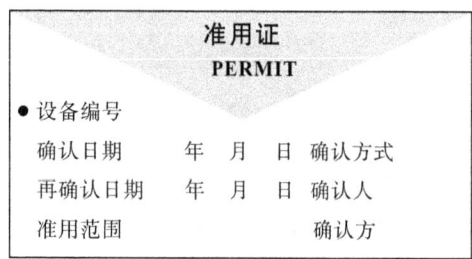

图6-2 准用证

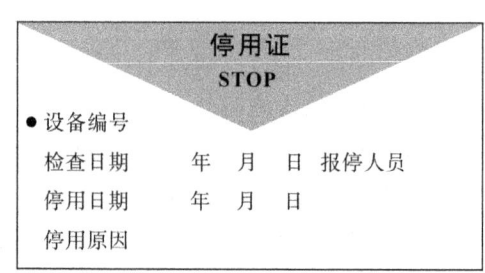

图6-3 停用证

(七)实验室常用实例

1. 血细胞分析仪校准及校准验证标准操作规程

(1)评价工作环境、试剂要求(表6-5)

①温度要求:18 ℃~25 ℃。湿度要求:20%~80%。

②试剂:所用稀释剂、溶血剂和清洁剂都为仪器配套产品。

表 6-5 实验室环境及试剂

实验室环境	环境温度(℃)		环境湿度(%)	
试剂	序号	试剂名称	试剂批号	有效期
	1			
	2			
	3			
	4			
	5			
	6			

(2)校准前仪器准备

①使用前仪器内部各通道及测量池均经清洗剂处理 30 min。

②校准前应检测仪器的空白计数、重复性(1 份样品连续测定 11 次,去除第 1 次)、携带污染率等指标,符合要求才可进行校准,否则需请维修人员进行检修。

(a)空白计数:进行仪器空白计数测试,血液分析仪本底计数各参数的结果应符合《中华人民共和国医药行业标准:血液分析仪》的标准要求,如表 6-6 所示。

表 6-6 血液分析仪本底计数的检测要求

参数	WBC	RBC	HGB	PLT
单位	$\times 10^9/L$	$\times 10^{12}/L$	g/L	$\times 10^9/L$
空白计数				
检测要求	≤0.5	≤0.05	≤2.0	≤10
结论				

注:将检测结果填表,根据要求判断是否合格,填写结论并打印保存原始记录。

(b)重复性:在相同条件下,将同一检测物(新鲜血)连续测定 11 次(去除第 1 次),计算每个项目的平均值、标准差(standard deviation,SD)及变异系数(coefficient of varience,CV),评价血细胞分析仪的精密度。CV 值应不大于《中华人民共和国医药行业标准:血液分析仪》的精密度要求,即 WBC 不大于 4.0%,RBC 不大于 2.0%,HGB 不大于 2.0%,HCT 不大于 3.0%,MCV 不大于 3.0%,PLT 不大于 8.0%,如表 6-7 所示。

表 6-7 重复性试验

试验材料	新鲜血样品					
参数	WBC	RBC	HGB	HCT	MCV	PLT
单位	$\times 10^9/L$	$\times 10^{12}/L$	g/L	%	fL	$\times 10^9/L$
1(去除)						
2						
3						
4						
5						
6						
7						
8						
9						
10						
11						
平均值(第2~11次)						
SD						
CV						
判定标准CV	≤4.0%	≤2.0%	≤2.0%	≤3.0%	≤3.0%	≤8.0%
结论						

注:将检测结果填入表中,根据要求判断是否合格,填写结论并打印保存原始记录。

(c)携带污染率(carryover rate,CR):取表 6-8 所示范围内的高浓度血液样品,混匀后连续测定 3 次(分别为 H_1、H_2、H_3);再取一份低浓度临床样品,混匀后连续测定 3 次(分别为 L_1、L_2、L_3)。按式(6-1)计算携带污染率。携带污染率判断标准:WBC 不大于 3.5%,RBC 不大于 2.0%,HGB 不大于 2.0%,PLT 不大于 5.0%,如表 6-9 所示。

$$携带污染率(\%) = \frac{|L_1 - L_3|}{H_3 - L_3} \times 100\% \tag{6-1}$$

表 6-8 携带污染率验证样品的浓度要求

检测项目	WBC	RBC	HGB	PLT
高浓度值	>15.0×10⁹/L	>6.00×10¹²/L	>200 g/L	>300×10⁹/L
低浓度值	<3.0×10⁹/L	<2.00×10¹²/L	<40 g/L	<100×10⁹/L

表 6-9 携带污染率试验

试验材料				
参数	WBC	RBC	HGB	PLT
单位	$\times 10^9/L$	$\times 10^{12}/L$	g/L	$\times 10^9/L$
H_1				
H_2				
H_3				
L_1				
L_2				
L_3				
携带污染率				
携带污染率标准	≤3.5%	≤2.0%	≤2.0%	≤5.0%
结论				

注:将检测结果填入表中,根据要求判断是否合格,填写结论并打印保存原始记录。

(3)校准物的选择

①仪器制造商的配套校准物。

②新鲜人血,但定值要求直接或间接地溯源至国际标准。

(4)校准物的准备

使用制造商提供的配套校准物时:

①将校准物从冰箱内(2 ℃~8 ℃)取出后,要求将其在室温(18 ℃~25 ℃)条件下放置 15 min,使其温度恢复至室温。

②检查校准物是否超出有效期,是否有变质或污染。

③轻轻地将校准物反复颠倒混匀,并置于两手掌间慢慢搓动,使校准物充分混匀。

④打开瓶塞时,应垫上纱布或软纸,使溅出的血液被吸收。

⑤将两瓶校准物合在一起,混匀后再分装于两个瓶内。其中一管用于校准物的检测,另一管用于校准结果的验证。

使用新鲜血作为校准物时:

①用以 EDTA-K2 为抗凝剂的真空采血管取健康人新鲜血 10 mL,每毫升血需抗凝剂 1.5~2.2 mg。要求新鲜血的 HGB、WBC、RBC、HCT 和 PLT 检测结果在参考范围内。将新鲜血混匀后分装于 3 个管内,每管的血量为 3 mL。

②取其中一管,用二级标准检测系统或规范操作的检测系统连续检测 11 次,计算第 2~11 次检测结果的均值,以此均值为新鲜血的定值。

③其他两管新鲜血作为定值的校准物,用于仪器的校准及校准验证。

(5)对校准物进行检测

①取一瓶校准物,连续检测 11 次,第 1 次检测结果不用,以防止携带污染。

②仪器若无自动校准的功能,则对第 2~11 次的各项检测结果计算平均值,均值的小数点后数字保留位数较日常报告结果多 1 位。有自动校准功能的仪器可直接得出均值。

(6)用上述均值与校准物的定值作比较以判别是否需要调整仪器

①计算各参数的均值与定值相差的百分数(不计正负号),计算公式:(均值-定值)/定值×100%。与表 6-10 中的标准进行比较,参见《血细胞分析的校准指南》。

②各参数均值与定值的差异全部等于或小于表 6-10 中的第一列数值时,无须对仪器进行调整,记录检测数据即可;若各参数均值与定值的差异大于表 6-10 中的第二列数值,须请维修人员核查原因并进行处理;若各参数均值与定值的差异在表 6-10 中第一列与第二列数值之间时,须对仪器进行调整,调整方法可按说明书的要求进行。若仪器无自动校准功能,则将定值除以所测均值,求出校准系数,将仪器原来的系数乘以校准系数即为校准后的系数(表 6-11),将校准后的系数输入仪器以更新原来的系数。

表 6-10 血细胞分析校准的判定标准

参数	偏倚	
	第一列	第二列
WBC	1.5%	10%
RBC	1.0%	10%
HGB	1.0%	10%
HCT	2.0%	10%
MCV	1.0%	10%
PLT	3.0%	15%

表 6-11 血细胞分析校准表

试验材料 参数	WBC	RBC	HGB	HCT	MCV	PLT
单位	$\times 10^9/L$	$\times 10^{12}/L$	g/L	%	fL	$\times 10^9/L$
定值						
1(去除)						
2						
3						
4						
5						
6						
7						
8						

续表

试验材料						
参数	WBC	RBC	HGB	HCT	MCV	PLT
单位	$\times 10^9/L$	$\times 10^{12}/L$	g/L	%	fL	$\times 10^9/L$
9						
10						
11						
平均值(第2～11次)						
SD						
CV						
偏倚(%)=(均值－定值)/定值×100%						
偏倚(第一列)	1.5%	1.0%	1.0%	2.0%	1.0%	3.0%
偏倚(第二列)	10%	10%	10%	10%	10%	15%
结论(是否需要校准)						
校准系数(定值/均值)						
仪器原有校准系数						
新的校准系数						

注:将检测结果填入表中,根据要求判断是否合格,填写结论并打印保存原始记录。

(7)校准结果的验证

①将第2管未用的校准物充分混匀,在仪器上重复检测11次,去除第1次结果,计算第2～11次检测结果的均值(表6-12),再次与表中的数值对照。如各参数的差异全部等于或小于第一列数值,证明校准合格。如达不到要求,须请维修人员进行检修。

表6-12 校准验证

参数	WBC	RBC	HGB	HCT	MCV	PLT
单位	$\times 10^9/L$	$\times 10^{12}/L$	g/L	%	fL	$\times 10^9/L$
校准物定值						
1(去除)						
2						
3						
4						
5						
6						

续表

参数	WBC	RBC	HGB	HCT	MCV	PLT
单位	$\times 10^9/L$	$\times 10^{12}/L$	g/L	%	fL	$\times 10^9/L$
7						
8						
9						
10						
11						
平均值(第2~11次)						
SD						
CV						
偏倚(%)=(均值－定值)/定值×100%						
偏倚(第一列)	1.5%	1.0%	1.0%	2.0%	1.0%	3.0%
结论(是否合格)						

注：将检测结果填入表中，根据要求判断是否合格，填写结论并打印保存原始记录。

(8)校准周期

①血细胞仪在投入使用前。

②更换部件进行维修后，可能对检验结果的准确性有影响时。

③室内质量控制显示系统的检测结果有漂移时(排除仪器故障和试剂的影响因素后)。

④对于开展常规检测的实验室，要求至少每半年进行一次校准。

⑤仪器搬动后，需要确认检测结果的可靠性。

⑥比对结果超出允许范围。

⑦实验室认为需进行校准的其他情况。

(9)验收

校准后需由专业组主管进行验收并记录于《血细胞分析仪校准报告验收表》(表6-13)中，由设备管理人员结合使用部门负责人的验收结论，发放相应状态标识。

表 6-13 血细胞分析仪校准报告验收表

设备名称： 设备编号：
设备型号： 使用部门：
校准日期： 校准方：

序号	技术要求	校准内容	符合性	备注
1	环境条件 温度：18 ℃～25 ℃ 湿度：20%～80%	环境条件 温度： ℃ 湿度： %	□符合 □不符合	
2	空白计数，应符合以下： WBC≤$0.5×10^9$/L RBC≤$0.05×10^{12}$/L HGB≤2.0 g/L PLT≤$10×10^9$/L	空白计数 WBC： $×10^9$/L RBC： $×10^{12}$/L HGB： g/L PLT： $×10^9$/L	□符合 □不符合	
3	手动 重复性精密度，应符合以下： WBC≤4.0% RBC≤2.0% HGB≤2.0% HCT≤3.0% MCV≤3.0% PLT≤8.0%	重复性精密度 WBC： % RBC： % HGB： % HCT： % MCV： % PLT： %	□符合 □不符合	
	自动 重复性精密度，应符合以下： WBC≤4.0% RBC≤2.0% HGB≤2.0% HCT≤3.0% MCV≤3.0% PLT≤8.0%	重复性精密度 WBC： % RBC： % HGB： % HCT： % MCV： % PLT： %	□符合 □不符合	
4	携带污染率，应符合以下： WBC≤3.5% RBC≤2.0% HGB≤2.0% PLT≤5.0%	携带污染率 WBC： % RBC： % HGB： % PLT： %	□符合 □不符合	

续表

序号	技术要求	校准内容	符合性	备注
5	手动仪器校准 	参数	偏倚 第一列	第二列
---	---	---
WBC	1.5%	10%
RBC	1.0%	10%
HGB	1.0%	10%
HCT	2.0%	10%
MCV	1.0%	10%
PLT	3.0%	15% | 各参数均值与定值的差异处理如下： ①小于或等于第一列数值时,仪器无须校准 ②大于或等于第二列数值时,须请维修人员核查原因并进行处理后再校准 ③在第一列与第二列数值之间时,须进行校准	仪器校准,各参数均值与定值的差异： WBC： % RBC： % HGB： % HCT： % MCV： % PLT： %	WBC □调系数 □不调系数 RBC □调系数 □不调系数 HGB □调系数 □不调系数 HCT □调系数 □不调系数 MCV □调系数 □不调系数 PLT □调系数 □不调系数	
	自动仪器校准 	参数	偏倚 第一列	第二列
---	---	---
WBC	1.5%	10%
RBC	1.0%	10%
HGB	1.0%	10%
HCT	2.0%	10%
MCV	1.0%	10%
PLT	3.0%	15% | 各参数均值与定值的差异处理如下： ①小于或等于第一列数值时,仪器无须校准 ②大于或等于第二列数值时,须请维修人员核查原因并进行处理后再校准 ③在第一列与第二列数值之间时,须进行校准	仪器校准,各参数均值与定值的差异： WBC： % RBC： % HGB： % HCT： % MCV： % PLT： %	WBC □调系数 □不调系数 RBC □调系数 □不调系数 HCB □调系数 □不调系数 HCT □调系数 □不调系数 MCV □调系数 □不调系数 PLT □调系数 □不调系数	

续表

序号	技术要求	校准内容	符合性	备注
6	手动 仪器校准验证 	参数	偏倚
---	---
	第一列
WBC	1.5%
RBC	1.0%
HGB	1.0%
HCT	2.0%
MCV	1.0%
PLT	3.0%	 ①各参数的差异全部小于或等于第一列数值,证明校准合格 ②如达不到要求,须请维修人员进行检修 自动 仪器校准验证 	参数	偏倚
---	---
	第一列
WBC	1.5%
RBC	1.0%
HGB	1.0%
HCT	2.0%
MCV	1.0%
PLT	3.0% | ①各参数的差异全部等于或小于第一列数值,证明校准合格 ②如达不到要求,须请维修人员进行检修	仪器校准验证: WBC: % RBC: % HGB: % HCT: % MCV: % PLT: % 仪器校准验证: WBC: % RBC: % HGB: % HCT: % MCV: % PLT: %	□校准合格 □校准不合格 □校准合格 □校准不合格	

验收结论

□ 满足验收要求,发放合格标签   □ 未满足验收要求,设备须维修或重新校准

使用部门负责人: 设备管理人员:
日期: 日期:

2. 全自动生化分析仪校准标准操作规程

按《中华人民共和国医药行业标准:全自动生化分析仪》制定本全自动生化分析仪校准标准操作规程各项校准内容和操作方法。其操作方法中用到的标准溶液可以采用国家标准物质网的全自动生化分析仪检定用标准物质,校准包含以下内容。

(1)正常工作环境条件

①电源电压:(220±22) V,(50±1) Hz。

②环境温度:15 ℃～30 ℃。

③相对湿度:40%～85%。

④大气压力:86.0～106.0 kPa。

注:②～④中的条件与制造商标称的产品规格不一致时,以产品规格为准。制造商应在产品标准中说明。

(2)杂散光

吸光度不小于2.3。

(3)吸光度线性范围

相对偏倚在±5%范围内的最大吸光度应不小于2.0。

(4)吸光度准确度

应符合表6-14的规定。

表6-14 吸光度准确性要求

吸光度值	允许误差
0.5	±0.025
1.0	±0.070

(5)吸光度的稳定性

吸光度的变化应不大于0.01。

(6)吸光度的重复性

用变异系数表示,应不大于1.5%。

(7)温度准确度与波动度

温度值在设定值的±0.3 ℃内,波动幅度不大于±0.2 ℃。

(8)样品携带污染率

样品携带污染率应不大于0.5%。

(9)加样准确度与重复性

①对仪器标称的样品最小、最大加样量,以及在5 μL附近的一个加样量进行检测,加样准确度误差不超过±5%,变异系数不超过2%。

②对仪器标称的试剂最小、最大加样量进行检测,加样准确度误差不超过±5%,变异系数不超过2%。

(10)临床项目的批内精密度

变异系数应满足表6-15的要求。

表6-15 临床项目批内精密度要求

项目名称	浓度范围	变异系数要求
丙氨酸氨基转移酶(ALT)	30~50 U/L	≤5.0%
尿素(Urea)	9.0~11.0 mmol/L	≤2.5%
总蛋白(TP)	50~70 g/L	≤2.5%

(11)外观要求

外观应满足下列要求：

①面板上图形符号和文字应准确、清晰、均匀，不得有划痕。

②紧固件连接应牢固可靠，不得有松动现象。

③运动部件应平稳，不应卡住、突跳及显著空凹，键组回跳应灵活。

(12)环境试验要求

应符合GB/T 14710—2016《医用电器环境要求及试验方法》中适用条款的要求。

(13)安全要求

应符合GB 4793.1—2016《测量、控制和实验室用电气设备安全通用要求》中适用条款的要求。

(14)试验方法

①杂散光：用蒸馏水作参比，在340 nm处测定50 g/L的亚硝酸钠标准溶液(配制的方法见附录A)；或以空气作参比，在340 nm处测定JB 400型截止型滤光片的吸光度，应符合吸光度不小于2.3的要求。

注：两种方法等效，制造商可任选其一。

②吸光度线性范围：对分析仪340 nm和450~520 nm范围内任一波长进行线性范围测定，各个波长的色素原液的配制方法见表6-16，色素原液的吸光度应比分析仪规定的吸光度的上限高5%左右。

表6-16 色素原液的配制方法

波长/nm	溶质	溶剂(稀释液)
340	重铬酸钾	0.05 mol/L 硫酸
450~520 nm 内任一波长	橘红G	去离子水

注：溶剂中可加表面活性剂(如添加0.01%的TritonX-100等)。

用相应的稀释液将色素原液按0/10、1/10、2/10、3/10、4/10、5/10、6/10、7/10、8/10、9/10、10/10的比例稀释，共获得11个浓度梯度。在分析仪上，测定上述溶液的吸光度，每个浓度测定5次，计算平均值。以相对浓度为横坐标，吸光度平均值为纵坐标，用最小二乘法对0/10、1/10、2/10和3/10这4个点进行线性拟合，按照式(6-2)、式(6-3)和式(6-4)计算第

5～11点的相对偏倚 D_i。

$$D_i = \frac{A_i - (a + b \times c_i)}{a + b \times c_i} \times 100\% \quad (6-2)$$

式(6-2)中：

A_i——某浓度点实际测定吸光度的平均值；

a——线性拟合的截距；

b——线性拟合的斜率；

c_i——相对浓度；

i——浓度序号，范围为5～11。

$$b = \frac{\sum_{i=1}^{n} A_i c_i - \sum_{i=1}^{n} A_i \sum_{i=1}^{n} c_i}{\sum_{i=1}^{n} c_i^2 - (n \sum_{i=1}^{n} c_i)^2} \quad (6-3)$$

$$b = \frac{\sum_{i=1}^{n} A_i}{n} - b \times \frac{\sum_{i=1}^{n} c_i}{n} \quad (6-4)$$

式(6-3)和式(6-4)中：

A_i——某浓度点实际测定的吸光度的平均值；

c_i——相对浓度；

n——选定的浓度个数；

i——浓度序号，范围为1～4。

相对偏倚小于±5%的吸光度范围即为吸光度线性范围，应满足相对偏倚在±5%范围内的最大吸光度不小于2.0的要求。

③吸光度准确度：以蒸馏水作参比，在分析仪上测定340 nm处吸光度分别约为0.5(以蒸馏水为空白对照，允许偏差为±5%)和1.0(以蒸馏水为空白对照，允许偏差为±5%)的重铬酸钾标准溶液的吸光度。重复测定3次，计算2次测量值的算术平均值与标准值之差，应符合表6-14的要求。

④吸光度稳定性：对分析仪的340 nm和600～700 nm波长范围内任一波长进行吸光度稳定性测定。340 nm的测定溶液是吸光度为0.5(以蒸馏水为空白对照，允许偏差为±5%)的重铬酸钾标准溶液，600～700 nm波长范围内任一波长的测定溶液是吸光度为0.5(以蒸馏水为空白对照，允许偏差为±5%)的硫酸铜标准溶液。

按照下面的设定条件(a)(b)，在分析仪上测定上述溶液的吸光度，计算其中最大值与最小值之差，应符合吸光度的变化不大于0.01的要求：

(a)测定时间为仪器标称的最长反应时间或10 min。

(b)测定间隔为仪器的读数间隔或30 s。

⑤吸光度重复性：对分析仪的340 nm波长进行吸光度重复性测定。340 nm测定溶液的吸光度为1.0(以蒸馏水为空白对照，允许偏差为±5%)的重铬酸钾标准溶液。

按照下面的设定条件(a)(b)，在分析仪上测定上述溶液的吸光度，重复测定20次，按式

(6-5)计算变异系数 CV,应符合变异系数不大于 1.5% 的要求。

(a)溶液的加入量为分析仪标称的最小反应体积。

(b)反应时间为分析仪标称的最长反应时间或 10 min。

$$CV=\frac{S}{\overline{X}}\times100\% \tag{6-5}$$

式(6-5)中:

$$S=\sqrt{\frac{\sum_{i=1}^{n}(X_i-\overline{X})^2}{n-1}} \tag{6-6}$$

式(6-6)中:

$\overline{X}$——第 1～20 次的算术平均值;

X_i——每次的实测值;

N——测定的次数;

I——测定的序号,$i=1～20$。

⑥温度准确度与波动度:将精度不低于 0.1 ℃ 的温度检测仪的探头,或分析仪制造商提供的相同精度且经过标定的专用测温工具,放置于制造商指定的位置,在温度显示稳定后,每隔一个分析仪的读数间隔或每 30 s 测定一次温度值,测定时间为分析仪标称的最长反应时间或 10 min。

计算测得的所有温度值的平均值及最大与最小值之差。平均值与设定温度值之差为温度准确度,最大值与最小值之差的一半为温度波动度,应符合温度值在设定值的 ±0.3 ℃ 内、波动度不大于 ±0.2 ℃ 的要求。

⑦样品携带污染率:样品携带污染率检验按下列方法进行。

用人源血清溶解适量橘红 G,配制 340 nm 吸光度约为 200 的橘红 G 原液;将橘红 G 原液准确稀释 200 倍,在分析仪上测定稀释液在 340 nm 处相对于蒸馏水的吸光度。重复测定 20 次,计算 20 次吸光度的平均值,乘以稀释倍数,即为橘红 G 原液的理论吸光度。

以蒸馏水为试剂,以橘红 G 原液和蒸馏水作为样品,样品的加入量为分析仪标称的最大样品量,按照原液、原液、原液、蒸馏水、蒸馏水、蒸馏水的顺序,在分析仪上测定上述样品反应结束时的吸光度,共进行 5 组测定;每一组的测定中,第 4 个样品的吸光度为 A_{i4},第 6 个样品的吸光度为 A_{i6},i 为该测定组的序号。

按照式(6-7)、式(6-8)计算携带污染率,结果应符合样品携带污染率不大于 0.5% 的规定。

$$K=\frac{A_{i4}-A_{i6}}{A_{原}\times\dfrac{V_s}{V_s+V_r}-A_{i6}} \tag{6-7}$$

$$携带污染率=\frac{\sum_{i=1}^{s}K_i}{5} \tag{6-8}$$

式(6-7)和式(6-8)中:

V_s——样品的加入体积;

V_r——试剂的加入体积。

⑧加样准确度与重复性:分为称量法和比色法两种类型的测定方法,制造商可任意选择两种方法之一。试剂加样准确度与重复性试验采用称量法。

(a)称量法。称量法测定步骤如下:

将分析仪、除气蒸馏水等置于恒温、恒湿的实验室内平衡数小时后开始试验。准备适当的容器(可以防止容器内的水分蒸发),对分度值为 0.01 mg 的电子天平进行调零;将容器放到生化仪器上合适的位置,控制试剂针或样品针往该容器中加入规定量除气蒸馏水,再在电子天平上称量其质量;每种规定加入量重复称量 20 次,每次的实际加入量等于加入除气蒸馏水的质量除以当时温度下纯水的密度,不同温度下纯水的密度见附录 B。

按式(6-5)计算变异系数,按式(6-9)计算加样误差,结果应符合:对仪器标称的样品最小、最大加样量,以及在 5 μL 附近的一个加样量进行检测,加样准确度误差不超过±5%,变异系数不超过2%;对仪器标称的试剂最小、最大加样量进行检测,加样准确度误差不超过±5%,变异系数不超过2%。

$$加样误差 = \frac{实际加入量均值 - 规定加入量}{规定加入量} \times 100\% \tag{6-9}$$

(b)比色法。比色法按下列步骤进行测定:

橘红 G 血清液(色素原液)的配制方法为,用分度值为 0.1 mg 以下的电子天平称取橘红 G 粉末 0.35 g,轻轻放入 10 mL 质控血清中,用混匀器慢慢混匀溶解。使用同一比重瓶测定空比重瓶质量 m_1,色素原液质量 m_2,纯水质量 m_3,按式(6-10)计算色素原液密度。

$$P_{色,t} = \frac{m_2 - m_1}{m_3 - m_1} P_{水,t} \tag{6-10}$$

式(6-10)中:

$P_{色,t}$——t ℃时色素原液密度;

$P_{水,t}$——t ℃时纯水密度。

参考稀释液的配制、测量并计算稀释倍数,测定稀释液吸光度:称量一个空样本杯质量 m_4,在此空样本杯中加入约 1 mL 色素原液并称取其质量 m_5,将样品杯中的色素原液用纯水稀释到 2 000 mL 容量瓶中定容;在分光光度计(478 nm±1 nm)上测定稀释后的参考色素稀释液吸光度 A_{ref}。

按式(6-11)计算参考稀释液稀释倍数:

$$D_{ref} = \frac{P_{色,t}}{m_5 - m_4} \times 2\,000 \tag{6-11}$$

样品加注、回收、定容及吸光度检测:将色素原液加入样品杯中,放置于分析仪上,按仪器样本量设定范围分别设定规定加样量;执行自动加样,将色素原液加注到比色杯中,重复取样 5 次到不同的反应杯中。加样结束后在加试剂前使仪器停止运转。手动将比色杯内的色素原液用蒸馏水回收到容量为 M_{sam}(M_{sam}按照表 6-17 选取)的容量瓶中定容。

表 6-17 样品量与容量瓶体积的选取

样本量 $V/\mu L$	M_{sam}/mL
$V \leq 10$	10
$10 < V \leq 20$	25
$20 < V \leq 50$	50

在分光光度计(478 nm±1 nm)上测定定容后的被检色素吸光度 A_{sam},按式(6-12)计算实际样本加注量:

$$V = \frac{M_{sam} \times A_{sam}}{D_{ref} \times A_{ref}} \tag{6-12}$$

按式(6-5)和式(6-9)计算加样变异系数和加样准确度,结果应符合(9)中的要求。

⑨临床项目的批内精密度:用制造商指定的试剂、校准品及相应的测定程序,对(10)中规定的项目和浓度范围,使用正常值质控血清或新鲜病人血清进行重复性检测。每个项目重复测定 20 次,按式(6-5)计算变异系数,应符合(10)中的规定。

(15)验收

仪器校准完成后,由使用部门负责人负责评估、分析报告是否合格,并填写《全自动生化分析仪校准报告验收表》(表 6-18)。

表 6-18 全自动生化分析仪校准报告验收表

设备名称:　　　　　　　　　　设备编号:
设备型号:　　　　　　　　　　使用部门:
校准日期:　　　　　　　　　　校准方:

序号	技术要求			校准内容		符合性	备注
1	杂散光:吸光度不小于2.3			吸光度:		□符合 □不符合	
2	吸光度线性范围:相对偏倚在±5%范围内的最大吸光度应不小于2.0			最大吸光度:		□符合 □不符合	
3	吸光度准确度	吸光度值	允许误差	吸光度值	误差	□符合 □不符合	
		0.5	±0.025				
		1	±0.070				
4	吸光度的稳定性:吸光度的变化应不大于0.01			吸光度变化:		□符合 □不符合	
5	吸光度的重复性:用变异系数表示,应不大于1.5%			变异系数:		□符合 □不符合	
6	温度准确度与波动性:温度值在设定值的±0.3℃内,波动度不大于±0.2℃			温度值在设定值: 波动度:		□符合 □不符合	

续表

序号	技术要求	校准内容	符合性	备注
7	样品携带污染率:样品携带污染率应不大于0.5%	样品携带污染率:	□符合 □不符合	
8	加样准确度与重复性:试剂、样品加样准确度误差不大于±5%,变异系数不大于2%	加样准确度与重复性校准结果是否符合技术要求,具体参数详见校准报告	□符合 □不符合	
9	临床项目的批内精密度:ALT(丙氨酸氨基转移酶),浓度范围30～50 U/L,变异系数CV≤5%	变异系数CV:	□符合 □不符合	
10	临床项目的批内精密度:Urea(尿素),浓度范围9.0～11.0 mmol/L,变异系数CV≤2.5%	变异系数CV:	□符合 □不符合	
11	临床项目的批内精密度:TP(总蛋白),浓度范围50～70 g/L,变异系数CV≤2.5%	变异系数CV:	□符合 □不符合	

验收结论

□满足验收要求,发放合格标签　　□未满足验收要求,设备须维修或重新校准

使用部门负责人:　　　　　　　　设备管理人员:
日期:　　　　　　　　　　　　　日期:

三、设备档案管理

(一)设备台账

设备管理员应对实验室检验相关的设备建立台账(图6-4)。设备台账应清晰地标明设备名称、型号、生产厂家、出厂编号、购入日期、设备编号、确认方式、确认周期、下次确认日期、使用部门、设备类别等详细信息(图6-5)。应根据实际情况随时更新设备台账,保持账、物、标识相符。

(二)设备档案

设备管理员对主要检测设备的记录进行档案管理,档案内容包括但不限于以下内容:设

	设备编码	设备名称	产权所属	所属部门	设备类别	处置	规格/型号	使用部门	下次确认…	故障联系人	资源类型		
241	FZ123408004	酶标仪	福州艾迪康	临床实验室	特殊计量	正常	热电MK3	酶联免疫	2018-07-05	：1…	固定资产	查看详情	编辑
242	FZ123408005	酶标仪	福州艾迪康	临床实验室	特殊计量	正常	热电MK3	酶联免疫	2018-02-04	：1…	固定资产	查看详情	编辑
243	FZ123408006	酶标仪	福州艾迪康	临床实验室	过程辅助	正常	MK3	酶联免疫	2018-02-04	/	固定资产	查看详情	编辑
244	FZ123409001-A	主机	福州艾迪康	临床实验室	操作辅助	正常	联想	基因	2017-11-03	联想售后	固定资产	查看详情	编辑
245	FZ123409001-B	显示器	福州艾迪康	临床实验室	操作辅助	正常	Dell	基因	2017-11-03	戴尔售后	固定资产	查看详情	编辑
246	FZ123409001-C	打印机	福州艾迪康	临床实验室	操作辅助	正常	canon	基因	2017-11-03	/	固定资产	查看详情	编辑
247	FZ123409002	基因扩增仪	福州艾迪康	临床实验室	特殊计量	正常	TC-96/T/H…	基因	2018-09-29	0755-260…	固定资产	查看详情	编辑
248	FZ123409003	荧光定量PCR…	福州艾迪康	临床实验室	特殊计量	正常	MX3000P	基因	2018-09-29		固定资产	查看详情	编辑
249	FZ123409004	荧光定量PCR仪	福州艾迪康	临床实验室	操作辅助	正常	ABI7500	基因	2017-12-15	057…	固定资产	查看详情	编辑
250	FZ123409004-A	主机	福州艾迪康	临床实验室	过程辅助	正常		基因	2018-05-02	/	固定资产	查看详情	编辑
251	FZ123409004-B	显示器	福州艾迪康	临床实验室		正常		基因	2018-05-02	/	固定资产	查看详情	编辑
252	FZ123409005-A	基因扩增仪	福州艾迪康	临床实验室	特殊计量	正常	H1MA9600	基因	2018-08-05	：075…	固定资产	查看详情	编辑
253	FZ123409006-B	核酸提取仪	福州艾迪康	临床实验室	过程辅助	正常		基因	2017-11-02	/	固定资产	查看详情	编辑
254	FZ123409006-C	显示器	福州艾迪康	临床实验室	操作辅助	正常		基因	2017-11-04	/	固定资产	查看详情	编辑
255	FZ123409006-D	主机	福州艾迪康	临床实验室	过程辅助	正常		基因	2017-11-04	/	固定资产	查看详情	编辑
256	FZ123409007	基因扩增仪	福州艾迪康	临床实验室	特殊计量	正常	TC-96/G/H…	基因	2018-04-28	：1…	固定资产	查看详情	编辑
257	FZ123411002	微生物鉴定和…	福州艾迪康	临床实验室	特殊计量	正常	ATB 1525	微生物	2018-08-11	：1…	固定资产	查看详情	编辑
258	FZ123411002-A	比浊仪（微生…	福州艾迪康	临床实验室	特殊计量	正常	ATB	微生物	2017-08-12	：1…	固定资产	查看详情	编辑

图 6-4　设备台账

设备详细信息

关闭　保存后关闭

设备名称*：	微生物鉴定和药敏分析仪	产权归属*：	福州艾迪康
所属部门*：	临床实验室	设备类别*：	特殊计量
设备编码*：	FZ123411002	型号/规格：	ATB 1525
确认方式*：	厂家校准	确认周期：	1年
下次确认日期：	2018-08-11	证书编号：	
使用部门*：	微生物	购入日期：	0001-01-01
资源类型*：	固定资产	处置*：	正常
购入类型*：	购买	价格：	220000
制造厂：	梅里埃	供应商：	杭州怡丹生物技术有限公司
出厂编号：	IAF020499	测量范围：	
故障联系人*：	：136		
备注：			
创建人*：	dan.su	创建日期*：	2013-02-18

图 6-5　设备台账——设备详细信息

备标识；制造商提供的资质证明、技术资料、合格证、保修卡、说明书等，其中说明书须由质量保证部门文件管理员进行受控；设备的随机备品备件清单记录；设备制造商名称、型号、序列号；厂家工程师及联系方式；到货日期及仪器启用日期；设备放置地点；设备接收时状态确认；说明书存放处；设备的任何损坏、故障、改装或维修以及维护保养记录；设备的验收、安装、调试、移交记录；设备的检定/校准记录、期间核查记录等。

①设备档案（图 6-6）分为三册，每册的内容如下：

(a)第一册为“设备基本信息”、“设备档案目录”（表 6-19）、“设备档案封面”、“设备基本信息表”、辅机及配套零部件、“设备验收记录表”、制造商提供的资质证明、技术资料、合格证、保修卡、说明书、安装调试报告、移交记录等。

(b)第二册为"设备确认相关记录":"设备档案目录"、检定/校准记录、"设备期间核查表"(表6-20)、"设备功能检查表"(表6-21)等。

(c)第三册为"设备维修相关记录":"设备档案目录"和"设备维修单"(表6-22)。

第一册和第二册中具体内容的放置顺序可根据设备制造商提供的资料和设备的确认方式而定。

②使用部门每月将设备的使用记录和维护保养记录放入档案袋交与设备管理员保存。

③设备相关资料的标记、使用、检索、归档、借阅、处置等按要求进行管理。

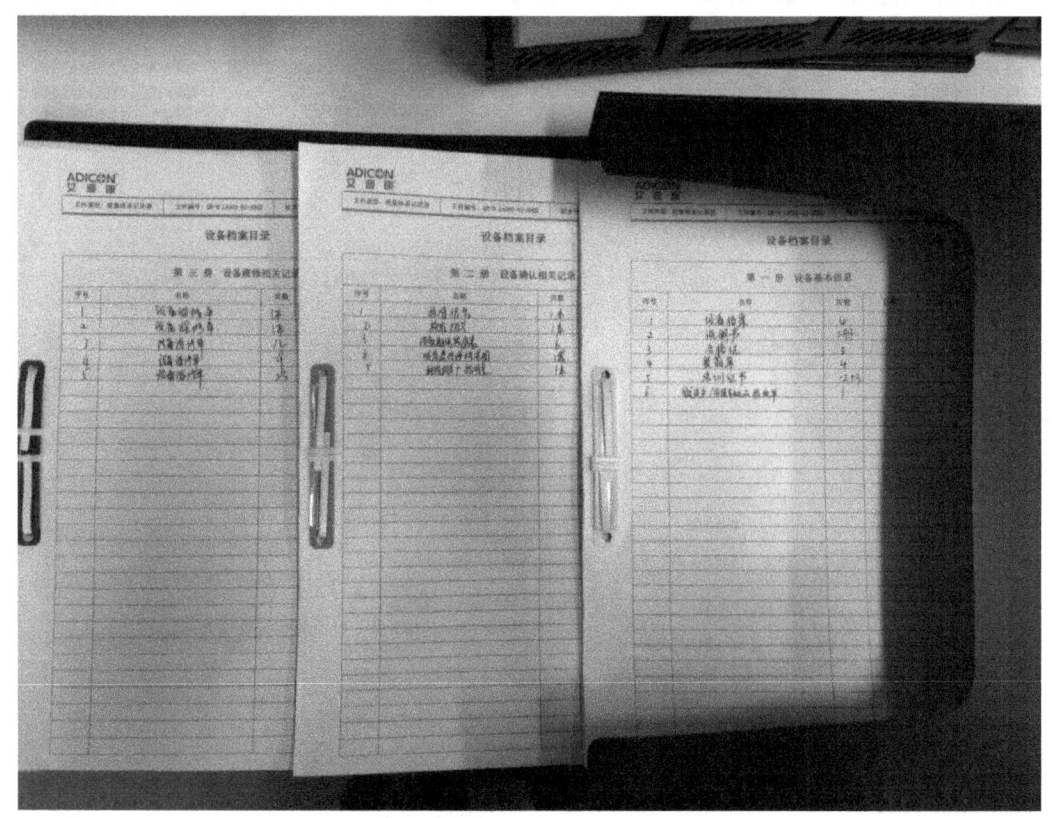

图6-6 设备档案

表6-19 设备档案目录

第一册 设备基本信息

序号	名称	页数	日期	备注

续表

第二册　设备确认相关记录

序号	名称	页数	日期	备注

第三册　设备维修相关记录

序号	名称	页数	日期	备注

表 6-20　设备期间核查表

设备名称、型号		设备编号	
最近检定/校准日期		检定/校准周期	
本次检查日期		检查人	

检查要求：

检查目的：

检查内容：

设备管理员确认：　　　　　日期：

审核人：　　　　　　　　　日期：

表 6-21 设备功能检查表

设备名称		型号规格	
设备编号		使用部门	
检查日期		确认周期	
辅助设备	名称：		
	编号：		
	检定/校准有效期：		
	校准因子：		

检查内容：

检查结论：

纠正情况：

检查人： 设备管理员确认：

审核人： 日期：

表 6-22 设备维修单

设备名称			型号规格	
设备编号		设备所属实验室	设备保管人	

故障情况详细描述：

记录人：	记录时间：	要求维修完成时间：
处理意见及结果		
设备管理员接收时间		维修完成时间

产生维修费用时请填写

预计维修金额：	部门负责人意见：	财务部门意见：

维修后确认方法

□校准/检定　□厂家校准　□功能检查　□比对　□定标　□质控　□性能验证　□其他

确认结果

接地:□是　□否　　漏电:□是　□否

结果评估

该故障对当天检验的结果是否有影响？

操作人： 主管确认：

确认完成日期： 设备管理员确认：

四、设备利用率

设备利用率是指每年度设备实际使用时间占计划用时的百分比,是指设备的使用效率。它是反映设备工作状态及生产效率的技术经济指标。

在实验室运行中,设备投资常常在总投资中占较大的比例。因此,设备能否充分利用,直接关系到投资效益,提高设备的利用率相当于降低了成本。所以,作为企业的管理者,在进行决策的时候,一定要充分认识到这一点。

(一)设备利用率计算公式

公式一:

$$设备检测利用率 = \frac{每小时实际检测量}{每小时理论检测量} \times 100\% \quad (6-13)$$

公式二:

$$设备开机利用率 = \frac{每班次(天)实际开机时数}{每班次(天)可开机时数} \times 100\% \quad (6-14)$$

公式三:

$$设备使用利用率 = \frac{某抽样时刻的开机台数}{设备总台数} \times 100\% \quad (6-15)$$

(二)设备利用率统计办法

1. 人员及部门

设备的统计应该由专人或专门的部门负责,其目的主要是为检测能力设计和检测决策与检测分析提供依据和基础资料,一般由实验室专业组主管负责。

2. 方法

设备利用率的统计可依据检测报表分析进行,也可以采取实际统计的办法。对于检测量固定的或检测量容易计算的,可采用公式(6-13);对于检测量可变或设备较小的,可采用公式(6-14)和公式(6-15)。应认真、严肃地对待统计工作,并长期坚持,长期积累的数据才是更加准确和真实的调查数据。

(三)设备利用率应用举例

由于独立医学实验室有其自身的服务行业特性,标本量随季节波动较大,且对检测结果的及时性要求很高,故设备的配置须按高峰值配置。实验室可以利用标本高峰时段的设备利用率指导设备添置预算。表6-23所示为某实验室的设备利用率。

表 6-23 某实验室的设备利用率

	目前设备利用率	高峰时标本预计增加率（与目前相比）	预计高峰时设备利用率
实验室 A	80%	30%	104%
实验室 B	85%	15%	98%

第二节 医学实验室物料管理

一、企业物料管理部门的职能

所谓物料管理,是指实验室相关负责人对本实验室所需物资的采购、使用、储备等行为进行计划、组织和控制。物资管理的目的是:通过对物资进行有效管理,降低检测过程成本,加速资金周转,进而促进实验室盈利,提升实验室的市场竞争能力。一般来说,实验室物料管理部门的职能具体包括以下八大方面。

①计划控制:根据项目主合同交货时间表、车间生产计划和项目技术文件等确定物料需求计划,并根据实际情况和项目技术更改通知等文件随时调整物料需求数量,控制项目材料采购进度和采购数量。

②生产计划:根据项目主合同交货时间表和材料采购进度编制车间生产计划,并根据实际情况和项目计划随时调整,使车间生产计划与项目主合同交货时间表保持一致。

③采购:根据检测计划对检测所需要的物料进行准确分析,并制订完整的采购计划,严格控制供应商的交货期和交货数量。

④质量控制:对供应商的交货及时进行来料检查,及时发现来料的质量问题以便供应商有足够时间处理或补发产品,保证实验室及时得到物料供应,保证发送到实验室现场的物料全部是合格产品。

⑤物料收发:负责物料的实际接收处理、验明,通知使用部门进行来料质量检验,以及将物料向使用地点和仓储地点发送。

⑥仓储:对接收入库的物料以正确的方式进行保管、储存,对储存过程中可能腐蚀或变质的物料,应按一定的防腐蚀和变质的方法进行清洗、防护、特殊包装和存放。

⑦库存控制:定期检查物料库存状况,加强物料进出库管理,随时掌握库存变化情况,若发现任何异常(包括呆滞料、库存积压或零库存)情况,及时向采购人员通报。

⑧成本控制:通过精益检测成本管理,排除检测制造过程的各种浪费,以降低实验室检测成本。

一般来说,企业物料管理是通过各具体部门分工合作完成的,包括采购部、计划部、仓库部、质量部及生产部。物料管理的基石是物料清单(bill of material,BOM)管理。

二、BOM 管理

物料清单(bill of material,简称 BOM)是物料管理中的重要文件,几乎所有的管理部门都要用到它。BOM 是详细记录了检测用到的所有下阶材料及其相关属性,亦即母件与所有子件的从属关系、单位用量及其他属性。在某些系统中,BOM 被称为材料表或配方料表。在企业资源计划(enterprise resource planning,ERP)系统中要正确地计算出物料需求数量和时间,必须有一个准确而完整的产品结构表,以反映检测项目与试剂耗材数量和从属关系。在所有数据中,BOM 的影响面最大,因此对它的准确性要求也相当高。BOM 包括的信息有物料的结构层次、物料编号、物料名称、规格、计量单位、数量成品率、来源类型(自制/外购/外加工)、提前期(累计提前期),此外还应标注有效期(生效期/失效期)。BOM 文件列表是有层次结构的,它显示了每完成一单位检测项目所需下一层次的各细项数量(各试剂耗材数量)。

(一)BOM 管理的重要性

对一个实验室来说,高效的物料管理不仅可以实时跟踪实验室原材料采购状态及变更情况,确保实验室运营所需原材料按时到货,还可以作为销售人员进行商品报价时的参考,并帮助实验室轻松实现成本管控,促进实验室提高效率,降低成本。

作为一种数据文件,BOM 是 ERP 系统成功运行的基础,是实验室管理领域中最基础的管理。首先,BOM 是构成 ERP 系统的框架,要使 ERP 系统运行好,企业必须要有一套健全、成熟的机制对 BOM 的建立、更改进行维护,从另一个角度来说,对 BOM 表的更改进行良好的管理比对 BOM 的建档管理还要重要;BOM 管理是产品生命周期管理中非常重要的一步。

(二)BOM 模式

1. BOM 信息化管理模式

随着我国一大批中小型企业的崛起,实验室管理者开始注意到物料管理是企业发展的基石,BOM 管理也越来越受到实验室的重视和关注;同时,随着检测项目日趋复杂、高级和多样化以及生成报告时间的逐渐缩短,保持 BOM 信息的准确性变得越来越困难。越来越多的企业意识到传统的手工管理模式无法适应 BOM 管理面临的挑战,对 BOM 信息化管理的需求日益膨胀。强烈的市场需求引发一大批软件厂商投入"BOM 管理软件"阵营中,一时间,各种品牌的 BOM 管理软件如雨后春笋般涌现出来。

利用信息化管理模式,企业能够打通原来多层次、跨部门的 BOM 流转通道,将 BOM 涉及的多个环节统一到一个平台上进行管理,实现 BOM 在不同部门间的无缝流转,确保 BOM 信息的准确性以及审批的及时性,同时还可实现 BOM 的全程实时跟进,通过生成多个不同的 BOM 版本以及高亮显示有差异的组件,轻松实现成本监控。对于同一个项目产生的采购及出库,系统还提供采购/库存申请/库存发货订单合并处理,自动汇总同一个项目的 BOM 成本,并将订单与项目或合约直接关联,轻松实现项目成本追踪。

2. BOM 管理的应用

BOM 管理在企业管理中非常重要,已应用于采购管理、成本管理、产品定价管理等多个环节。但具体到独立医学实验室,由于其自身的服务行业特性,物料管理就不能照搬传统企业的方式,须结合行业特性进行调整,但总的方式和原则是相同的,以下简单列举 BOM 管理在独立医学实验室成本管理中的应用案例。

××项目的 BOM 见表 6-24 和表 6-25。

表 6-24　BOM 表一

项目名称	试剂名称	试剂规格	试剂单位	试剂 BOM 标准值
甲胎蛋白	某品牌甲胎蛋白试剂	100 人份/盒	盒	0.01 盒/标本
癌胚抗原	某品牌癌胚抗原试剂	200 人份/盒	盒	0.005 盒/标本

若甲胎蛋白的标本量为 1 000 个,依表 6-24 试剂 BOM 标准值为 0.01 盒/标本,则试剂理论消耗量为 10 盒(1 000×0.01)。癌胚抗原的标本量为 3 000 个,依表 6-24 试剂 BOM 标准值为 0.005 盒/标本,则试剂理论消耗量为 15 盒(3 000×0.005)。然后结合实际试剂则可计算出该试剂的损耗率:

$$损耗率 = \frac{试剂实际量 - BOM\ 标准用量}{BOM\ 标准用量} \times 100\% \tag{6-16}$$

表 6-25　BOM 表二

项目名称	甲胎蛋白	癌胚抗原
试剂名称	某品牌甲胎蛋白试剂	某品牌癌胚抗原试剂
试剂规格	100 人份/盒	200 人份/盒
试剂单位	盒	盒
试剂 BOM 标准值	0.01 盒	0.005 盒
标本量	1 000	3 000
试剂理论量	10 盒	15 盒
实际试剂消耗量	12 盒	16 盒
试剂损耗率	20%	6.7%

从表 6-25 中可知,甲胎蛋白损耗率明显过高,通过对损耗率进行分析,排除检测过程中的各种浪费活动,从而降低企业生产成本。

第三节　文件管理及培训

一、概述

所谓文件管理就是管理我们日常的文件、记录、档案以及管理这些文件的方式。文件管理的目的就在于方便保存,查找迅速。目前文件管理方式有纸质文件管理、电子文件管理和文件管理系统三种。

(一)纸质文件管理

纸质文件管理是最原始的文件管理手段。所有保存及查找,都依赖人员手工操作。在管理少量文件时,纸质文件管理仍然是最有效的管理方式。但是一旦文件的储存量大,分类细的时候,手工的操作就存在管理困难、不易整理、查找缓慢、文件版本混乱、易破损、易丢失、难分类、难共享等问题。当前一些小的社区、诊所适用该法。

(二)电子文件管理

电子文件是指在数字设备中生成,以数码形式存储于磁带、磁盘、光盘等载体上,依赖计算机等设备阅读、处理并可以在通信网络上传递的文件。电子文件管理虽然在保存和查找上已经优于纯纸质的文件管理方式,但是仍然存在系统查找困难、效率低下等弊端。本方法适用于某些二级以下医院。

(三)文件管理系统

文件管理系统(document management system,简称 DMS)是一个统一的文件管理平台。随着计算机系统的发展,应用电子系统管理文件成了必然的趋势。该系统应具有集中储存、权限管理、共享文件、全文索引、迅速提取现行有效的文件等功能,还应能够在系统上进行文件的提交、审批、生效、年审、培训等,避免了纸质流程审批中存在的审批单据丢失、审批人员不在无法及时处理、培训不及时等现象。

独立医学实验室中实验人员多,班次多,文件多,为了统一及规范操作管理,需建立 DMS。为了避免文件生效后员工不能及时知晓或不主动查找文件更新内容,DMS 可以加入文件培训功能,即文件生效前一定要让使用该文件的员工培训并考核完成,才能生效并发放该文件。通常将纳入文件培训的 DMS 称为文件培训和管理系统(document training and management system,DTMS),该系统中只针对文件进行培训,是人员培训中的一部分,但有别于人员培训。质量体系文件和规章制度类文件的生效、审批、修订、年审、废止、培训等均可在此系统上完成。

二、文件培训和管理系统

(一)功能

文件培训和管理系统(DTMS)中需具有以下功能(不限于):查询、培训文件,下载使用相关表格、文件模板,文件的提交(新增、更改、作废、年审),培训计划设置,人员管理,文件的审核和批准,文件生效办理,文件管理相关数据的分析,文件和人员架构的设置等。

每一人员都应具有基本权限:查询、培训文件,下载使用相关表格、文件模板。在基本功能的基础上,根据人员的分工,设置不同权限和功能。

①普通员工:查询、培训文件,下载使用相关表格、文件模板。

②文件管理员:提交文件(新增、更改、作废、年审),设置培训计划,管理部门人员。

③文件审批人员:审核和批准文件。

④质量部的质量保证人员(quality assurance,QA):办理文件生效,管理人员以及文件相关数据的分析。

⑤系统管理员：设置文件和人员架构。

(二)流程

文件的编写、审核、培训、生效、使用是一个循环的过程，需按实际操作对文件进行修改、提交、审核、培训、生效、使用，并不断地循环(图 6-7)。最终的目的是保证实验室流程的流畅性和实验结果的准确性。

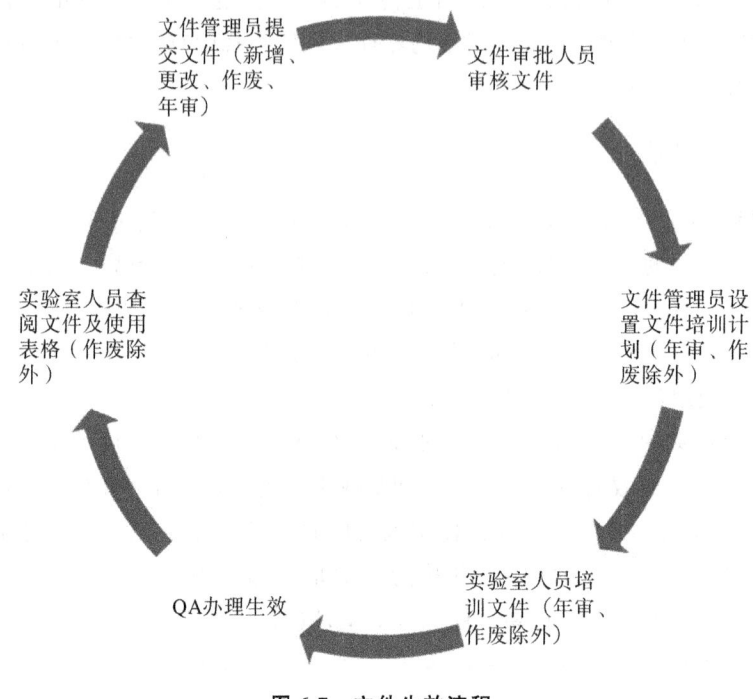

图 6-7　文件生效流程

(三)举例

实验室流程文件的生效、使用、更改、年审、作废举例如下。

1. 文件生效(图 6-7)

文件管理员到 DTMS 上下载文件模板，依据实验室的实际操作流程编写操作规程及相关表格后：

①到 DTMS 上提交新增文件。

②文件审批人员进行文件的审核。

③质量部人员通知文件管理员设置培训计划。

④实验室人员在规定时间内完成文件的培训。

⑤质量部人员办理文件的生效。

⑥实验室所有人员在 DTMS 中查阅文件并打印表格。

2. 文件更改

实验室流程发生变化需要更改文件：文件管理员提交更改文件→文件审批人员审核→

文件管理员设置培训计划→实验室人员培训文件→质量部办理文件生效→实验室人员查阅文件、打印表格。

3. 文件年审

文件生效满一年,但文件内容无须更改:文件管理员提交年审文件→文件审批人员审核→质量部办理文件生效→实验室人员查阅文件、打印表格。

4. 文件作废

文件已不符合使用要求,须对其进行作废处理:文件管理员提交作废文件→文件审批人员审核→质量部办理文件生效。

第四节 实验室"5S"管理

一、"5S"概论

(一)"5S"的起源

"5S"是指在生产现场对生产要素(人员、机器、材料、环境等)进行有效管理。"5S"最初起源于日本,是日本企业一种独特的管理方式。1955年,一些具有创新意识、重视现场管理的日本企业提出了"安全始于整理、整顿,终于整理、整顿"的口号,旨在通过整理、整顿这样简单而有效的活动来规范生产现场,确保作业空间的充足和安全。后来因为生产控制和品质管理的需要,逐步提出了三个"S",即"清扫、清洁、素养",从而形成了完整的"5S"雏形。而后经过多年的实践,"5S"的内容不断得到完善和丰富,其实用性与有效性也不断得到验证。直到1986年,第一本系统介绍"5S"的著作问世,才正式将其提高到管理理论的高度,从而向整个日本现场管理工作注入了新的活力,并由此掀起了推行"5S"活动的高潮。

"5S"在日本的兴起与发展,有着许多主客观因素。主观上,日本企业求生存、求发展的迫切愿望以及严谨务实甚至有些刻板的民族特性令其重视纪律规范、细节,从而推动了"5S"管理方法的出现。客观上,二战后日本经济重建、民族复兴的要求以及亚洲快速发展的整体经济形势促进了先进管理思想的产生。

(二)5S的含义

"5S"指的是整理(seiri)、整顿(seiton)、清扫(seiso)、清洁(seiketsu)、素养(shitsuke)这5个单词,因为这5个单词日语中罗马拼音的第一个字母都是S,所以统称为"5S"。

随着"5S"管理的广泛应用,"5S"在欧美演变成清理(sort)、整理(straighten)、清洁(sweep)、标准化(standardize)、保持(sustain);后来在此基础上又加了安全(safety)和节约(save),分别变成"6S"和"7S";至今已经演变成"8S"[加学习(study)]、"9S"[加服务(service)]、"10S"[加满意(satisfaction)]、"11S"[加效率(speed)]、"12S"[加微笑(smile)]等。

(三)"5S"的推行方针

"5S"活动的推行遵循十二字方针,即"时时 5S,事事 5S,人人 5S"。"时时 5S"是指时时刻刻都要以"5S"的标准来要求自己;"事事 5S"是指任何事情,无论大小,都要严格按照相关规章制度办理;"人人 5S"是指"5S"活动不是哪一个人或哪一个部门自己的事情,而需要所有员工的共同参与。

二、推行"5S"的意义

(一)提升医学实验室形象

医学实验室的形象是内部管理的外在体现。良好的形象是带来稳定客户群体的保障。5S 活动就是提升形象的有力工具之一,它不仅能改善服务环境,还能规范员工礼仪,有效提高服务水平。

(二)节约生产和服务成本

"5S"可以杜绝浪费,减少成本的无意义流失:生产方面,可以避免工具设备过剩,避免等待、寻找产生的时间浪费,避免乱摆乱放、产生的空间浪费,减少采购、运输过程中的损耗,避免库存消化不良;服务方面,可以合理安排服务人员、服务设施、服务时间,使其达到最佳配置,减少服务资源的浪费。

(三)提高工作效率

推行"5S"能够使各种物品、工具有效"归位",方便迅速查找和使用,有利于创造整洁、美观的工作环境;能够使各项日常工作均得到相应制度流程的保障,减少环节冗余和人为延迟;能够改善员工精神面貌,增强组织活力,从而提高工作效率。

(四)保障安全

安全是"5S"中必不可少的内容之一,主要表现在:工作现场的整洁有序、危险物品的特殊存放、消防设施的例行确认、危险因素的警示标识、指向明确的逃生线路等。这些措施均保证了工作环境的安全。

(五)提高员工整体素养

"5S"活动的最终目的是提高员工的整体素养。前面 4 个"S"的作用就是强制性地使员工养成良好的工作习惯。当"习惯成自然"之后,员工才会完全按照既定的流程制度、规范要求来落实工作,将好习惯当作日常工作和生活中的一部分真正固化下来。此时,员工的整体素养必将得到提升。

三、"5S"的经典步骤

(一) 整理

1. 含义

就是在工作场所内区分必要和非必要的物品,将非必要的物品处理掉。

2. 主要内容

整理工作主要包含以下3个方面的内容:

①不要物处理——清除不需要的物品。

②需要物处理——保留需要的物品。

③补充物处理——补充需要但没有的物品。

3. 意义

①把"空间"腾出来活用。"空间"的概念是整理工作的精髓,即充分并有效地利用物理空间。

②防止误拿、误用。不要物的存在容易使物品产生混乱,出现误拿、误用的现象,既耽误了工作,又浪费了资源。

③创造清爽的工作环境。环境的有序和美化能使人保持愉悦的心情,从而有利于提高工作效率。

(1) 不要物的处理

不要物是指已经废弃的或没有使用价值的物品以及超过需要数量的物品。这里强调了三个判定原则:废弃、无使用价值、超过数量。不要物的处理主要包括以下步骤。

①列出不要物清单:明白什么是不要物之后,每个项目组要根据各自的实物以及使用情况制定详细的不要物区分基准。表6-26所列为某医学实验室制定的不要物区分基准。

表6-26 某医学实验室的不要物区分基准

序号	不要物区分基准
1	脏污的、不符合清洁标准的物品
2	已损坏的、无法继续使用的物品
3	已过时的、不会再次用到的物品
4	虽干净、完好但数量远超过绝对必要的数量的物品
5	与工作无关的、私人的物品

②审核清单:不要物清单确定后,各项目组应将其上报到协调控制组进行审核。审核的目的是防止资源浪费,避免需要的物品被清理掉。

③制定处理方法:不要物清单经协调控制组审核确定后,报送相关部门(如财务部和后勤部门),然后根据固定资产及物品管理的有关规定拟定不要物的处理办法。在不要物处理办法中,一般将不要物区分为三大类。

(a)固定资产:为生产产品、提供劳务、出租或经营管理而持有的使用年限超过一年,单位价值较高的有形资产。

(b)低值易耗品:指不属于生产、经营主要设备等固定资产的,单位价值在2 000元以下,且使用期不到一年的工具、器具等。

(c)私人物品:不属于企业公共财产(所有权归属员工个人)且对工作没有任何作用的物品。

针对以上三类不要物,应制定不同的方法分别进行处理。例如,某实验室制定的不要物处理办法如下:

(a)对属于固定资产的不要物,各部门或实验室分部间能够调剂使用的进行调剂,欲报废和提前报废的上报领导,经批准后进行报废处理。

(b)对属于低值易耗品的不要物,财务部和后勤部门应按照各项目组上报的列表核实实物,将可用物品集中到指定地点统一调剂使用,将不可用物品集中到另一指定地点由财务部变卖取得收入。

(c)对属于私人物品的不要物,由各项目组督促员工自行处理,并于截止日期前处理完毕,协调控制组抽查验收。

④实施处理:确定处理方法之后,各项目组要发动全体员工一起进行不要物处理。在处理的过程中,应时刻与协调控制组和相关部门保持联系,对于不易处理的不要物要随时沟通,避免出现错误;处理完毕后应及时向协调控制组汇报。

(2)需要物的处理

需要物是指对工作有使用价值的物品。需要物的处理主要包含以下3个步骤。

①列出需要物清单:根据清查的结果列出需要物清单,一般要与不要物清单的区域划分相一致,同样包含区域、位置、需要物、备注等几个要素。值得说明的一点是,有特殊用途的物品应在"备注"栏内注明,以备审核。

②审核清单:需要物清单确定后也应上报到协调控制组进行审核。审核的目的是防止不要物混杂其中以及清理不彻底。清单审核完毕后,反馈给各项目组以便其做出适当调整。

③放置需要物:确定需要物清单后,根据物品使用频次的不同将其摆放到不同的位置,基本原则是使用频次越高的物品摆放位置越近,反之则越远。至于具体的频次设置,就要根据各实验室实际状况和物品的实际使用情况来规定。表6-27为某医学实验室需要物的放置规定。

表6-27 某医学实验室需要物的放置规定

使用频次	摆放位置
一年以上使用一次的物品	放入仓库
半年左右使用一次的物品	放入暂存仓库
三个月左右使用两次的物品	放在工作场所附近
一星期左右使用一次的物品	放在使用地
三天左右使用一次的物品	放在不用移动就可以取到的地方
每天使用的物品	放在一伸手就可以取到的地方

(3) 补充物的处理

在对物品进行清查,确定不要物和需要物的过程中,还会发现有些实际工作需要但是缺少的东西,这些就是应该补充的物品,即补充物。补充物的处理主要包括以下3个步骤。

①列出补充物清单:补充物清单要翔实可信,书写的要素要包含物品名称、型号、颜色、数量以及用途、摆放位置等。其作用有两点:一是清楚明了,方便采购部门采购;二是充分申明补充的理由。

②审核补充物清单:补充物清单列出后应及时上报协调控制组审核。协调控制组根据物品的价值和需要程度的高低进行审核。补充物品的审核应把握好对工作有利的原则,审核确定的物品应是对工作确实有帮助或急需的。

③调剂和采购补充物:审核确定补充物清单后,应该根据补充物的重要程度和紧急程度确定补充的优先级别。对于重要且紧急的物品最先补充,重要不紧急或紧急不重要的物品次之,不重要且不紧急的物品最后补充。

4. 实施要领

(1) 不要物确定的矛盾

在不要物处理的过程中,容易犯的一个错误就是看什么东西都觉得很好,不舍得丢。处理时应掌握的原则是:对于拿不准的物品坚决清理掉。常用的方法是竖立红牌标识——让所有人员都能对非必需物品一眼明辨的方法(图6-8)。

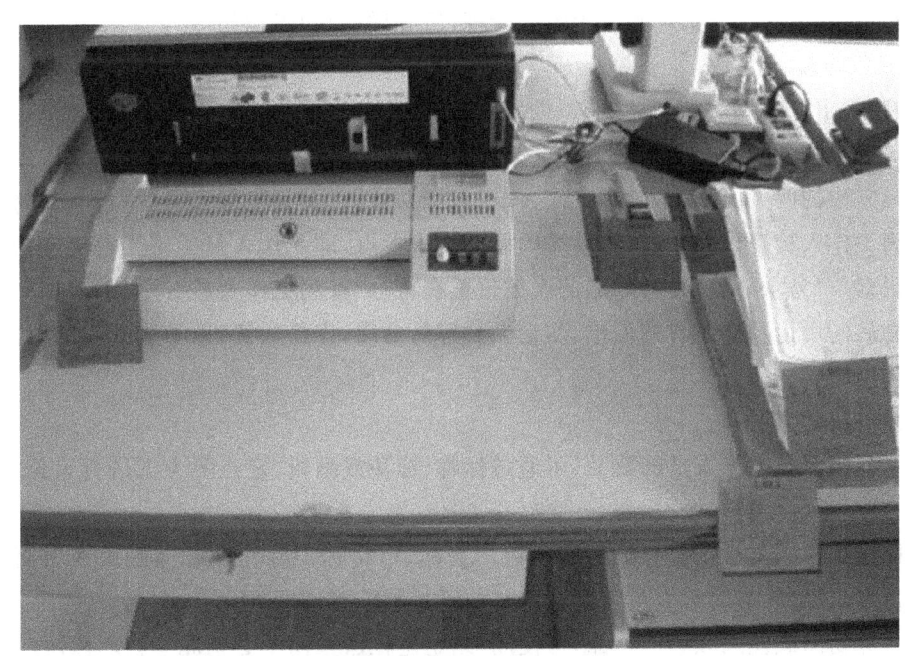

图6-8 竖立红牌标识示意

另外,工作场所内的私人物品多数属于不要物,应该坚决予以清理。对工作中少数必需的私人物品要做到有序管理。

(2)"必要"和"想要"

在补充物处理的过程中,应当区分"必要"和"想要"两个概念。"必要"是指工作客观需要的,"想要"是指员工主观需要的。确定补充物清单时,应将"必要"看作审核的依据而非"想要"。

(二)整顿

1. 含义

整顿就是将需要的物品依规定进行定位,摆放整齐,明确标示其所处的状态。

2. 主要内容

整顿的主要内容有以下3个方面。

①物品的定位:将物品按照一定的规则固定位置,摆放整齐。

②物品的标识:以形象化标识的方式明确标示物品的状态。

③物品用完以后,要物归原位。

3. 意义

整顿是整理工作的深化。整顿的意义表现在以下3个方面。

①节省寻找物品的时间,从而提高工作效率。

②使流程规范更加合理化。

③塑造"目视管理"(指一眼看得懂的管理,后有详述)的工作环境。

4. 推行步骤

(1)物品定位

给每一样物品找一个固定的"家"就是物品定位。

物品定位的两大原则为:有利工作人员,易拿易放。"有利工作人员"是指所有物品的摆放要以为工作人员提供最便捷、最温馨的服务为出发点,即工作人员的感受是决定物品摆放的首要因素。"易拿易放"是指物品的摆放位置在符合"有利工作人员"原则的前提下还应充分考虑物品的用途及使用者的习惯,尽量做到容易拿取、容易放置,以节省寻找的时间,从而提高工作效率。

物品定位的方法有:

①不直接面向工作人员的物品,可通过标牌、标签或画线、定点等方式进行定位,既能明确位置,又不影响美观。

②面向工作人员且定位标识影响观瞻的物品,可将标识标注在物品侧面或后面等不易发现的地方,只要物品管理人员清楚标识的位置且利于管理即可。

③特殊物品或使用频繁的物品,可使用"约定定位法",而不必拘泥于物理标识。

(2)物品标识

标识无处不在,比如公路上的路标、门牌、人行道等。这些标识的共同特点是传达给人们一种共享信息,即当人们看到这些标识的时候,不用开口询问或请人讲解就能获取物品的一些相关情况。

物品标识的步骤:由协调控制组圈定标识制作的范围。应根据物品的特性和用途明确哪些物品需要做标识,将需要做的标识汇总后交由产品宣传部设计制作。

5. 实施要领

标识的数量和位置的确定应服从标识的用途。标识用途分为两类:服务用和管理用。服务用的标识应尽量位置明显,温馨亲切;管理用的标识应明确管理责任且位置相对隐蔽,以不影响工作人员感知为前提。部分标识还应根据工作中可能出现的突发事件(如人员变动)考虑样式的灵活性,比如活动式、可更改式、可替换式等。

(三)清扫

1. 含义

清扫是指清除工作环境内的脏污,以保持工作环境应有的状态。

2. 主要内容

清扫包含的内容主要有以下 3 方面。

①清扫运动:对责任区域进行彻底的、全面的大扫除,创造一个良好的工作环境。

②实施点检:采取有效措施来持续维护工作环境。

③检查评比:互相监督,互相帮助,最终达到共同提升的目的。

3. 意义

只有先发现问题才能针对性地解决问题。清扫从"发现问题点"的角度来考量,其意义在于:

①塑造干净整洁的环境,有利于工作人员保持良好的心情,从而提高工作效率。

②提升医学实验室形象,增加客户的信赖度,有利于业务的发展与客户关系的维护。

③客观上,有利于消除企业生产与运营中的故障,确保产品与服务品质。

4. 推行步骤

(1)清扫运动

①建立明确的责任制度:责任制度包含责任区域和责任人。责任区域的划分需要结合劳动量的大小和区域的特点,人员分工要细致、具体,避免出现责任重叠、遗漏以及不均衡的现象。

②需要用心去做的工作:打扫卫生仅仅是清扫运动的表象,其内在含义是发现问题点。在清扫的过程中,要时刻保持着发现问题的眼光,透过"用心"与"细腻"的清扫动作,发现异常。对于所发现的异常,要由本人予以更正或予以改善、解决。

③清扫用具的清洁:在清扫运动中,抹布、拖把、扫帚等是最常见的用具。在使用完毕后,如何放置和处理它们也是一个重要项目。

(2)实施点检

点检是清扫运动中最常使用的一种方法。点检的含义是"逐点去检查",即不要放过任何一个区域或角落,进行全面的清查。点检不同于清扫运动,它是在清扫运动结束的基础上进行的查缺补漏,以达到更完美的效果。点检主要包含以下 4 个实施步骤。

①划分责任区域:与清扫运动的责任区域保持一致。

②制定点检标准:点检标准既是实施点检的纲要,又是下一步开展检查评比的依据。标

准的制定一定要详细具体,可操作性强,同时还要考虑到各项目组不同的实际情况。

③实施点检:确定点检区域和标准后,各项目组正式开始实施点检。点检的目的是查找遗漏问题点,因此一定要把握"全面"和"彻底"两个原则。

④填写点检记录表:在点检的过程中,要记录所发现的问题点,以便逐个改善,避免再次遗漏。点检记录表应包含检查时间、点检人、责任区域、问题点描述、改善建议、改善后确认、改善人、改善时间等要素(表6-28)。

表6-28 点检记录表

检查时间: 　　　　　　　　　　检查人(签字):

序号	责任区域	问题点描述	改善建议	改善后确认	改善人	改善时间	备注
1							
2							
3							

(3)检查评比

①自查:清扫运动和点检结束之后,各项目组要开展组内进行自查活动。

②互查:自查完成后,推行委员会应组织各项目组之间的互查。

③评比:检查结果汇总完毕后,由推行委员会进行评比。对于优胜组,应颁发锦旗或实施其他奖励,以激励各组向其学习,最终实现共同提高。另外,在设立流动"小红旗"的同时也可以设立一面黄色"鞭策旗"。最后注意一点,评比结果一定要通过各种有效方式予以公布,以激发企业全体员工参与"5S"的热情。

5. 实施要领

在清扫步骤的推行过程中,各级领导应积极参与,真正起到模范带头作用。同时,领导带头、全员参与活动过程也是领导与员工加强沟通、互相深入了解的过程。清扫运动的过程还有利于培养团队精神和集体荣誉感,有利于企业正向工作的开展。

检查与评比应该定期举行。在每一个"5S"推行周期内、在每一次推行现状需要的时候,都可以实施检查与评比工作。同时,"小红旗"与"鞭策旗"应实行流动制度,每评比一次就流动一次,充分调动各项目组的积极性。

(四)清洁

1. 含义

清洁是指将整理、整顿、清扫的实施做法进行到底,且维持住其成果,并对其事实做法予以标准化、制度化。

2. 主要内容

清洁的主要内容包括以下4个方面。

①标准化:选择最优秀的工作方法作为标准,并不断去完善。

②岗位规范控制表:对每个岗位员工的职责和行为进行梳理和固化,建立一套人人遵守

的控制制度。

③改善活动:随着实验室的发展、形势的变化以及新的问题点的出现,不断修正目前的流程制度,以始终保持其有效性和先进性。

④问卷调查:作为检查、修正的一种重要方法,能有效防止制度标准脱离实际。

3. 意义

清洁的意义在于建立标准化、规范化的流程制度,使一切异常现象没有容身之所。

4. 推行步骤

(1)标准化

标准化就是将最好的做法固化下来并不断完善的过程。这个概念强调如下所示的3层含义。

①最好的做法:所有工作方法中,若有一种是效率最高、使用资源最少、效果最好的,这种工作方法就是最好的做法;若不存在各方面均最优的方法,那么可集中较好的做法,去芜存菁,将其有效地整合成一种相对最优方法,这也是最好的做法。

②固化:就是将最好的做法形成标准,在全实验室推广,明确告诉员工做什么样的工作用什么样的方法,真正将其落实到位并长期坚持。

③不断完善:任何标准都不是永恒不变的,随着实验室的发展、技术的进步、管理水平的提升以及各种新情况的出现,也需要相应地不断完善标准。

标准化的这3个推行步骤并不是独立单向的,它是一个有机的循环。将每个步骤孤立起来单独考虑或者以为改善一次就行了的想法都是错误的。只有三者不断地健康循环,"5S"活动才能持续深入推进,实验室才能保持良性发展。

(2)岗位规范控制表

根据不同岗位制定不同的员工岗位规范控制表,采用幻灯片、情景模拟等对员工进行岗位培训直至达标。

(3)改善活动

改善活动按照时间可以分为两类:①事前改善,在问题发生之前改进工作,使问题发生的概率大大降低;②事后改善,在问题发生后再实施改进,尽量将损失降低到最小。

改善活动并不是一蹴而就的,往往需要经过多次反复改进和维持,才能达到最终目标,如图6-9所示。在"5S"推行过程中,也需要不断开展改善活动。

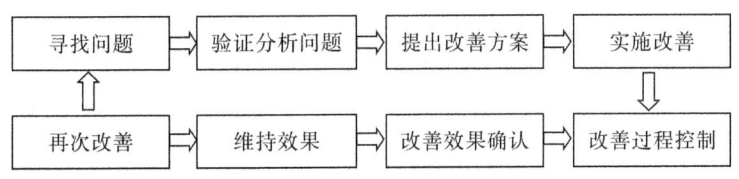

图 6-9 改善活动的步骤

(4)问卷调查

作为改善活动的一种辅助方式,问卷调查有着良好的效果。问卷调查是以精心设计的问卷为载体,对目标对象实施抽样调查以获取有效信息的一种方法。

5. 实施要领

(1) 口头指示与标准化

所有员工在工作中都应遵守标准化的流程,而不是管理者的一句口头指示。管理者的权威应体现在制度的建立与完善上,而不是制度的破坏上。

(2) 标准化与改善的关系

在"5S"管理中,标准化与改善紧密关联,不可分割。标准化是改善的基础,改善是标准化的提升。标准化侧重于制定并保持一种制度,改善侧重于修订并完善一种制度。没有改善,就没有更新的标准化;而没有标准化,改善只是周而复始的重复,不会形成良性的积累并稳步提升。

(3) 标准化的误区

在标准化实施过程中,应特别注意以下误区:

①标准太抽象,难以明白。

②标准不具体,难以量化。

③标准不切实际,很难或者不可能做到。

④标准太片面,无法涵盖工作中可能遇到的各种问题。

⑤标准太多,员工疲于奔命。

⑥标准太少,管理中存在很多盲区。

⑦标准可操作性差,只有做什么,没有如何做。

⑧没有与员工自身利益挂钩,做与不做都一样。

(五) 素养

1. 含义

素养是指通过前面的整理、整顿、清扫、清洁活动,使员工自觉遵守各项规章制度,养成良好的工作和生活习惯,从而提高员工整体素质,进而提升企业核心竞争力。素养强调的是持续保持良好的习惯。

2. 主要内容

素养的主要内容包括以下3个方面。

①礼仪训练活动:礼仪是一个人内在素养的外在体现,素养提升应首先从礼仪训练开始。

②素养提升活动:通过活动的开展培养良好的习惯,提升员工素养。

③验收评估活动:进行完一个"5S"活动循环后,应进行推行效果评估,以明确今后努力的重点和方向。

3. 素养的意义

素养是"5S"的重心,更是全体员工所期盼的终极目的。在"5S"活动中,我们不厌其烦地指导员工做整理、整顿、清扫、清洁,其目的不仅仅在于希望员工将物品摆好、擦拭干净,更主要的在于透过细琐、简单的动作,潜移默化地改变员工气质,使之养成良好的工作和生活习惯。公司应向每一个员工灌输遵守规章制度和工作纪律的意识,此外还要强调创造一个具有良好风气的工作场所的意义。如果大多数员工都将以上要求付诸行动,那么少数素养不高的员工和新人就会自觉抛弃坏的习惯,转而向好的方面发展。

素养的意义具体表现在以下 3 个方面:

①作为员工,遵守公司的规章制度,按规范开展工作。

②作为社会人,遵守社会公德,热心公益事业。

③作为家庭成员,有责任感,尊老爱幼,关心家人。

4. 推行步骤

(1)礼仪训练活动

礼仪是在社会交往活动中约定俗成的一种敬重他人、美化自身的行为规范、准则与程序。仪容、仪表、礼貌、礼节等,都属于礼仪的基本表现形式。

(2)素养提升活动

素养的提升是通过各种有意义的活动来推动的,素养提升活动是素养的载体和有效手段,主要有以下 4 种活动:

①问好活动。问好活动包括早安活动,并在此基础上进一步发展和深化。

②守时活动。守时活动是指员工在工作或生活的各个方面都应严格遵守时间规定,比如上下班、开会、预约客户、接待来宾、完成工作任务等。

③赞美活动。赞美活动是指企业应努力创造一种赞美和鼓励远多于批评和指责的工作氛围,以此来保持员工的良好心情,提高其工作效率。

④公益活动。无论员工还是公司,都是社会的重要组成部分,都有义务为社会的发展和优化贡献自己的力量。公益活动能够培养员工的爱心,同时还能在无形中提高企业的知名度和美誉度。公益活动的内容丰富多样,如爱心募捐活动、环保绿化活动、救助失学儿童活动、公益知识宣传活动等。

(3)验收评估

至此为止,可以认为"5S"推行工作的一个阶段结束。为了检验各项目组的执行效果,需要进行验收评估工作。这是非常重要的一项工作,是每一个循环必须进行的阶段性总结。验收评估工作应由推行委员会领导、协调控制组牵头实施。验收完毕后,应对被验收项目组负责人进行评估汇报,一是提出发现的亮点,对其前期工作进行肯定;二是指出存在的不足,对后续推广工作进行指导。

5. 实施要领

(1)服务用户

与用户接洽时真心、真诚地为其提供服务,有利于事半功倍,提高用户满意度。

(2)自觉素养

在开展素养活动的时候可用强制性的约束代替自觉的遵守。制定一系列惩罚措施来保障规范的遵守和活动的开展,这些都不符合"5S"推行的本意。

要使员工拥有最优的素养,一切活动的开展都必须是公开的状态,让员工自觉地参与素养提升活动。自觉的素养才是真正的素养,关键在于让员工明白个人与公司的利益是一致的,提升素养既利于企业的发展,也利于个人的成长。

(3) 反复现象

在"5S"活动中,若持续推行不力则很容易导致推行效果出现反复的情况。推行"5S"最常犯的错误是不能周而复始、循环持续进行,总是以为整理、整顿、清扫、清洁、素养推行完毕之后就意味着"5S"活动的终结,就可以高枕无忧、一劳永逸地享受"5S"的卓越成果了。"5S"活动并不是一项阶段性的工作,它需要长期地做,反复地做,每一次循环推行都会巩固以前的成果并取得新的进步。长此以往,才能达到实验室与个人的双赢。

"5S"是落实各项管理活动最基本的工作。"5S"之间的关系并不是互不相关、各自独立的,而是相互联系、相辅相成的,符合事物发展的普遍规律。用一句话概括就是:在多种推行手法辅助下,将现场基本管理规范固化并持之以恒,最终达到人员素养的提升和核心竞争力的提高。具体来说就是,以整理、整顿、清扫为依托,以清洁为规范,以素养为核心。

"5S"的推行是一个由易到难、由简至繁、由有形臻无形的过程。由易到难是指前期按部就班推行容易,后期维持效果长期坚持难;由简至繁是指前期整理物品、打扫卫生简单易行,后期各种推行手法和素养活动繁多难行;由有形臻无形是指前期着重强调物品和环境的规范,后期则以提升全员素质为中心。

"5S"之间的关系强调地、物、人的和谐。地是指工作环境,物是指工具设施,人是指工作人员,三者相辅相成,缺一不可。"5S"的实施就是"人"利用"物"去改善"地"的过程。最终的结果是找到地、物、人三者最佳的平衡点,从而使实验室能够以最高效的速率前进,这也是"5S"的内在要求。

第五节 实验室目视化管理

一、目视化管理的概述

(一)目视化管理的定义

在日常生活中,其实有很多目视化管理方面的应用,如行进引导线(标识)、红绿灯、指示牌等。所谓目视化管理,就是"一眼看得懂"的管理,是一种以公开化、透明化为基本原则,利用人的视觉来进行管理的科学方法。

目视化管理形式多样,比如形迹管理、颜色管理、灯号管理、标牌管理、看板管理等,就是借用画线、颜色、灯泡、标牌、看板等载体的状态变化来传达管理信息,尽可能地使管理者的要求和意图让大家都"看"得见,借以推动自主管理、自我控制。

(二)目视化管理的基本要求

推行目视化管理,要防止搞形式主义,一定要从实际出发,有重点、有计划地逐步展开。在这个过程中,应做到统一、鲜明、实用、简约、严格。

①统一:实行标准化,不要有五花八门的杂乱现象。

②鲜明：各种标识等视觉信号要清晰，位置适宜，工作人员都能看得见、看得清。
③实用：讲究实效。
④简约：各种视觉显示信号应简明易懂，一目了然。
⑤严格：所有员工都必须严格遵守和执行有关规定，有错必纠，赏罚分明。

(三) 目视化管理的水准

目视化管理可以分为3个水准。
①初级水准：通过标识能明白现在的状态。
②中级水准：不仅能明白还能判断状态的优劣。
③高级水准：标明管理方法（尤其是突发事件的应急预案），即不仅能判断状态的优劣，还能知道各种状态的应对方法。

推行目视化管理可以先易后难，先从初级水准开始，逐步过渡到高级水准。实施过程中，红牌作战、定点摄影、设立样板等都是对推行目视化管理有益的方法。

目视化管理作为使问题"显露化"的工具，具有非常好的效果。但是，不能将目视化管理简单地理解为使用颜色或道具，而应是在使用的方便性上下功夫，不仅标明状态，还应辅助管理。因此，发挥全员的智慧，多学多做，使大家都能用、都好用是实施目视化管理的最关键的部分。

二、目视化管理在实验室中的应用

国内外许多独立实验室在目视化管理方面已经取得了较大的进步，不仅开始在工作现场较多地应用，而且在产品上也实施了目视化管理，为客户提供方便，提升了客户的感知。例如，电脑上许许多多形状各异、颜色不同的接口，对应的连接线是形状、颜色相同的插头。这样，只要看形状和颜色就可以插线连接，又快又准，既可防止插错，又提高了安装的效率。下面通过举例来说明目视化管理在独立医学实验室中的重要应用。

(一) 形迹管理

文件柜中的文件采用锥形标记（图6-10），便于放回原位；标识地面开关门的运行轨迹线（图6-11），提示门后的人小心碰撞。

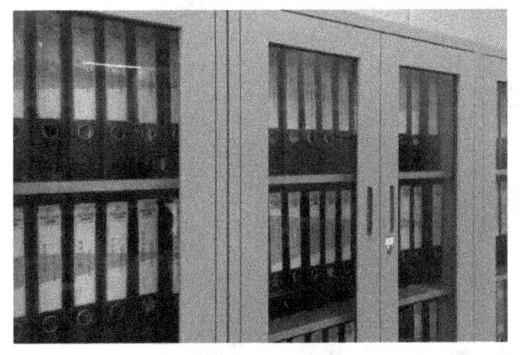

图6-10 文件夹目录的彩色锥形标识

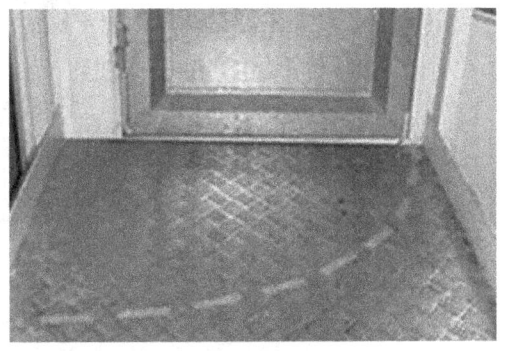

图6-11 开关门的运行轨迹线

(二)颜色管理

不同项目组采用彼此不同的、固定的颜色(图6-12),更容易区分;颜色不同的工作服有助于区分工作人员的身份和岗位。

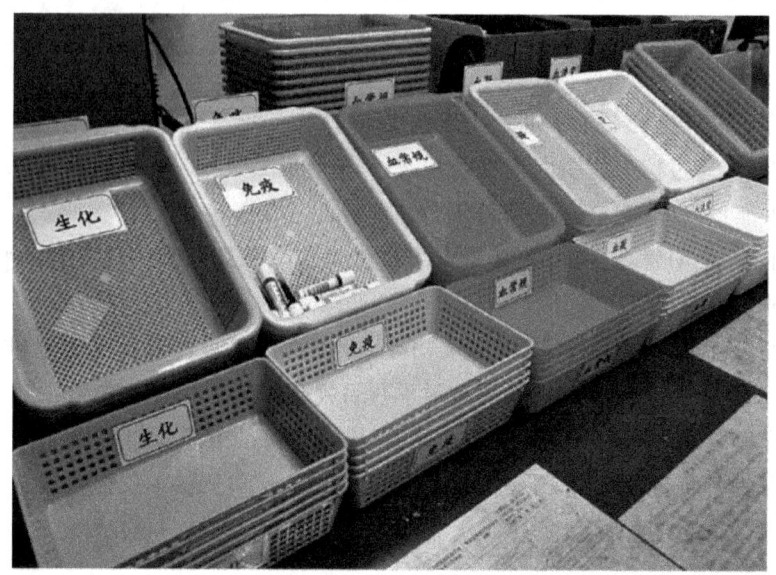

图6-12 不同项目组对应不同颜色的收纳筐

(三)灯号管理

设备状态指示灯中绿灯亮表示设备正常运转,红灯亮表示设备故障(图6-13),仪器操作指示灯不同颜色亮起代表正在进行某项特定的操作(图6-14)。

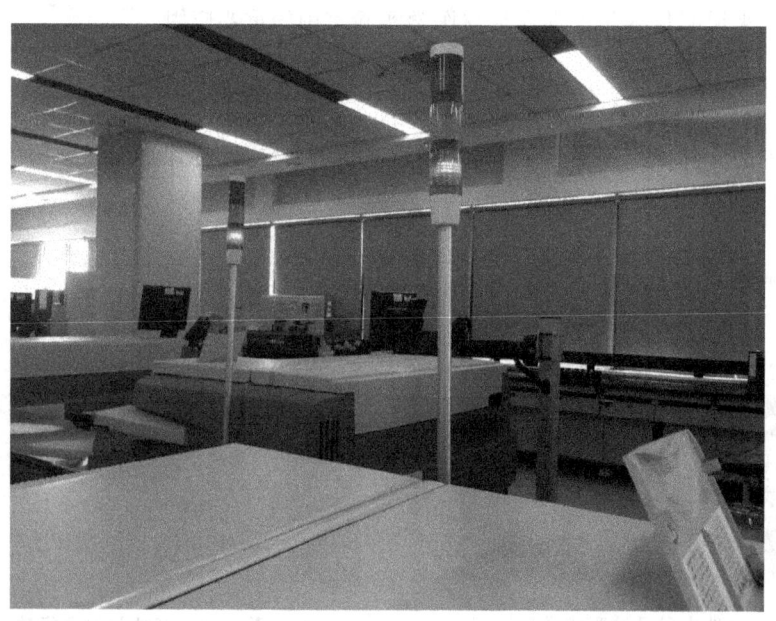

图6-13 设备状态指示灯

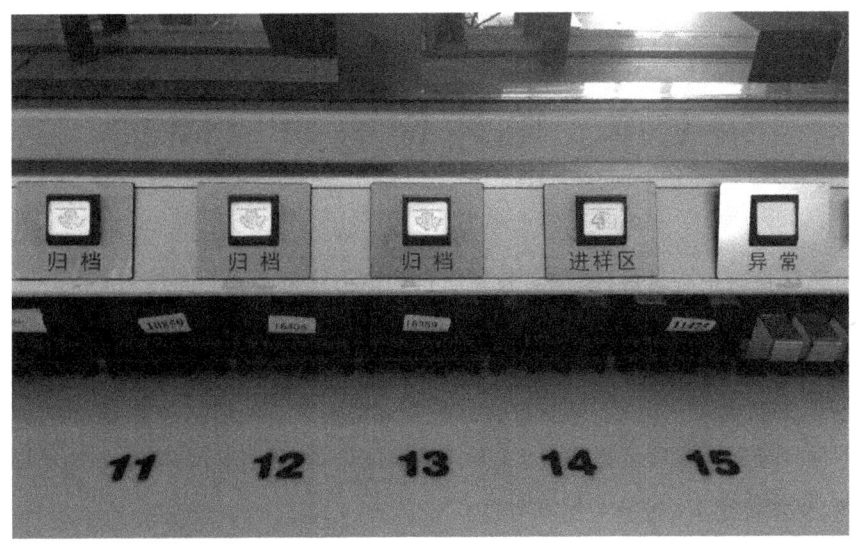

图 6-14　仪器操作指示灯

(四) 标牌管理

放置"停用"标牌,表示仪器暂时停用(图 6-15)。

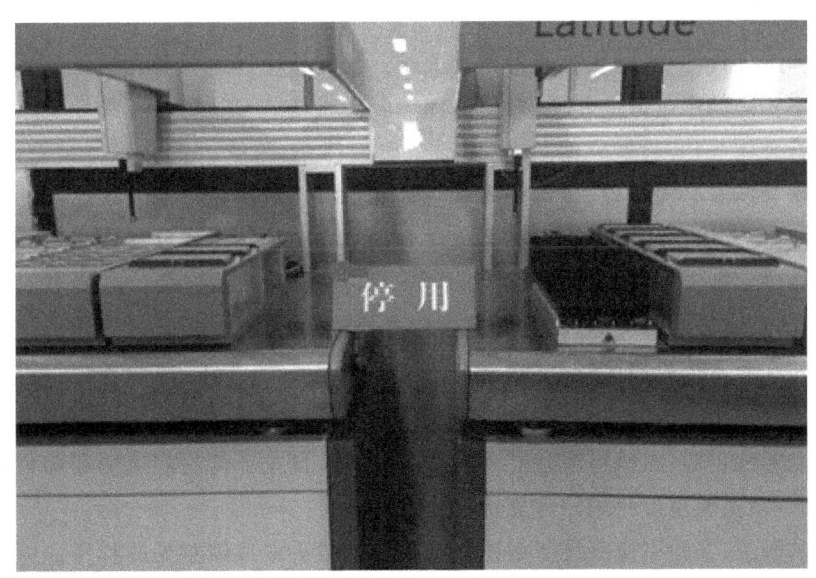

图 6-15　仪器"停用"标牌

"5S"管理作为一种先进的管理方法,在现场维护、安全生产、标准化和制度化、人员素质提升、育人造物以及企业形象塑造等方面的巨大改善作用逐渐被各国管理界认识。管理无止境,唯有精细管理、精确管理乃至精益管理,才能持续改进。

(叶小莉　邱尚立)

第七章 临床检验质量控制

艾迪康医学检验中心运行《医学实验室质量和能力认可准则》(ISO 15189:2012)质量管理体系,ISO 15189 质量管理体系对实验室组织和管理责任、质量管理体系、人员、设施、设备,检验前、中、后过程,结果报告与发布,实验室信息系统等 25 个方面做出了规定。

本章主要介绍 ISO 15189 质量管理体系概况和检验前、中、后过程的质量控制。实验室质量控制不仅仅局限于检验结果本身,从管理的角度来讲,更包括了影响分析结果的全过程和各个方面,包括检验前、检验中和检验后。

第一节 ISO 15189 质量管理体系

一、ISO 15189:2012 管理要求

①组织和管理责任:实验室应满足伦理要求。实验室主任应具备相应的职能和责任,制定符合实验室实际的质量方针和质量目标,明确管理责任。

②质量管理体系:实验室应建立、实施质量管理体系,持续改进并维持其有效性。质量管理体系应整合所有必需过程,以符合质量方针和目标并满足用户的要求。

③文件控制:实验室应控制质量体系文件并确保避免误用作废文件,保证当前使用的文件有效并具有唯一性。

④服务协议:实验室应建立、执行和评审服务协议。

⑤受委托实验室的检验:实验室应建立受委托实验室的选择、评估程序,明确检验结果提供的要求。

⑥外部服务和供应:实验室应建立外部服务、设备、试剂和耗材的选择和购买程序。

⑦咨询服务:实验室应与用户建立沟通协议。

⑧投诉的解决:实验室应有用于解决来自用户的投诉或反馈意见的程序。

⑨不符合的识别和控制:实验室应建立文件化程序以识别和管理质量管理体系各方面发生的不符合现象,包括检验前、检验中和检验后过程。

⑩纠正措施:实验室应采取纠正措施消除潜在不符合的因素。

⑪预防措施:实验室应确定措施消除潜在不符合的因素以预防其发生。

⑫持续改进:实验室应设立一定的质量指标,以系统地监测、评价实验室的检验质量和服务质量,及时发现存在的问题;制定纠正和预防措施,以持续增强质量管理体系的有效性。

⑬记录控制:实验室应建立文件化程序对质量和技术记录进行识别、收集、索引、获取、

存放、维护、修改及安全处置。

⑭评估和审核:实验室应策划并实施所需的评估和内部审核过程,确保符合质量管理体系要求并持续改进,以满足用户的需求。

⑮管理评审:实验室管理层应定期评审质量管理体系,以确保其持续的适宜性、充分性和有效性以及增强对患者和医护的支持力度。

二、ISO 15189:2012 技术要求

①人员:实验室应有文件化程序,对人员进行管理并保持所有人的记录,以证明满足要求。

②设施和环境条件:实验室应分配开展工作的空间。空间分配应确保用户服务的质量、安全和有效,以及实验室员工、患者和来访者的健康和安全。实验室应评估和确定工作空间的充分性和适宜性。

③实验室设备、试剂和耗材:实验室应建立设备选择、购买和管理的文件化程序,应有试剂和耗材的接收、储存、验收和库存管理的程序性文件。确保设备的正确使用、维护和校准,以保证仪器设备处于良好的工作状态。

④检验过程及其质量保证:检验过程包括检验前过程、检验过程、检验后过程和检验结果的质量保证四个部分。实验室应对全部检验活动建立文件化的操作程序,保证检验程序的选择、验证和确认满足要求,在规定的条件下进行检验,以保证检验质量。

⑤结果报告与发布:包括结果报告和结果发布两个部分。实验室应建立检验报告发放、修改及保存的程序,确保检验报告信息完整、数据准确、结果表述清晰易懂。

⑥实验室信息管理:实验室应具备满足用户需求的数据和信息管理能力。

第二节 检验前质量控制

一、检验前质量保证体系的定义

分析前程序也称为检验前程序,按时间顺序,检验前程序始于临床医师提出检验申请时,止于启动分析检验程序时。其步骤包括检验申请、患者准备、原始标本采集、标本转运到实验室、在实验室内部传递及检验前标本的预处理的全部过程。

检验前质量保证体系是指对检验前程序各个环节进行质量控制,以保证标本的结果能够反映患者真实状态而建立的体系。检验前影响因素具有复杂性、隐蔽性、不可控性及责任不确定性四大特点,临床实验室必须建立检验前质量保证体系。

能够对检验结果产生影响的因素很多,临床医师需要考虑在标本采集前无法进行修正的因素。常见影响因素及注意事项有:

①吸烟:长期吸烟可导致机体发生一些生物化学及细胞学的变化。吸烟除引起肾上腺素、醛固酮、癌胚抗原、皮质醇等物质浓度的增高外,还可导致血红蛋白浓度、白细胞和红细

胞数量、细胞平均容积增高;此外,吸烟还可降低高密度脂蛋白-胆固醇的浓度。

②饮酒:饮酒可产生短期及长期效应。短期会引起血糖降低,乳酸升高,谷草转氨酶(AST)、谷丙转氨酶(ALT)活性升高等;长期饮酒会引起谷氨酰转肽酶(GGT)的活性增加。

③药物:要重点注意药物与蛋白竞争性结合的高亲和力及与蛋白质发生交叉反应,以及使用抗生素对微生物培养结果的影响。

④年龄和性别:某些血清生化指标浓度具有年龄相关性,这些相关性源于多种因素,如器官和系统的功能成熟程度、机体含水量和体重。在特定情况下,甚至在确定参考范围时也必须考虑这些差异。

⑤生理周期及妊娠:临床医师在分析检验结果时,应充分考虑女性生理周期及妊娠的影响。

⑥昼夜节律:如葡萄糖、钾、铁等存在日内变化;睾酮和甲状腺激素等的分泌有明显的时间节律变化,皮质醇呈昼夜节律,在分析检验结果时要考虑标本采集时间。

⑦溶血:溶血是临床检验中最常见的一种干扰因素,红细胞、血小板、白细胞等血细胞被破坏后释放出的某些成分会干扰检测指标的测定,以红细胞被破坏最为常见,通常所说的溶血就是指红细胞破裂。例如,血红蛋白能够竞争性抑制胆红素与重氮试剂的偶氮反应,导致胆红素浓度假性偏低,因为血红蛋白具有氧化性,可干扰利用氧化还原原理测定的指标。为避免溶血对检验结果的影响,护理人员抽血时务必注意静脉穿刺时需等待消毒乙醇干透,压脉带压迫时间不得超过 1 min,混匀时避免剧烈振摇,避免全血直接低温冻存及反复冻融,避免室温长时间放置。正确的操作可减少人为造成的标本溶血。

⑧体位:人体分别处于站立位、坐位及卧位时,伴随着体内电解质及水分在血管及组织间隙之间的流动,一些不能通过血管的大分子物质浓度会发生变化,如蛋白质、酶类等,可以被滤过的小分子物质则不受体位的影响,如葡萄糖。另外,在进行动脉血气分析及检测二氧化碳分压和氧分压时,卧位的数值比坐位和站立位高。为了减少体位对检验结果的影响,护理人员在采血时应嘱咐患者尽量固定体位,如有可能,应备注体位信息,尤其是长期卧床的患者。

⑨运动:运动对检验结果的影响根据其影响机制可分为两方面,一方面运动可通过出汗及呼吸改变人体内液体容量及分布;另一方面,剧烈运动可使人体处于应激状态,使白细胞、血红蛋白、肾上腺素、糖皮质激素、胰岛素浓度发生改变。为了减少运动对检验结果的影响,一般主张在清晨抽血,住院患者可在起床前抽血,匆忙起床到门诊的患者应至少休息 15 min 后再采血。

⑩输液:输注葡萄糖可引起体内血糖升高,输注电解质可引起电解质浓度升高,输注右旋糖酐可使凝血酶原时间缩短,输血可使血液 pH 偏高。对输液患者开具检验时需要充分考虑输液的影响,尽量不要在输液后采集血液标本,不得在输液同侧血管采血。

⑪饮食:正常饮食后,血液中的葡萄糖、血脂浓度会随之升高,胰岛素浓度也会升高。常见检测指标参考范围都是基于空腹健康人,所以应注意餐后时间对检测结果的影响。此外,饮食结构及食物种类也会对检测结果造成影响,如高蛋白可使血尿素氮和肌酐浓度增高,高

核酸食物如动物内脏可致尿酸浓度明显升高,高脂肪饮食可使外源性乳糜微粒及甘油三酯浓度升高,还会影响肝功能和免疫球蛋白等的测定。

⑫饥饿:空腹是指餐后时间超过 8 h,但有些患者由于种种原因空腹时间过长,对检测结果也会产生一定的影响。空腹超过 16 h 可使血液中多种检测指标发生改变,如葡萄糖、胆固醇、甘油三酯、载脂蛋白、尿素氮含量降低,而肌酐、尿酸、胆红素、脂肪酸以及尿液中的酮体等的含量会上升。

⑬尿液标本:根据采集方法的不同,尿液标本可分为清洁中段尿、导管尿、耻骨上穿刺尿及 24 h 尿四类。清洁中段尿、导管尿标本和耻骨上穿刺尿要注意无菌操作;24 h 尿应收集患者 24 h 排出的所有尿液,一般早晨 8 时排空膀胱所有尿液,收集此时至次日早晨 8 时之间的所有尿液(包含次日 8 时最后一次排尿),即 24 h 尿。

⑭粪便标本:一般检验留取新鲜的自然排出的粪便 3~5 g,必要时可用肛拭子采取,放入干燥、清洁、无吸水性的有盖容器内,贴好标识送检;对于有黏液、血液及脓液的标本,应取含黏液、血液及脓液的部分;对于外观正常的粪便,应从表面、深处等多处取材。

⑮脑脊液标本:标本通过腰椎穿刺采集,要注意无菌操作以避免细菌污染,穿刺成功后首先进行压力测定,压力测定完成后将脑脊液收集于无菌试管中。

⑯胸膜腔、腹膜腔、心包膜腔积液标本:浆膜腔积液标本由临床医师局麻后经胸膜腔穿刺术、腹膜腔穿刺术和心包膜穿刺术采集,留取中段液体分别置于不同消毒试管内,且宜根据需要加入适当的抗凝剂予以抗凝。

二、标本采集前采集者的指导

(一)采样时间

①最具代表性时间:血液标本一般晨起空腹时采集,这样可以减少饮食、昼夜节律等对检测指标的影响;患者晨起时一般处于平静状态,可减少运动等因素对检测结果的影响;现行生物参考区间多基于监控人空腹的条件下建立,检测结果更具有临床意义。

②高检出率时间:进行细菌培养时应在使用抗生素之前采集标本,否则可能因为抗生素的使用而降低培养的阳性率;微丝蚴检查的标本应尽量在晚上 9 点至次日凌晨 2 点之间采集;尿液常规检验中亚硝酸盐检测使用晨尿最佳,因为晨尿在膀胱中停留时间长,细菌有足够的作用时间。

(二)采集部位

标本采集部位应具有代表性,如血细胞分析尽量采集静脉血,末梢血容易混入组织液而影响检查;粪便常规检验应取有黏液、血液或脓液的部分,如外观无异常应从表面、深处等多处取材。

(三)添加剂及采血管

原始标本中加入的添加剂应根据检测项目进行选择,添加剂种类主要包括三类:抗凝剂、稳定剂和防腐剂。实验室应根据世界卫生组织及美国临床和实验室标准协会（Clinical and Laboratory Standards Institute, CLSI）等权威机构的指南或建议选择合适的添加剂。

基于不同的添加剂，一般推荐以CLSI建议的采用采血管头盖的颜色进行区分，凝血管以蓝色标记，血清管以黄色或红色标记（无分离胶以红色头盖，含分离胶以黄色头盖标记），肝素抗凝管以绿色头盖标记，EDTA盐抗凝管以紫色头盖标记，含氟化物抑制剂的草酸盐抗凝管以灰色头盖标记。

（四）采血顺序

采集多管血液标本时应注意正确的采血顺序，CLSI推荐的采血顺序依次是：①血培养瓶；②蓝头管；③红头管/黄头管；④绿头管；⑤紫头管；⑥灰头管。

特殊情况下应注意，在没有血培养瓶而以蓝头管为第一管，且以蝶形针采血时，首先应采集一管血并丢弃，以维持凝血管中血液和抗凝剂的比例，丢弃管应该是无任何添加剂的采血管或者蓝头管。如果采用直针采血则不需要丢弃管。

三、标本的运送

标本必须要由专人，采用专用的标本储存箱进行运送，采集后的标本要及时送至实验室，CLSI推荐当标本采集处温度超过22℃时，应尽快将标本进行转运，避免某些分析物遭到破坏。

四、标本检测前的处理、准备和保存

实验室应有相关程序保证患者标本在检测前的处理及保存过程中的安全、不变质、不丢失、不被损坏，同时还应规定附加申请的时间限制，尤其是血液标本。

全血是取自患者的原始标本。但是很多检验项目检测的标本并不是全血，而是血清或血浆，应及时分离血清或血浆，并将其保存在4℃条件下。对于不能及时处理的血液标本，处理后应置于恰当的温度下保存。

第三节　检验中质量控制

一、正态分布

（一）正态分布的特征

正态分布曲线是以均数为中心、左右完全对称的钟形曲线，它表示变量值出现的概率，其中均数的概率最高。正态分布有两个参数，即均数 μ 和标准差 σ。μ 是位置参数，σ 是变异系数。一般用 $N(\mu,\sigma^2)$ 表示均数为 μ、方差为 σ^2 的正态分布。

服从正态分布的变量的频数分布由 μ、σ 决定。

①μ是正态分布的位置参数,描述正态分布的集中趋势位置。正态分布以$x=\mu$为对称轴,左右完全对称。正态分布的均数、中位数、众数相同,均等于μ。

②σ描述正态分布资料数据分布的离散程度,σ越大,数据分布越分散;σ越小,数据分布越集中。σ也称为是正态分布的形状参数,σ越大,曲线越扁平;反之,曲线越瘦高。

(二)正态曲线下面积的分布规律

正态曲线下的面积有一定的分布规律。正态曲线总面积为1或100%,则理论上曲线下面积为(图7-1):$\mu\pm1\sigma$范围内的面积占总面积的68.2%,$\mu\pm2\sigma$范围内的面积占总面积的95.5%,$\mu\pm3\sigma$范围内的面积占总面积的99.7%。换句话说:$\mu\pm1\sigma$的范围内包含68.2%的变量值;$\mu\pm2\sigma$的范围内包含95.5%的变量值;$\mu\pm3\sigma$的范围内包含99.7%的变量值。

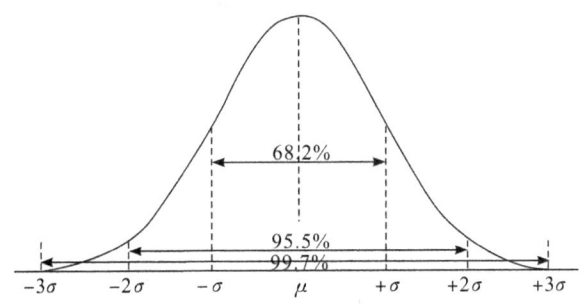

图7-1 正态曲线下的面积分布图

如果资料呈正态分布或近似正态分布,μ和σ未知,可用样本均数作为总体均数的估计值,用样本的标准差作为总体标准差的估计值,只要求出$\bar{\chi}$和s,便可以对其频率分布做出概率估计。

(三)正态分布的应用

①估计参考值范围:在医学上通常把95%的正常人某指标所在范围作为参考值范围。如果资料近似正态分布,且样本含量较大,可按下式估计参考值范围:$\bar{\chi}\pm1.96s$。

②质量控制:为了控制实验中的检测误差,常以$\bar{\chi}\pm2s$作为上、下警告限,以$\bar{\chi}\pm3s$作为上、下控制界限。

某些医学检验资料,如正常人血铅含量虽不服从正态分布,但经对数转换后服从对数正态分布,仍可按上述正态分布规律来处理。

综上所述,正态分布是在许多领域都有重要影响的概率分布,也是临床检验质量控制图的理论依据,了解正态分布可为学习质量控制方法打下坚实的基础。

二、室内质量控制

(一)室内质控图和质控方法

1. 质控图概述

质控图是对过程质量加以测定、记录从而评估和监察过程是否处于控制状态而设计的一种传统方法图。图上有中心线(center line,CL)、上质控界限(upper control limit,UCL)和下质控界限(lower control limit,LCL),并有按时间顺序抽取的样本统计量值的描点序列(图7-2)。UCL、CL与LCL统称为质控线。若质控图中的描点落在UCL与LCL之外或描点在UCL与LCL之间的排列不随机,则表明过程异常。世界上第一张质控图是美国的休哈特(W.A.Shewhart)在1924年5月16日提出的不合格品率质控图。

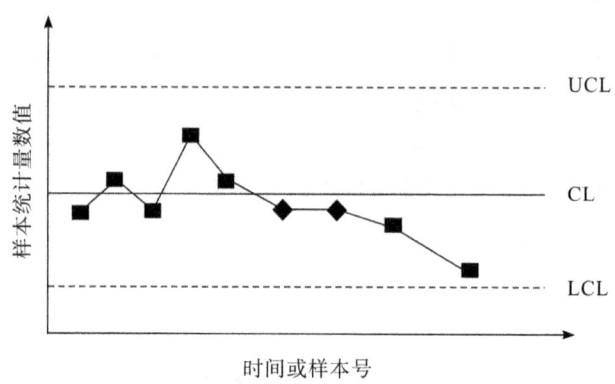

图 7-2　质控图示例

质控图也是用于区分由异常或特殊原因所引起的波动和过程固有的随机波动的一种特殊统计工具。这里所讲的过程固有的随机波动指过程的正常质量波动。因为在过程中固有的随机波动是始终存在的,且无法消除。从质控图的定义可以理解,质控图是用于判断过程正常还是异常的一种统计工具,它是质量管理七个工具图表的核心。其功能包括:

①诊断:评估一个过程的稳定性。

②控制:决定某一过程何时需要调整,采取措施消除异常因素的作用(加以控制)。当过程稳定在合理的正常质量波动状态时,就应保持这种状态(听之任之)。

③确认:确认某一过程的改进效果。

质控图贯彻预防为主的原则。前面提到一旦过程中有异常因素起作用,就会导致典型分布遭到破坏,质控图可以监测到这些变化,起到捕捉异常先兆并对异常质量波动的发生起到报警的作用。那么质控图如何达到预防的目标呢?我们按下列情况分别考虑:

①应用质控图对检测过程进行监控,如出现上升倾向,则显然过程有问题,故异常因素刚一露头即可发现,可及时采取措施加以消除,避免异常因素起作用。

②更经常见到的是质控图上有数据点突然出界,显示异常。这时必须按照下列"20字方针"去做:"查出原因,采取措施,加以消除,不再出现,纳入标准。"每执行一次这"20字方针",就有可能消灭一个异常的原因,对此异常原因而言,起到了预防作用。不照这"20字方针"去做,质控图将形同虚设。因此,"点超出界限就判异常"这"9字方针"与"20字方针"一共29个字是必须连起来执行的。但应注意的是,"点超出界限就判异常"不等于一定是出现异常原因或操作过程出现质量问题。

质控图的作用是及时预警。只在质控图上描一描数据点,是不可能起到预防作用的。要贯彻预防作用就必须执行上述"20字方针"。

质控图是过程的灵魂,从质控图上可以看出过程处于什么状态。如果一道工序从来没有应用过质控图,则一开始建立质控图对该道工序进行分析(称为分析用质控图),几乎可以肯定质控图不会处于稳态。这时需要执行上文提到的"20字方针",逐个消除异常因素,逐步改进,最终可以达到只有偶然因素而无异常因素的稳态,建立起控制用质控图。分析一个过程从分析用质控图开始,最后改进到建立控制用质控图为止,即"始于质控图,终于质控图"。

2. 质控图的两种错误

质控图对过程的监控是通过抽查来进行的,很经济。但既然是抽查就不可能没有风险。

第一种错误:虚发警报(假失控或弃真)。过程正常而数据点偶然超出界外,根据点超出界限就判异常。

第二种错误:漏发警报(假在控或取伪)。过程已经异常,但仍会有部分批次检验,其质量特性值的数值仍位于质控限内。此时室内质控物的测量值一般也在质控限内。

(二)Levey-Jennings 质控图

20世纪50年代初,Levey和Jennings把上述休哈特质控图引入临床检验中。他们首先将质控物取代了标本抽查,因患者标本和产品不一样,其检验结果因标本不同而异,因此制备了稳定性高、结果一致的特定质控物作为质控图的测试对象。其次,他们的质控图是建立在将质控物的测定结果画在质控图上,也就是单个质控物双份测定值的平均值($\overline{X}$)和极差(R)的基础上。在每一分析批中,用相同的测定方法检测患者标本和稳定的质控物;质控物结果画在质控图上,并与其上的质控限比较。分析人员通过观察质控结果是否超过质控限可确定分析批是在控还是失控,做出是否可报告在此批中患者测定结果的决定。

该质控图从20世纪60年代起已普遍使用,并被称为Levey-Jennings质控图。每一分析批包括患者标本和一定数量的质控物。质控物的测定结果数(N)是质控方法重要性能特征之一。

在Levey和Jennings原来设计的质控方法中,绘制质控图的数据来源于20对质控物的检测值。利用这些数据,计算出每对数据的极差(R)、平均值($\overline{X}$)以及所有样本的总均值($\overline{\overline{X}}$)和平均极差($\overline{R}$)。然后,建立以总均值($\overline{\overline{X}}$)为平均线,质控限为 $\pm 1.88\overline{R}$ 的 $\overline{X}$ 质控图。类似地,也建立以平均极差 $\overline{R}$ 的质控图,此质控图的质控大体相当于3倍的标准差。这意味着稳定系统由于随机误差使得1 000个结果中有3个超出了质控限,当观测到的平均值或极差超过各自的质控限时则判断为失控。在Levey和Jennings的研究中,每周对质控物进行两次测定。严格要求将质控物当作常规患者标本一样对待,不能给予特殊的处理。测定后将双份测定的平均值和极差画在制好的质控图上,判断质控结果是在控还是失控。

(三)常规质控规则

质控规程是解释质控数据和判断分析批质控状态的标准。以符号 A_L 表示,其中 A 是质控测定值个数或超过质控限(L)的质控测定值的个数,L 是质控限。当质控物测定值达到规则要求的条件时,则判断该分析批违背此规则。例如 1_{2s} 质控规则,其中 A 为一个质控测定值,L 为 $\bar{x}\pm 2s$。1_{2s} 代表有 1 个质控测定值超过 $\bar{x}\pm 2s$,即判断为失控。

常用质控规则的符号和定义如下:

①$1_{2s}$:1 个质控物测定值超过 $\bar{x}\pm 2s$ 质控限(图 7-3)。传统上,这是在休哈特质控图上的"警告"限,也用作 Levey-Jennings 质控图上的警告界限。

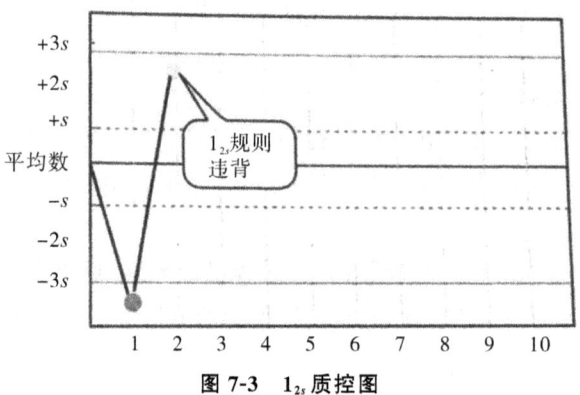

图 7-3　1_{2s} 质控图

②$1_{3s}$:1 个质控物测定值超过 $\bar{x}\pm 3s$ 质控限(图 7-4)。此规程对随机误差敏感。

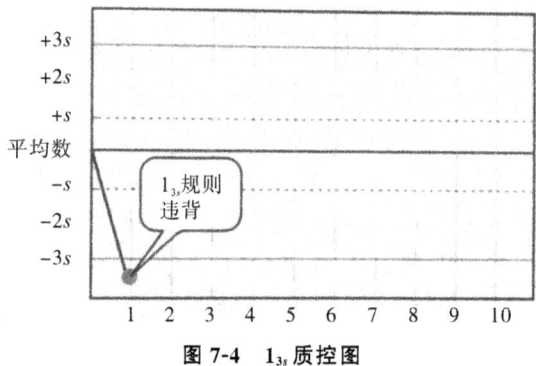

图 7-4　1_{3s} 质控图

③$2_{2s}$:2 个连续的质控物测定值同时超过 $\bar{x}+2s$ 或 $\bar{x}-2s$ 质控限(图 7-5)。此规程主要对系统误差敏感。

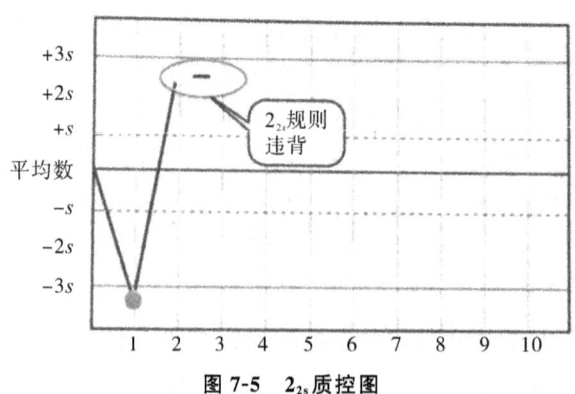

图 7-5　2_{2s} 质控图

④R_{4s}：在同一批内最高质控物测定值与最低质控物测定值之间的差值4_s(图7-6)。此规程主要对随机误差敏感。

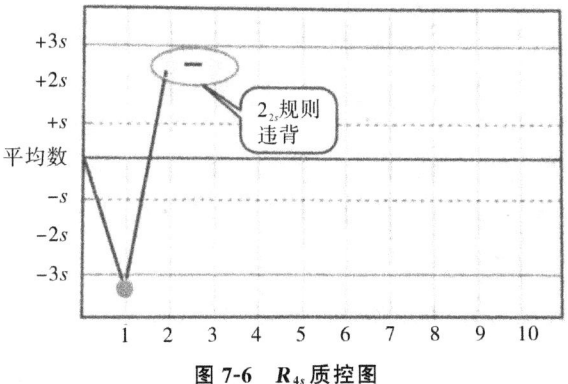

图7-6　R_{4s}质控图

⑤$4_{1s}$：4个连续的质控物测定值同时超过$\bar{x}+s$或$\bar{x}-s$(图7-7)。此规程主要对系统误差敏感。

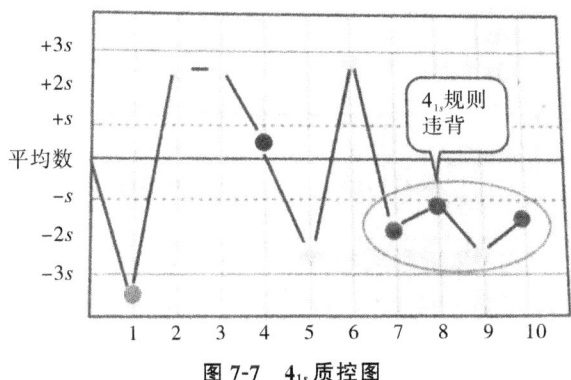

图7-7　4_{1s}质控图

⑥$9_{\bar{x}}$：9个连续的质控物测定值落在平均值($\bar{x}$)的同一侧(图7-8)。此规则主要对系统误差敏感。

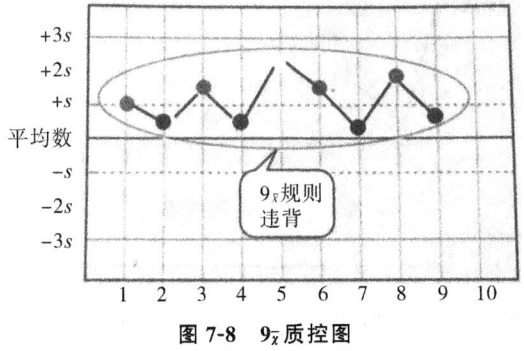

图7-8　$9_{\bar{x}}$质控图

⑦$10_{\bar{x}}$：10个连续的质控物测定值落在平均值($\bar{x}$)的同一侧(图7-9)。此规程主要对系统误差敏感。

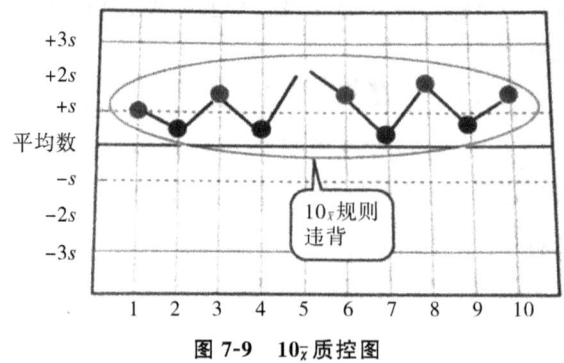

图 7-9 $10_{\bar{x}}$ 质控图

⑧比例质控规则$(m \text{ of } n)_L$：例如最常用的是$(2 \text{ of } 3)_{2s}$规则，即连续的 3 个质控物测定值中有 2 个质控测定值超过$\bar{x}+2s$或$\bar{x}-2s$质控限（图 7-10）。

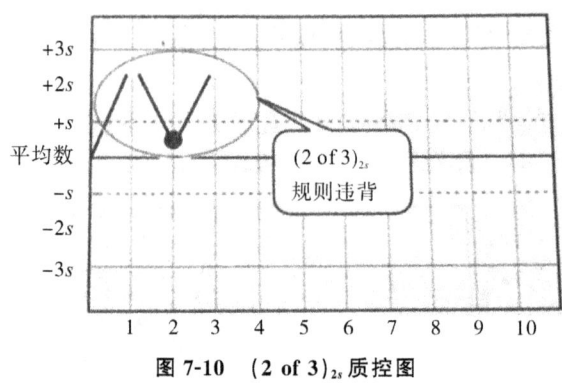

图 7-10 $(2 \text{ of } 3)_{2s}$质控图

（四）多规则质控方法

选择两个或多个质控规程，以提高误差检出概率和降低假失控概率。多规则质控方法的特点有：①能够通过单值质控图进行简单的数据分析和显示；②容易与 Levey-Jennings 质控图适应和统一；③具有低的假失控概率；④当判断一批为失控时，能确定发生分析误差的类型，有助于确定失控原因和解决问题。

1. Westgard 多规则质控方法

Westgard 推荐下列 6 个基本质控规则，通常称为"Westgard 规则"。

①$1_{2s}$质控规则：1 个质控测定值超过$\bar{x}\pm 2s$质控限，作为"警告"。

②$1_{3s}$质控规则：1 个质控测定值超过$\bar{x}\pm 3s$质控限时，则判断该分析批为失控。这一规则主要对随机误差敏感，但也对大的系统误差产生响应。

③$2_{2s}$质控规则：当 2 个连续的质控测定值同时超过$\bar{x}+2s$或$\bar{x}-2s$质控限时，则判断为失控。2 个测定值可以是同一质控物，也可以是 2 个不同的质控物。当在同一批内 2 个连续的质控测定值超过它们各自的$+2s$或$-2s$质控限，则判断为失控；或当同一个质控物在连续两个批的测定值超过$\bar{x}+2s$或$\bar{x}-2s$限时，则判断为失控。该规则对系统误差敏感。

④R_{4s}质控规则：当在同一批内高和低的质控测定值之间的差或极差超过$4s$时，则判断

为失控。这一规程对随机误差敏感。

⑤ 4_{1s} 质控规则：当 4 个连续的质控测定值同时超过 $\bar{x}+s$ 或 $\bar{x}-s$ 质控限，则判断为失控。连续的质控测定值可能是同一质控物或不同质控物的测定值。这一规则对系统误差敏感。

⑥ $10_{\bar{x}}$ 质控规则：当 10 个连续的质控测定值落在平均值的同一侧，则判断为失控。连续的质控测定值来源于几个分析批中，这一规则对系统误差敏感。

1_{2s} 规则作为警告规则启动其他的质控规则来检查质控规则。如果没有质控数据超过 $2s$ 质控限，则判断分析批在控，并且可报告患者的结果。如果 1 个质控测定值超过 $2s$ 质控限，应由 1_{3s}、2_{2s}、R_{4s}、4_{1s} 和 $10_{\bar{x}}$ 规则进一步检验质控测定值，如果没有违背这些规则，则该分析批在控；如果违背其中任一规则，则判断该批为失控，具体如图 7-11 所示。违背的特定规则可提示发生分析误差的类型。在实践中常由 1_{3s} 或 R_{4s} 规则检出随机误差，而由 2_{2s}、4_{1s}、$10_{\bar{x}}$ 规则检出系统误差。当系统误差非常大时，也可由 1_{3s} 规则检出。

Westgard 多规则质控方法的修改：

将 4_{1s} 和 $10_{\bar{x}}$ 规则解释为警告规则，用于启动预防性维护过程。

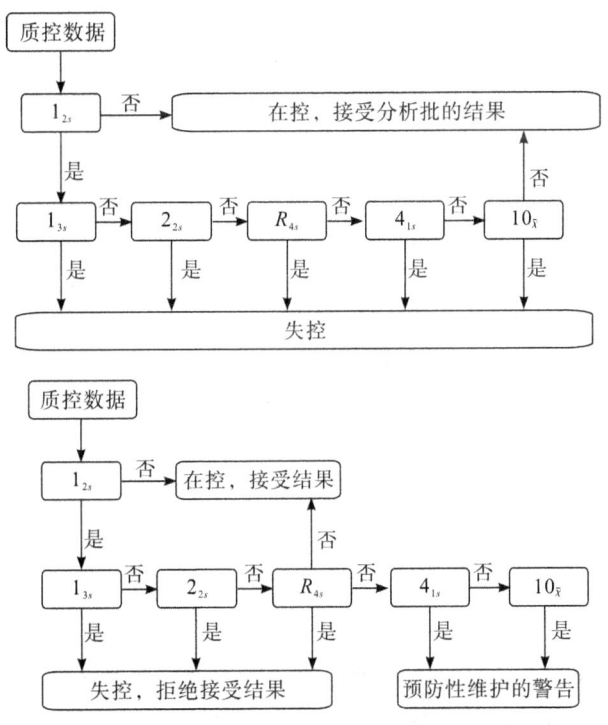

图 7-11 修改的 $1_{3s}/2_{2s}/R_{4s}/4_{1s}/10_{\bar{x}}$ 多规则方法

2. $N=2$ 多规程质控方法

以上介绍了只有 1 个质控测定值时使用多规则控制的方法。实际工作中往往测定多个质控物，特别是早期的流动式自动分析仪，仪器状态常不稳定，当时每 20 个标本就要加测一个质控物。随着科学技术发展，现代自动化分析仪工作状态已经相当稳定，一些高质量的临床实验室往往测定两个质控物。两个质控物测定值可以在一个工作日内、一个工作日不同班次如日班或夜班内或一个班中的每一检验批次内,一般而言最好在一个批次中,因为质控结果是决定批次测定检验结果能否发放的重要依据。该方法按下列步骤进行。

①分析 2 个不同浓度的质控物:将 2 个质控物测定值画在各自的质控图上或 Z 分数图上。

②用 1_{2s} 质控规则:当 2 个质控测定值在 $\bar{x}\pm 2s$ 限之内时,则判为失控;当一个测定值超过 $\bar{x}\pm 2s$ 限时,则保留患者结果,使用其他的质控规则来进一步检验质控测定值。

③检测同一批内质控测定值:

(a)1_{3s} 规则检验:当 1 个质控测定值超过 $\bar{x}\pm 3s$ 时,则判断该分析批为失控,不能报告患者的结果。

(b)用 2_{2s} 规则检验:当 2 个质控测定值同时超过 $\bar{x}+2s$ 或 $\bar{x}-2s$ 控制限时,该分析批判断为失控,不能报告患者的结果。

(c)用 R_{4s} 规则检验:当一个质控测定值超过 $\bar{x}+2s$ 限,且另一个测定值超过 $\bar{x}-2s$ 限时,判断该批为失控,不能报告患者的结果。

④检查不同分析批质控测定值:

(a)用 2_{2s} 规则检验同一质控物:当同一质控物的本次和前次测定值同时超过 $\bar{x}+2s$ 或 $\bar{x}-2s$ 限时,判断该分析批为失控,不能报告患者的结果。

(b)用 4_{1s} 规则检验不同质控物:当最近的 4 个连续的质控测定值同时超过 $\bar{x}+s$ 或 $\bar{x}-s$ 限时,判断为失控,不能报告患者的结果。

(c)用 $10_{\bar{x}}$ 规则检验不同的质控物:当最近的 10 个连续的质控测定值落在平均值的同一侧时,判断为失控,不能报告患者结果。

⑤当没有违背规则时,判断为在控,报告患者的结果。

质控物放置的位置、顺序、间隔或时间由特定的测定过程决定。如将两个质控物随机放在患者的标本中,更多的是将一个质控物随机放在患者的标本中;或是将一个质控物放在检测患者标本之前,即在进行分析前观察测定过程是否在控制状态下,另一个质控物放在分析后,这样可以监测整个分析过程。

三、室内质量控制的应用

(一)质控物

为质量控制目的而制备的标本称为质控物。为了做好过程控制,必须选择合适的质控物。表征质控物性能的指标有:稳定性、瓶间差、定值和非定值、分析物水平、预处理的要求等。质控物可以是液体、冷冻、冻干的形态,包装于小瓶中便于使用;有各种市售商品供挑选,实验室也可以自己制备。

(二)质控图的选择和绘制

在临床实验室实际工作中最常用的是 Levey-Jennings 质控图和 Z 分数图。Z 分数图由于可同时控制数个质控物的结果,受到临床实验室的欢迎。

(1)质控限的确定

质控限通常是以标准差的倍数表示,根据采用的质控规则决定临床实验室不同定量测定项目的质控限。

(2)质控数据记录

根据质控物的平均值和质控限绘制 Levey-Jennings 质控图(单一浓度水平),或将不同浓度水平绘制在同一图上的 Z 分数图上。将质控物结果记录在质控图表上,该原始质控记录至少保留 2 年。

(3)质控方法的选择和应用

各个临床实验室必须根据实验室的情况和水平,选择合适的质量控制方法,包括质控规则和质控物在每个分析批质控物的测定数。可以根据功效函数图、质控方法选择和设计表格和操作过程规范图进行设计质控方法,判断每一分析批是否在控。临床实验室只有确立了每一分析批确实在控,才能发出检测报告。

其他质量控制包括预防性维护、仪器功能检查、性能验证试验、患者数据质控以及可适用于特定试验或系统的附加的特殊程序。

(4)失控处理及原因分析

操作者如发现质控物测定结果违背了质控规则,应记录失控情况或填写失控报告单,上交专业组(室)组长(主管),由专业组(室)组长(主管)做出是否发出与失控相关的那批患者标本检验报告的决定。

对失控的最佳处理是:确认问题的原因,发现问题并提出妥善解决的办法,消除失控的因素并防止以后再次发生。

多种因素可导致出现失控。这些因素包括:操作失误,试剂、校准物、质控物失效,仪器维护不良以及采用不当的质控规则和太小的质控限范围,一个分析批测定的质控物数不当等。寻找失控原因和处理的步骤如下:

①重新测定同一质控物。主要用以查明人为操作误差,并可以查出偶然误差。若是偶然误差,则重测的结果应在质控范围内(在控);如果重测结果仍不在控制范围内,则可以进行下一步操作。

②新开一瓶质控物,重测失控项目。如果结果正常,那么应检查原来质控物是否因保存或放置不当而变质;如果结果仍不在允许范围内,则进行下一步。

③进行仪器维护或更换试剂,重测失控项目。检查仪器状态,查明光源是否需要更换,查明比色杯是否需要清洗或更换,对仪器进行清洗等维护。更换试剂后重测失控项目。如果结果仍不在允许范围内,则进行下一步。

④重新校准,重测失控项目。用新的校准液校准仪器,排除校准液的原因。

⑤请专家帮助。如果前面各步都未能得到在控结果,可能是更复杂的原因,实验室很难自己简单排除,此时可与仪器或试剂厂家联系请求技术支援。实验室应记录此过程并至少保存 2 年。

实验室应建立制度,即在出现质控失误时,应有相应措施验证患者检测结果。查明导致失控的原因,若是假失控,经授权人员批准后可发放原来的标本检测结果;若是真失误,在查出原因并纠正后,应重新检测患者标本后并发放新的检测报告。有些实验室为节省资源,常随机挑选出一定比例(如 5%或 10%)的患者标本先进行重新测定,最后根据既定标准判断先前测定结果是否可接受,如果差异不大,则发放原先测定结果;否则仍应对所有失控患者标本进行重新测定。

四、室间质量评价

在实验室质量管理中,室间质量评价越来越受到临床实验室和实验室用户的重视。室间质量评价(external quality assessment, EQA)是多家实验室分析同一标本并由外部独立机构收集和反馈实验室的上报结果以评价实验室操作的过程。室间质量评价也被称作能力验证,根据 ISO/IEC 17043:2010 能力验证(proficiency testing, PT)比对,"利用实验室间比对,按照预先制定的准则评价参加者的能力"。它是为确定某个实验室进行某项特定校准/检测能力以及监控其持续能力而进行的一种实验室间比对。实验室间比对的定义为"按照预先规定的条件,由两个或多个实验室对相同或类似物品进行测量或检测的组织、实施和评价"。能力验证计划中的检测或测量类型决定了进行能力比较的方法。实验室活动有三种基本类型:定量的、定性的以及解释性的。

定量测量的结果是数值型的,并用定距或比例尺度表示。定量测量检测的精密度、准确度、分析灵敏度以及特异性可能有所差异。在定量能力验证计划中,对数值结果通常进行统计分析。

定性检测的结果是描述性的,并以分类或顺序尺度表示,如免疫测定中的有反应性、无反应性等,再如微生物的鉴定,或识别出存在某种特定的被测量(如某种药物或某种特性等级)。用统计分析评定能力可能不适用于定性检测。

对于解释性计划,"能力验证物品"是与参与者能力的解释性特征相关的一个检测结果(如描述性的形态学说明)、一组数据(如确定校准曲线)或其他信息(如案例研究)。

五、计量的溯源性

(一)概述

溯源性是测量结果与公认标准相联系的属性。在临床检验领域,所谓计量学溯源可简单理解为使常规检验与参考系统相联系的过程。溯源原理是包括临床检验在内的各种(物理的、化学的等)质量保证的基本原理,其应用贯穿于临床检验标准化的发展史。如美国疾病控制中心(Center for Disease Control and Prevention, CDC)的血脂标准化计划始于 20 世纪 50 年代,其基本工作方案是,制备胆固醇纯物质参考物质和建立胆固醇参考方法,为血清胆固醇参考物质定值,将血清参考物质分发到不同实验室,用于当地实验室方法校准或评价。20 世纪 80 年代末,CDC 又建立胆固醇参考方法实验室网络(cholesterol reference method laboratory network, CRMLN),通过此网络将常规方法用新鲜标本直接与参考方法进行对比,以达标准化或评价的目的。这些标准化计划在国际血脂标准化中产生了巨大影响,目前仍在发挥重要作用。同样具有广泛国际影响的美国糖化血红蛋白标准化计划,基本采用 CRMLN 工作方式,迄今也已有十几年的历史。欧美国家的其他机构或组织,尤其是计量机构,也于 20 世纪 60—70 年代开始建立临床检验参考方法和参考物质。我国于 20 世纪 80 年代开始研究胆固醇测定参考方法和参考物质问题。

临床检验计量学溯源的另外一个推动因素是实验室认可。实验室认可近年来在临床检验领域逐渐受到重视,作为国际实验室认可准则的 ISO 17025《检测和校准实验室的通用要求》和 ISO 15189《医学实验室质量和能力的专用要求》均提出溯源性要求。我国实验室认可机构已等同采用上述标准并开始进行临床检验实验室认可工作。

溯源作为提高和保证检验结果准确性的重要手段,已逐渐被广泛接受,检验结果的溯源性将成为检验试剂生产和临床实验室检验中的重要质量指标。

(二)计量学溯源链

1. 计量学溯源链的类型

溯源性又称计量学溯源性,我国国家标准(CB/T 21415—2008/ISO 17511:2003)对计量学溯源性的定义如下:测量结果或标准量值的属性,它使测量结果或标准量值通过连续的比较链与给定的参考标准联系起来,给定的参考标准通常是国家或国际标准,比较链中的每一步比较都有给定的不确定度。计量溯源链的理想终点是定义到国际单位制(SI)中的相关单位,但对于某一指定值,程序的选择和计量溯源的最终水平取决于是否有较高等级的测量程序和校准品。目前很多情况下,生产商选定的测量程序或工作校准品为计量溯源性的最高等级。因此,在国际公认的参考测量程序和(或)校准品可用之前,测量的正确度取决于其校准等级水平。

根据计量学溯源至 SI 的可能性及测量程序和校准品的不同计量水平的可获得性,可确定为以下五种典型的计量学溯源链。

2. 测量结果可以在计量上溯源至 SI 单位

有可用的一级参考测量程序和一种或多种(经认定的)一级参考物质(用作校准品)。这样的检验项目有 25~30 个,如电解质类物质(如钾离子、钠离子、氯离子、镁离子、钙离子、锂离子等)、代谢类物质(如胆固醇、甘油三酯、葡萄糖、肌酐、尿酸等)和某些甾体类激素及甲状腺激素。这些项目虽占的数目不大,却是临床检验常规项目的主要组成部分。

3. 测量结果计量学不能溯源至 SI 单位

①有国际约定参考测量程序(非一级参考测量程序)和一种或多种通过该程序定值的国际约定校准物,如糖化血红蛋白(HbA_{1c})。

②有国际约定的参考测量程序,但无国际约定校准物质。大约有 30 个项目属于此类情况,如凝血因子。

③有一个或多个国际约定校准物质(用作校准品)和定值方案,但无国际约定参考测量程序。有 300 多个项目属于此类情况,如世界卫生组织国际标准物质包含蛋白激素、某些抗体和肿瘤标志物。

④既无参考测量程序也无用作校准的参考物质。生产商自行建立自用测量程序和校准品为其产品校准品定值。大约有 300 个项目属于此种类型,如肿瘤标志物和抗体。

六、测量不确定度

测量不确定度简称不确定度(uncertainty),是根据所用到的信息,表征赋予被测量值分散性的非负参数。测量不确定度一般由若干分量组成。其中一些分量可根据一系列测量值的统计分布,按测量不确定度的 A 类评定进行评定,并可用标准差表征;而另一些分量则可根据经验或其他信息所获得的概率密度函数,按测量不确定度的 B 类评定进行评定,也用标准差表征。通常,对于一组给定的信息,测量不确定度是相应于所赋予被测量的值的。该值的改变将导致相应的不确定度的改变。

标准不确定度全称为标准测量不确定度,是以标准偏差表示的测量不确定度。

ISO 15189 将医学实验室中一个完整的测量过程分为检验前、检验中和检验后三个阶段。理论上这三个阶段都存在测量不确定度的来源。本部分仅针对检验中的不确定度的评定进行介绍。

测量不确定度的评定有两种模型:自下而上和自上而下。自下而上的模型是基于测量程序可能的不确定度来源进行综合剖析,并对其进行鉴定和定量,然后进行数学合成产生结果的"合成的标准不确定度"。自上而下的模型使用统计原理直接估计给定测量系统的总不确定度,一般通过评估特定设计的实验的数据、质控数据或者方法确认数据。如果自上而下的方法提示的不确定度评估不满足目标性能,则可用自下而上的方法确定可能的可变更的不确定度来源。理想情况下,通过自上而下的方法和自下而上的方法对不确定度的评估是可以互换的。

大部分实验室既有全自动检测系统又有半自动的系统,半自动的系统的各组分购自不同的厂家。这两种类型的检测系统都会有各种来源的变异,有些变异是仪器和试剂固有的变异,有的则是来源于实验室检测程序和人为因素。总的来说,医学实验室和化学实验室类似,测量不确定度分量来源包括(但不限于):①精密度(重复性、实验室内复现性);②校准(溯源性、值的不确定度、校准方式);③校准值正确性和测量不确定度,校准品与参考物质的互通性;④与标本相关的效应(基体、干扰);⑤试剂、校准品和参考物质的批间差;⑥不同的操作者;⑦器材的变异(如天平、注加器、仪器维护等);⑧环境变化(如温度、湿度、振动、电压等)。

另外,有些影响因素虽然不直接作用于公信值,但对示值和测量结果之间的关系有影响,也需要识别。有些影响因子如脂血、溶血和黄疸等可能本身无量值特性,但其实质是产生了干扰测量的物质或颜色等。

依据得到数据方法的不同,可分为不同途径:①从实验室内质控数据计算实验室内测量复现性引入的测量不确定度;②从实验室间比对数据计算测量复现性引入的测量不确定度;③从重复测量常规标本的合并标准偏差计算实验室内测量复现性引入的测量不确定度。

ISO 15189 提出:"测量不确定度可在中间精密度条件下通过测量质控物获得的量值计算,这些条件包括了测量程序标准操作中尽可能多而合理的常规变化,例如:不同批次试剂盒标准品、不同操作者和定期仪器维护。"因此,几个月室内质控数据积累计算获得的标准差和变异系数可以评定为标准不确定度和相对标准不确定度。

第四节　检验后质量控制

一、检验结果的评审

（一）建立检验报告单系统的评审制度

首先要对检测系统进行评审，检查检测仪器工作状态是否正常；保养工作是否到位；检测仪器是否正确无误，有无失效；校准品的使用及校准程序及质控品的使用是否正确；操作人员有无更换；必要时要检查蒸馏水的纯度，实验室的温、湿度及其他设备及用品的情况。只有这样对检测系统及检测条件进行评审，才能对检验结果可靠性进行正确评估。

检测过程通常用质量控制图法或其他质量控制方法来判断是否处于在控制状态。至于该批检验结果是否可靠以及检验结果可否发出，通常可根据室内质控的情况加以判定。

（二）建立严格的检验报告单的签发审核制度

检验报告发出前，主要操作人员应对检验报告进行核查，核查的基本内容应包括：临床医师所申请的检验项目是否已全部检验，有无漏项；检验结果的填写是否清楚、正确；检验报告单上所有内容是否全部填写完整；有无异常的、难以解释的结果；有无书写错误；有无需要复查的结果等。

此外，应有另一有资格的检验人员负责审核并签名，最好由本工作室负责人或高年资、有经验的检验人员审核签名。在危急情况下或单独一人值班时（如夜班）除外，但必须有相应的规定，如值班人员资格认定等。审核者可对拟发检验报告进行检查或抽查，重点应放在异常结果、异常波动、难以解释的结果、检验结果与可利用的患者临床信息的符合程度等。实习人员不得签发检验结果报告单。

当检测结果有争议而不能决定时，如某些特殊细菌的鉴定、寄生虫及细胞的识别，也包括某些难以解释的结果，除上述处理方法外，还可采用外送会诊的方法处理。

二、检验后标本的保存和处理

检验后标本保存主要是为了复查，保存时间的长短主要视工作需要及分析物稳定性而定。通常一般临床生化、临床免疫检测项目在 4 ℃～8 ℃冰箱保存时以不超过一周为宜，但检测抗原、抗体的标本可保存较长时间，必要时可冷冻保存；激素类测定标本保存 3 d 为宜；凝血因子、血细胞测定的标本，尿液、脑脊液、胸腹水等由保存目的决定保存时间。

保存的标本应按日期分别保存，有明显的标志。鉴于检测标本具有或可能具有生物性危害因子，因此这些标本及容器、检测过程中接触这些标本的材料皆应按《医疗废物管理条例》及《医疗卫生机构医疗废物管理办法》相关规定处理。

三、结果报告

(一)报告内容及格式

报告基本要求:完整,准确,及时,保护患者隐私。

(二)检验报告基本信息

①清晰明确的检验标识。

②发布报告实验室的标识,最好有实验室的联系方式(如地址、电话等)。

③患者的唯一性标识和地点,如姓名、出生年月、性别、病历号;如果是住院患者还应注明所在病区、病房及病床号;必要时注明民族。

④检验申请者姓名或其他唯一性标识和申请者地址。委托实验室发出的报告还应有申请实验室提供的其他唯一性标识和申请者地址。

⑤原始标本采集日期和时间,以及实验室接收标本的时间。

⑥报告发出日期和时间。

⑦原始标本的来源或原始标本的类型。

⑧以 SI 单位或溯源至 SI 单位报告的检验结果必须以中文形式报告,或国际通用的、规范的缩写。

⑨参考区间(生物参考区间);异常结果(高于或低于参考区间的结果)的提示。

⑩报告者及结果审核者的签名。

⑪其他注解(如可能影响检验结果的原始标本的质或量)。

⑫需要时对结果进行解释:诊断性的检验报告应有必要的描述及有"印象""初步诊断"或"诊断"意见,并由执业医师出具诊断性检验报告。

⑬检验结果如有修正,必要时应提供原始结果和修正后的结果。

⑭其他。如需要,检验报告单上可注明"本检验结果仅反映此检验标本信息"字样。

(三)检验周期的确定和保证

实验室管理层应对检验周期及临床医师对该周期的反馈意见监控、记录并评审。必要时应对所识别出的问题采取纠正措施。

(四)危急值的确定和报告

各医院制订的危急值不尽相同,实验室应与使用本实验室的临床医师协商一致后确定关键指标及其"警告/危急"区间。这适用于所有检验。不同科室相同检测项目的危急值也可能不一样,主要由临床科室的病种决定。当关键指标的检验结果处于规定的"警告"或"危急"区间内时,实验室应立即通知有关医师(或其他负责患者医护的临床人员)。当通过电话报告危急值时,应请对方复述报告内容。

实验室必须保留检验结果出现危急值时所采取的措施的记录,记录应包括日期、时间、检验结果、检验者及被通知人员、在执行中遇到的任何困难和采取的措施,报告实验室负责人。

(五)隐私

原则上所有检验结果都只发送给检验申请者,如用电子形式发布的检验结果,当患者从触摸屏自动查询等,应有保密措施,例如设有密码或扫描患者条码。实验室应明确规定一般检验结果、特殊检验结果(例如 HIV 阳性结果、梅毒阳性、淋病双球阳性结果)的报告方式及途径。

(六)咨询及检验结果解释

咨询及检验结果解释是临床实验室应尽的职责之一。临床实验室应有能力向临床医师提供咨询及各项检验结果的解释工作,确保检验结果得到有效利用,尤其针对新开展的检验项目,要及时对临床医护人员进行培训。

(七)实验室医学伦理学

遵守国家的法律法规及本专业的伦理规范,不从事违法活动,维护职业荣誉。确保将患者的健康和利益放在第一位,对所有患者一视同仁。

患者信息的收集、原始标本的采集和检验、结果报告、医学记录的储存与保管、记录的查询、检验后标本的其他用途,须遵守国家的法律法规,遵从伦理委员会的要求。

(张 静 邱尚立)

第八章 流式细胞学检验

流式细胞术(flow cytometry,FCM),临床上也将其称为流式细胞分析,是利用流式细胞仪对单个细胞的多个参数进行定性或定量(相对或绝对)分析的生物医学分析技术。其检测速度快,通量高,灵敏度高,指标多,采集数据量大,临床上广泛应用于免疫学、血液学、肿瘤学、精子学等检验领域。流式细胞术的主要工作原理为:通过定量检测血液、骨髓、组织、精液、尿液等临床样本中多个疾病相关蛋白因子(表面抗原、胞内蛋白、胞外分泌因子等)的表达、翻译后修饰、酶活性等,实现从单细胞水平去认识细胞在生理或病理状态下的免疫表型、分子表型、各种复杂的功能变化等,并对细胞进行分群、计数及功能分析,用于疾病的早期筛查、分型及诊断、病程监测以及治疗效果评估。因此,流式细胞术被誉为"临床检验实验室的CT"。

第一节 流式细胞术概况

流式细胞术起源于细胞计数的自动化研究,自1974年,美国BD公司推出第一款商用流式细胞仪FACS-1起,流式细胞仪正式进入商品化时代,流式细胞术的发展越来越依赖于流式细胞仪的改进与发展。随着流式细胞仪趋于自动化、小型化、便携化、智能化、专业化,检测灵敏度不断提高,功能日趋完善,流式细胞术在检测技术、定量技术、多参数分析、分选技术等方面均取得了许多突破,基于荧光发射光谱检测的流式细胞术日益成熟,应用日趋广泛,已成为临床检验中不可替代的重要技术之一。新一代基于电感耦合等离子体-质谱法(inductively coupled plasma-mass spectrometry,ICP-MS)的质谱流式细胞技术,利用金属元素标记抗体,并用质谱检测取代了传统的荧光检测,克服了传统流式细胞术通量低、荧光信号重叠等缺点,可以实现对细胞群体进行更为精确的免疫分型、更为全面的细胞内信号网络分析等,开启了流式细胞技术的"后荧光时代",应用前景十分可观。

一、荧光流式细胞术

传统流式细胞术,也称为荧光流式细胞术,是基于荧光标记及荧光发射光谱检测的一门综合性技术,集流体力学技术、电子物理技术、单克隆抗体技术、激光技术、荧光化学技术、光电测量技术、计算机技术等于一体,是多学科、多领域技术融合的结晶。

(一)工作原理

荧光流式细胞术的工作原理:使用荧光素标记待测细胞中的特定抗原后,利用荧光流式细胞仪逐个检测每个细胞所发出的荧光信号,从而实现单个细胞的多参数分析,并依据分析结果分选特定细胞亚群。荧光流式细胞仪主要由以下 5 个部分构成:①流动室及液流驱动系统;②激光光源及光束形成系统;③光学系统;④信号检测与存储、显示、分析系统;⑤细胞分选系统。它的具体工作流程如下:将待测细胞或其他生物微粒(如细菌、小型模式生物等)经荧光染料染色后制成悬液,在一定气体压力下将样品悬液压入流动室,同时,不含样本的磷酸缓冲液(即鞘液)在高压下从鞘液管喷出;鞘液管入口方向与待测样品流成一定角度,确保鞘液能够包绕着样品高速流动,形成一个圆形的流束(即鞘流);待测样品在鞘液的包被下单行排列,由流动室的喷嘴喷出,形成细胞柱经过激光聚焦区,与入射的激光束垂直相交;经特异性荧光染料染色的细胞被激光激发产生特定波长的荧光,由光学系统收集并到达一个光电检测器,光检测器将其转化成电信号,再通过模/数转换器,将连续的电信号转换为计算机可以识别的数字信号;计算机对采集到的各种信号进行计算处理,将分析结果显示在计算机屏幕上并进行数据存储及分析。

(二)发展趋势

随着各项相关技术的不断发展,荧光流式细胞术也不断获得突破,检测通量从单参数分析、双参数分析发展到多参数分析,最多可以实现同时检测单个细胞中 20 个参数;检测方式从定性检测发展到基于中值荧光强度(median fluorescence intensity,MFI)的定量检测;检测内容从检测细胞表面蛋白、胞内蛋白发展到分泌到胞外的蛋白,从检测蛋白表达水平到检测蛋白功能(如酶活力等),还可检测蛋白翻译后修饰水平(如检测蛋白磷酸化水平的磷酸化流式细胞术);与此同时,流式细胞仪自动化、智能化程度越来越高,检测配套试剂不断被开发为试剂盒产品,整个检测过程对操作人员的要求日益降低,使得荧光流式细胞术在临床检验领域应用更加广泛与频繁,成为临床检验中不可替代的重要技术之一。

1. 定量流式细胞术

定量流式细胞术(quantitative flow cytometry,QFCM),即通过流式细胞仪定量检测细胞或微球上荧光素的中值荧光强度(MFI)以实现对细胞内的生物分子相对或绝对定量检测的流式细胞技术。与定性流式细胞术相比,它需要更加精确的定量结果,所以要求更加规范和标准的操作流程,也因此,它在临床上应用仍然较少,但呈现逐年增长的趋势。已经报道的临床应用包括基于 β-葡糖脑苷脂酶(β-glucocerebrosidase,GC)酶活性检测的戈谢病诊断、基于 T 细胞 CD247、SNX9 的表达检测的免疫功能评价、基于 STAT-3 及 STAT-5 磷酸化检测的急性髓细胞样白血病病程监控等。

定量流式细胞术在临床疾病诊断领域具有巨大的潜力,但不同检测中心检测结果重现性差是其存在的主要问题。为了提高数据的重现性,定量流式细胞术必须做到以下几点:①样本及试剂必须严格按照生物样本及试剂的标准操作规程处理,每一次检测必须有质控管。②应对流式细胞仪进行维护及校准,包括仪器维护和日常校准,每一次检测前需要先进行仪器校准。③检测流程标准化及规范化。④数据分析自动化。流式细胞术检测数据量庞大,分析难度大,经验性强,人工分析存在主观性强、低保真等特点,因此,若能实现利用统计学、机器操控及信息可视化的自动分析将会大大提高检测数据的再现性及可靠性。

2. 多色流式细胞术

多色流式细胞术（multicolor flow cytometry，MFC）是指利用超过 3 种的荧光素标记细胞以实现同时检测多个参数的流式细胞技术。近年来，随着流式细胞仪硬件（激光管、滤光片等）、软件（数据分析等）的不断改进，荧光素分子的不断开发及应用，临床诊断领域的不断发展及需求，多色流式细胞术应运而生。各临床检验中心的大部分流式细胞仪具备两三个激光器，可以同时检测 10 色荧光，甚至出现了支持最多 5 激光 20 参数同时检测的流式细胞仪。多色流式细胞术可以快速、准确、高灵敏地检测细胞内多个指标，实现从复杂样本中识别罕见细胞群，为疾病诊断、药物开发等提供了强大的工具，是流式细胞术未来发展的主要趋势，也是流式细胞术在临床应用中的主要方向。

3. 磷酸化流式细胞术

磷酸化流式细胞术（phospho-specific flow cytometry），是指高通量检测单个细胞内多个磷酸化蛋白的流式细胞术。细胞信号通路中关键因子的磷酸化水平是细胞信号转导研究的重要内容，而经典的生化方法对信号通路的分析非常有限，因为它不但只能一次检测一个蛋白的磷酸化水平，而且获得的结果为一群细胞内蛋白磷酸化水平的平均值，一方面，无法实现细胞内信号网络的全面分析，另一方面，在面对异质细胞群体时也很难获得准确的结果。而多参数磷酸化流式细胞术很好地克服了这些难题，它借助于多种信号分子的磷酸化抗体，利用多参数流式细胞仪在单个细胞水平上分析细胞内多个蛋白因子的磷酸化水平，从而获得更高水平的信号转导动力学信息，可实现单个细胞内信号通路的全面分析。磷酸化流式细胞术已经广泛应用于多个领域，包括抗原或者微生物刺激下免疫应答过程中的信号通路研究、癌症及自身免疫性疾病相关信号通路研究、疾病相关标志物及药物的高通量筛选等。

4. 流式微球分析技术

流式微球分析技术（cytometric bead assay，CBA），指以细胞大小的微球（如聚丙烯微球等）作为载体，以流式细胞仪作为检测平台，对液体中可溶性成分（蛋白及核酸）进行高通量快速分析的一门新技术。其工作原理是：将多种捕获抗体包被在具有不同荧光强度的微球上形成捕获微球，与待测样品溶液混合后，微球上包被的抗体就与样品中对应的抗原结合，再加入荧光素标记的检测抗体，形成类似三明治的检测复合物；然后采用流式细胞仪进行检测，微球上结合的待测抗原或抗体分子数量与其荧光强度呈线性关系，由此可对待测液体中与微球上包被的抗体分子相对应的抗原进行定性或定量分析。流式微球分析技术是集酶联免疫吸附试验（EUSA）和细胞流式技术优点于一体的液相蛋白分析系统，具有检测通量大、样本用量少、速度快的优点，适用于检测各种不同蛋白，也适用于检测核酸，为一个高度灵活的多元分析平台，已被用于诸多领域。例如：检测微量样本（血液、眼泪、血清、唾液等）中的细胞因子，检测血浆中炎症因子的水平，检测细胞中信号传导通道蛋白，检测细胞凋亡相关蛋白，监控各种类型的抗体，进行肿瘤标记分子研究，检测药物对病人的治疗效果，进行系统性红斑狼疮和新生儿脓血症等疾病的监控检测，进行小分子药物研发，进行疫苗研究及总体免疫功能分析等。

尽管基于荧光流式细胞术的新技术、新方法被不断开发和应用，但是传统的荧光流式细胞术也存在一个难以攻克的技术难题，极大程度上制约了它在临床上的进一步推广及使用。由于它是基于荧光发射光谱的检测，而荧光基团发射光谱一般较宽，进行多参数检测时，不同荧光素发射光谱之间往往会发生重叠，这会导致两方面的问题：①检测通量受限，目前只能实现同时检测 20 个以内的参数；②检测难度提高，即为了保证数据精确，多参数检测时必须进行荧光补偿调节，这大大增加了检测的复杂性。质谱流式细胞术恰恰能很好地解决这一难题。

二、质谱流式细胞术

质谱流式细胞技术（mass cytometry）是使用质谱检测取代传统荧光流式细胞术的荧光发射光谱检测，对单细胞进行多参数检测分析的新兴流式细胞术。它一方面继承了传统流式细胞术的高速分析的特点，另一方面又具备质谱检测的高精确度和高分辨率，可以实现在单细胞水平同时分析超过 40 种细胞参数，因此，拥有高通量、无须补偿计算及多样化数据处理等技术优势，可对细胞群体进行精确免疫分型、全面分析细胞内信号网络等，在免疫、药物筛选等领域有着广泛的应用前景，开启了流式细胞技术的"后荧光时代"，也标志着流式细胞技术进入了一个全新的高通量时代。

质谱流式细胞术的工作原理为：用金属元素标记待测细胞中的特定抗原后，利用质谱仪逐个检测每个细胞的原子质量谱，从而实现单个细胞的多参数分析，并依据分析结果分选特定细胞亚群。质谱流式细胞仪主要由 4 个部分组成：①流动室和液流系统；②电感耦合等离子体质谱分析系统；③信号收集与信号转换系统；④计算机与分析系统。具体工作流程为：用金属元素标记抗体识别细胞表面和内部的生物分子，应用流式细胞术分离单个细胞，再用电感耦合等离子体质谱（inductively coupled plasma mass spectrometry,ICP-MS）检测单个细胞的原子质量谱，最后将原子质量谱的数据转换为细胞表面和内部的生物分子数据，并通过计算机分析软件对获得的数据进行降维分析，从而实现对细胞表型和信号网络的精密检测。

与荧光流式细胞技术相比，质谱流式细胞技术主要有两点不同。第一，抗体标记系统不同。前者主要使用各种荧光素作为抗体标记物，后者则使用各种金属元素作为标记物。理想的标记物需要满足 4 个条件：①生物样本中含量低；②无放射性；③易于标记及检测；④种类多。金属元素，一方面在细胞中含量极低，且与细胞的非特异性结合少，检测背景低；另一方面，目前已发现的金属元素种类超过 100 种，已经用于抗体标记的金属元素超过 30 种，例如钯、铽、钬等。随着技术不断进步，未来将有更多的金属元素可用作标记物，因此，金属元素相较于荧光素具有更多优势，是作为细胞标记物极佳的选择。第二，检测系统不同。前者检测系统为激光器和光电倍增管，而后者使用 ICP-MS 作为检测手段。相较于传统分析技术如火焰法、石墨炉法、电感耦合等离子体发射光谱，ICP-MS 技术检出限最低，动态线性范围最宽，干扰最少，分析精度密度高，分析速度快（每样本 1~3 min），可以同时测定多种元素，分辨率高，相邻检测通道间的干扰小于 0.3%，灵敏度及稳定性也较高，同一样品在不同时间检测结果间的变异系数小于 3%。

质谱流式细胞术的开发在很大程度上优化了传统的荧光流式细胞术：一方面检测通道

数量提高至几十甚至上百个,增加了从单个样品中获得的信息量;另一方面规避了通道间信号的干扰,省略了繁杂的补偿调节,节约了样本和试剂,简化了实验设计及操作流程,提升了数据可靠性。因此,质谱流式细胞技术,将成为流式细胞分析,尤其是多参数分析的重要发展方向。

第二节 流式细胞学检验的应用举例

流式细胞学检验(clinical flow cytometry)是指将流式细胞分析技术应用于临床医学中疾病的诊断、分型、治疗、预后、预防等方面的一门现代生物医学检验学科。早在20世纪70年代,流式细胞术就开始用于临床DNA分析;20世纪80年代已经发展成为临床实验室中的一项关键技术,主要用于淋巴细胞亚群的分型及计数;20世纪90年代早期,流式细胞术被广泛作为传统形态学检测及免疫组化技术的辅助手段,用于血液恶性肿瘤的诊断及分型;21世纪以来,随着流式细胞分析仪在各大医院检测中心的普及,定量流式细胞术、多色流式细胞术、磷酸化流式细胞术、流式微球分析技术、质谱流式细胞术等一批新技术得到不断开发,流式检测技术在临床医学中应用得越来越多,成为常规临床诊断的重要手段,在疾病的发病机制研究、诊断、治疗方案选择、病程监测、药物筛选与评价等诸多领域中发挥着不可替代的作用。

一、血液学检验

流式细胞术是利用外周血、骨髓、体液(胸腹水、脑脊液)、淋巴结细针穿刺液、活检组织(淋巴结、肝、脾)等样本检测血液疾病的一种不可替代的技术。血液疾病的诊断和病程监测也因此成为流式细胞术在临床医学中重要的应用领域之一。以下介绍几种流式细胞术在血液学检验中的常见应用。

(一)白血病细胞分型

白血病(leukemia)亦称作血癌,是指白血病细胞即未分化完全的不成熟白细胞,在骨髓和其他造血组织中异常增殖累积并浸润其他非造血组织和器官的一种造血系统的恶性肿瘤。由于白血病细胞异质性较高,包括细胞形态及分化程度的多态性,因此,白血病细胞的精确分型是实现白血病精确诊断、治疗及预后判断的前提。

传统的白血病细胞分型的主要依据为骨髓涂片中细胞的形态及化学染色结果,因此,早在1976年,法国(French)、美国(American)、英国(Britain)的血细胞形态学专家们为了统一分型及诊断标准,讨论建立了一套依据白血病细胞形态学特征和细胞化学染色结果的白血病细胞形态学分型标准,简称FAB分型标准,并在全世界得到了广泛应用。但是,基于该标准的白血病诊断符合率只有60%~80%,为了进一步提高诊断及分型的精确性,FAB分型标准被不断补充及完善。目前,国际上通用的分型标准以细胞形态学(morphology)分型为基础,以免疫学(immunology)分型为主体、以细胞遗传学(cytogenetics)分型为辅助,以分子生物学(molecular biology)分型为补充,也即 MICM 分型标准。它可以将急性白血病亚型的诊断精确性提高到 97%～98%,其中作为主体的免疫学分型是对形态学分型的重要补充及进一步深化,已经成为白血病细胞分型必不可少的标准,尤其在形态学无法确定细胞来源的白血病、混合性白血病、部分髓系白血病、慢性淋巴细胞白血病及微小残留白血病(minimal-residual disease,MRD)等方面具有重要意义。

白血病细胞的免疫分型是指通过检测白血病细胞表面分化抗原(cluster of differentiation,CD),精确分析白血病细胞的系列来源(髓系、T 淋巴细胞系、B 淋巴细胞系、NK 淋巴细胞系等)及分化阶段,实现白血病精确分型,区分急性髓系白血病(acute myeloid leukemia,AML)、急性淋巴细胞白血病(acute lymphoblastic leukemia,ALL)及混合表型急性白血病(mixed phenotype acute leukemia,MPAL)。其中,ALL 又可分为急性 T 淋巴细胞白血病(T-cell acute lymphoblastic leukemia,T-ALL)及急性 B 淋巴细胞白血病(B-cell acute lymphoblastic leukemia,B-ALL)。白血病细胞免疫分型检测的抗原包括:①非特异性抗原——CD_{34}、HLA-DR、CD_{38}、CD_{45} 等;②特异性抗原——髓系特异性抗原 CD_{13}、CD_{14}、CD_{33}、髓过氧化物酶(myeloperoxidase,MPO)、CD_{15}、CD_{117}、CD_{11b} 等,T 淋巴细胞系特异性抗原 CD_2、CD_3、CD_4、CD_5、CD_7、CD_8,B 淋巴细胞系特异性抗原 CD_{10}、CD_{19}、CD_{20}、CD_{22}、CD_{23}、CD_{79a},自然杀伤(natural killer cell,NK)细胞系特异性抗原 CD_{16}、CD_{56}、CD_{57} 等。免疫组化及流式细胞术可用于白血病细胞免疫分型,由于流式细胞术可以简便、快捷、灵敏、准确地实现多种抗原的定性及定量检测,并具有客观、重复性好、特异性强等特点,目前已成为国际公认白细胞免疫分型检测的首选方法。

流式细胞术利用荧光素标记的单克隆抗体来实现对应抗原表达的定量检测,从而鉴定白血病细胞的免疫表型。因此,采用不同数量及类型的荧光标记免疫抗体处理白血病细胞并进行荧光检测是免疫分型的关键环节。由于检测抗原种类、数目及荧光素标记的不同,基于流式细胞术的白细胞免疫分型方法种类繁多,中国免疫学会血液免疫分会临床流式细胞术学组较为推荐的方法为,以 CD_{45}/SSC(side scatter,侧向散射光)为基础的急性白血病免疫分型四色方案。CD_{45} 表达于所有的白细胞中,但表达量与细胞分化程度高度相关,在淋巴细胞中表达量最高,单核细胞、成熟粒细胞、幼稚细胞依次减弱,红细胞或浆细胞不表达;SSC 反映细胞的颗粒性,成熟粒细胞 SSC 最高,单核细胞、淋巴细胞、幼稚细胞、红细胞依次降低。因此,利用 CD_{45}/SSC 设门(gating)可以将骨髓细胞清晰地分成 5 个细胞群体,即淋巴细胞、单核细胞、成熟粒细胞、幼稚细胞和红细胞群(图 8-1)。在此基础上,再借助于其他抗原的检测进行更为精确的分型。虽然流式细胞术可以实现 8 色甚至 10 色抗原分析,但对仪器及操作人员的技术要求较高,为确保检测结果的精确性,中国免疫学会血液免疫分会推荐采用两步法的四色分析方案,即首先利用 4 种抗体对患者进行初步筛查,确定患者的白血病系列;然后根据初步判定的系列,利用 4 种抗体进行第二步针对该系列更为全面的检测及筛查。

基于流式细胞术的白血病免疫分型除了在白血病诊断方面具有重要意义外,在其他检测方面也具有越来越重要的作用。微小残留病灶(mininal residual disease,MRD)是指在白血病经诱导化疗获完全缓解后或骨髓移植治疗后,体内仍残留有少量白血病细胞的状态,微

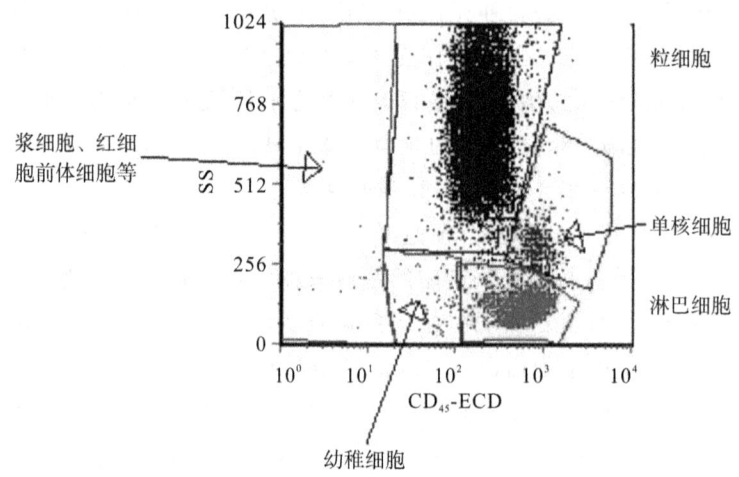

图 8-1　CD_{45}/SSC 双参数散点图

小残留物的存在是导致急性白化病复发的重要原因之一,故监测微小残留物对患者的预后具有重要意义。目前,MRD诊断技术主要包括流式细胞术、实时定量聚合酶链式反应(RQ-PCR)及下一代测序技术(NGS)等。其中,流式细胞术具有检测快速、灵敏度高、适应患者人群广等特点,因而在国内外均得到普遍应用,尤其是多参数流式细胞术,常用4~10色,在MRD诊断中具有独特的技术优势,并显示出良好的应用前景。

(二)网织红细胞计数

网织红细胞(reticulocyte,Ret)是介于晚幼红细胞和成熟红细胞之间的过渡阶段细胞,略大于成熟红细胞,处于核红细胞刚刚失去核的阶段,仍属未完全成熟的红细胞,浆内残留有嗜碱性RNA,经染料(如天青B、煌焦油蓝或新亚甲蓝)染色后,在胞体内可见蓝色点状或网状结构,故名网织红细胞。Ret处于红细胞成熟过程中的一个重要阶段,Ret计数及其各种参数是反映骨髓造血功能的重要指标,在贫血的诊治、骨髓移植、肿瘤的放化疗和药物疗效检测等方面具有重要参考价值。计数方法有显微镜目测法、仪器计数法(如流式细胞仪、网织红细胞计数仪及血细胞分析仪)。流式细胞术利用派若宁、吖啶橙、噻唑橙等荧光染料与Ret中的RNA结合,通过荧光信号来定量检测Ret中残留的RNA,从而精确分析Ret占成熟红细胞的比例;还可以根据荧光强度对Ret成熟程度进行分群,将其划分为低荧光强度网织红细胞(low fluorescent Ret,LFR)、中荧光强度网织红细胞(middle fluorescent Ret,MFR)、高荧光强度网织红细胞(high fluorescent Ret,HFR)。FCM检测快速,灵敏度也明显高于其他检测方法,并且可以同时提供未成熟网织红细胞指数(immature reticulocyte fraction,IRF)、网织红细胞体积、血红蛋白含量和浓度等多种参数,为临床贫血诊断及治疗反应监测提供更多的信息,因此,成为Ret计数的首选方法。

(三)阵发性睡眠性血红蛋白尿症的诊断

阵发性睡眠性血红蛋白尿症(paroxysmal nocturnal hemoglobinuria,PNH)是一种由于

体细胞 xp22.1 上 *pig-a* 基因突变所引发的获得性造血干细胞克隆性疾病,年发病率约为百万分之一。临床主要表现为不同程度的发作性血管内溶血、阵发性血红蛋白尿、骨髓造血功能衰竭、静脉血栓形成等。因此,PNH 的传统诊断主要是检查有无慢性血管内溶血,方法有补体敏感试验、蔗糖溶血试验、酸化溶血(Ham)试验及尿含铁血黄素(Rous)试验等,但这些方法都存在不同程度的假阴性或假阳性,特异性及敏感性较差。随着 PNH 分子致病机制不断被揭示,传统 PNH 诊断方法逐渐被基于 GPI 锚连蛋白(glycophosphatidyl-inositol-anchored membrane proteins,GPI-APs)缺失检测的流式细胞术取代。

PNH 致病基因 *pig-a* 的突变可以引发部分或全部血细胞膜糖化磷脂酰肌醇(glycophoshalidyl-inositol,GPI)锚合成障碍,造成血细胞膜表面 GPI-APs 缺失,因此,应用流式细胞术检测 GPI-APs 缺失细胞数量是诊断 PNH 最直接、最敏感(检测敏感性从 1% 提高到 0.1%)、特异性最强且可以定量的检测方法,成为诊断 PNH 的"金标准"。目前发现的 GPI-APs 已超过 20 种,包括衰变加速因子(decay-accelerating factor,DAF)即 CD_{55}、反应性溶血膜抑制物(membrane inhibitor of reactive lysis,MIRL)即 CD_{59}、内毒素受体 CD_{14}、低亲和力 Fc 受体 CD_{16} 及尿激酶型纤溶酶原激活剂受体 CD_{87} 等。其中,最常用的为 CD_{59} 及 CD_{55},通过对它们缺失程度进行定量检测还可以对 PNH 进行分型,便于更为精确地监测病情进展及预后效果。例如根据 CD_{55}、CD_{59} 的缺失水平,可以将 PNH 红细胞分为三型:Ⅰ型(补体敏感度正常)、Ⅱ型(中度敏感)及Ⅲ型(高度敏感)。临床溶血程度主要取决于Ⅲ型红细胞的百分比。

基于流式细胞术的 CD_{55}、CD_{59} 的缺失检测已成为 PNH 诊断的首选方法,但研究发现,CD_{55} 及 CD_{59} 等 GPI-APs 的表达还会受到其他因素的影响,如骨髓增生异常综合征及细胞发育不全等,因此单纯依赖 GPI-APs 缺失检测的诊断方法容易引起误诊。基于荧光素标记的嗜水气单胞菌溶素前体变异体(fluorescent aerolysin,Flaer)的流式细胞检测方法成为一种补充诊断方法。Flaer 与野生型嗜水气单胞菌溶素一样,可特异性地结合于 GPI 锚连蛋白上,但不同的是,Flaer 结合后不引起细胞溶血及细胞死亡,因此通过流式细胞术检测荧光强度,即可区分 GPI 缺失细胞和 GPI 正常细胞,从而诊断 PNH。由于 Flaer 可以结合所有 GPI 蛋白,不会因细胞表达 GPI 蛋白种类和数量的不同产生误差,因此基于 Flaer 检测的 PNH 诊断方法更敏感,特异性更高。同基于 CD_{55}、CD_{59} 缺失检测相比,Flaer 对检测微小 PNH 克隆非常敏感(达到 0.01%),且不受输血和溶血的影响,对一些临床上高度怀疑而 CD_{55}、CD_{59} 检测不能确诊的病例,可以结合 Flaer 检测,获得明确诊断。但是,Flaer 检测只适用于有核细胞的 PNH 诊断,不适用于红细胞的 PNH 诊断。

(四)血小板功能检测

血小板(blood platelet)体积小,无细胞核,没有规则形状,平均直径在 2.0～5.0 μm 之间,1 μL 人类血液中包含150 000～400 000个血小板,它们在正常的止血过程和病理性血栓形成中起着关键作用。血小板功能检测包括血小板黏附功能检测、血小板聚集功能检测、血小板释放功能检测以及其他类(全血电阻抗法、血栓弹力图法、剪切力法等)四种类型,临床上可以用于预防、诊断及治疗遗传性及获得性的出血性疾病、血栓性疾病、心血管疾病及自身免疫性血小板减少症等,还可用于监测抗血小板药物疗效等,具有非常重要的意义。但传统检测方法,如 Bron 发明的以光学比浊法为基本原理的血小板聚集功能检测方法等,操作烦琐、检测结果稳定性差等,限制了其临床应用及普及。以全血作为检测样本的全血法流式细胞术克服了传统方法的不足,成为新型血小板功能分析技术。它具有以下优势:①操作简便,简化了样本处理步骤,防止血小板亚群丢失,并且可以避免血小板体外激活,减少由于操作造成的血小板状态改变。②同时检测多种指标,包括分子标记物——血小板特异性膜糖蛋白(GPⅡb/Ⅲa、GPⅠb/Ⅸ、GPⅠa/Ⅱa 等)及血小板颗粒膜糖蛋白(CD_{62P}、CD_{63}、CD_{107a}、CD_{107b}等);非分子标记物——Ca^{2+}流、RNA 含量等。③样本量需求少,一次检测仅需 2 μL 全血。④特异性好,采用血小板特异抗体 CD_{41}、CD_{61}等,特异性分析血小板,避免杂质碎片的干扰。⑤检测血小板亚群灵敏度高,可以检测出 1% 的活化血小板亚群。⑥全血中血小板更接近生理状态,可以实现在最接近受检者体内环境的条件下测定血小板功能。⑦无放射性污染,基于荧光检测,不涉及放射性污染。因此,在过去的 20 年中,血小板流式细胞术检测应用迅速发展,包括诊断遗传性血小板出血性疾病、监测抗血小板药物、评估细胞信号机制的血小板活化和研究等,如表 8-1 所示。

表 8-1 流式细胞术检测血小板功能

(一)诊断出血性疾病
①GPⅠb-Ⅸ-Ⅴ缺乏(Bernard-Soulier 综合征)
②GPⅡb-Ⅲa 缺乏(血小板无力症)
③血小板缺乏贮存颗粒或其内容物释放障碍(贮存池病)
④GPⅠb 突变(血小板型假性血管性血友病)
(二)测定血小板活化
①血小板活化因子
②血小板源微粒
(三)监测抗血小板药物疗效
①阿司匹林
②氯吡格雷
(四)输血医学
人类血小板同种抗原(human platelet alloantigens,HPA)免疫表型
(五)血栓形成
①网织血小板(reticulated platelets,RP)
②血小板计数
(六)研究应用
①血小板促凝活性
②钙流

二、免疫学检验

近年来,随着生物免疫学研究的不断深入,流式细胞术在免疫生物学、免疫遗传学、分子免疫学、免疫血液学、移植免疫学、免疫药理学、抗感染免疫学、肿瘤免疫学、临床免疫学等基础学科领域,以及在免疫功能监测、免疫状态评价、药物/疫苗效果、免疫疾病诊断的评价等临床检测中,有了越来越广泛的应用。尤其是在淋巴细胞及其亚群分析、细胞因子检测、免疫缺陷病如艾滋病的诊断、器官移植、感染及其治疗效果鉴定等方面,应用十分普遍。

(一)免疫细胞表型分析

淋巴细胞免疫表型(亚群)分析是 FCM 最主要的功能之一,它通过检测淋巴细胞的表面特异性抗原,区分淋巴细胞亚群(包括 CD_4^+、CD_8^+),并计算出它们相互间的比例。分析淋巴细胞免疫表型,可以了解淋巴细胞的分化、功能,鉴别新的淋巴细胞亚群,了解机体在不同情况下的免疫功能状态,辅助免疫性疾病、感染、肿瘤等疾病的诊断,探索发病机理、病程、预后,指导临床治疗方案,具有十分重要的临床意义。FCM 检测淋巴细胞免疫表型,灵敏度高,速度快,精确度高,并可以通过多参数分析节约样本,被认为是淋巴细胞免疫表型分析的标准方法。临床上,淋巴细胞及其亚群分析项目包括:总 T 细胞(CD_3^+)、总 B 细胞(CD_3^-/CD_{19}^+)、T 辅助/诱导淋巴细胞(CD_3^+/CD_4^+)、T 抑制/毒性淋巴细胞(CD_3^+/CD_8^+)、NK 细胞(CD_3^-/CD_{16}^+/CD_{56}^+)、活化总 T 细胞(CD_3^+/HLA-DR$^+$)、自然杀伤性 T 细胞(CD_3^+/CD_{56}^+/CD_{16}^+)、细胞毒 T 细胞(CD_8^+/CD_{28}^+)、抑制性 T 细胞(CD_8^+/CD_{28}^-)、调节性 T 细胞(CD_4^+/CD_{25}^+/Foxp$_3^+$)、T 辅助细胞诱导亚群(CD_4^+/CD_{45}RO$^+$)、凋亡亚群(CD_{95}^+)、抑制细胞诱导亚群(CD_4^+/CD_{45}RA$^+$)等。

(二)免疫细胞功能分析

免疫细胞表面抗原的检测无法完全了解免疫细胞的功能,需要对相关细胞因子进行测定。细胞因子(cytokine,CK)是在免疫原或其他刺激因子诱导下,由活化的免疫细胞及部分基质细胞分泌产生的具有生物活性的低分子量可溶性蛋白质的总称(图 8-2),主要介导和调节免疫应答及炎症反应。根据产生的细胞种类不同,细胞因子可以分为三类:淋巴因子(lymphokine)、单核因子(monokine)及非淋巴细胞与非单核-巨噬细胞产生的细胞因子。根据其功能主要分为六类:白细胞介素(interleukin,IL)、干扰素(interferon,IFN)、肿瘤坏死因子(tumor necrosis factor,TNF)、集落刺激因子(colony stimulating factor,CSF)、趋化性细胞因子(chemokine)和生长因子(growth factor,GF)。其中大部分细胞因子可以上调免疫细胞功能,如 IL-2、IL-12 和 IFN-γ 上调 T 细胞功能;IL-4、IL-5、IL-6 和 IL-10 上调 B 细胞功能;也有部分细胞因子下调免疫功能,如 TGF-β 可抑制 T 细胞、B 细胞的生长以及巨噬细胞和 NK 细胞的吞噬和杀伤活性;IFN-γ 可通过抑制 CD_4^+ Th2 细胞产生 IL-4、IL-5、IL-6、IL-10 等细胞因子来,下调体液免疫功能。另外,细胞因子间可以相互诱导,形成信号分子网络,共同参与调控免疫细胞功能(图 8-2)。因此,临床上可通过检测细胞因子来分析免疫细胞功能及其状态,进而探究相关疾病的发病机制及治疗方案,如辅助性 T 淋巴细胞亚群 Th1/Th2

分析。辅助性 T 细胞根据产生的细胞因子不同可分为 Th1 及 Th2 两大类。Th1 细胞分泌 IL-2、IFN-γ 及 TNF-β,主要参与细胞免疫;Th2 细胞分泌 IL-4、IL-5、IL-6 及 IL-10,主要参与体液免疫。正常情况下,Th1/Th2 细胞处于平衡状态,若机体出现异常,如肿瘤、自身免疫性疾病、感染性疾病等发生时,常出现 Th1/Th2 平衡失调并向 Th1 或 Th2 状态转化的趋势,称为"Th1/Th2 平衡漂移"。通过细胞因子检测,可以精确分析 Th1/Th2 细胞状态,进而监控相关疾病的发生发展。

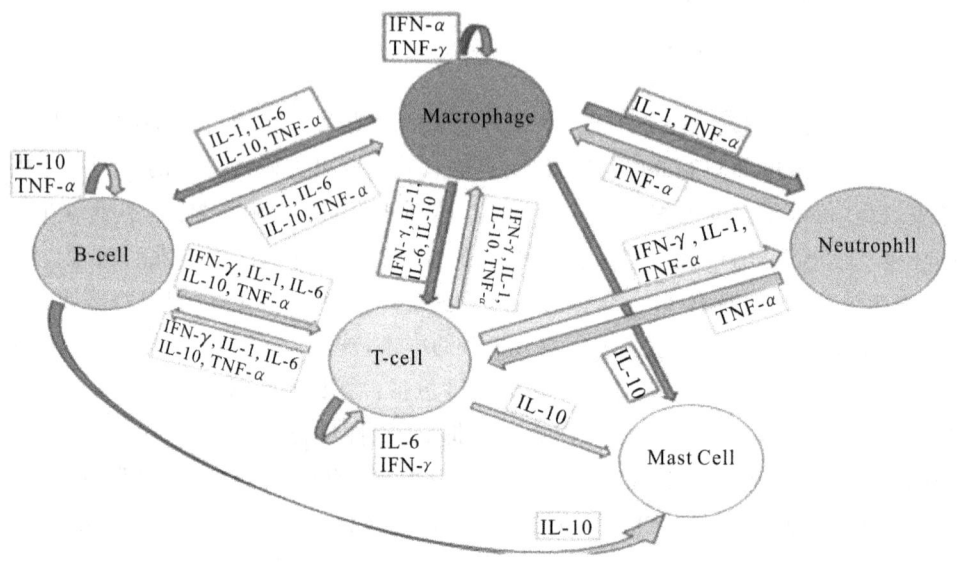

图 8-2 免疫系统的细胞因子信号网络

传统的细胞因子检测方法包括:①免疫学检测方法,如酶联免疫吸附剂测定(ELISA)、酶连免疫斑点法(enzyme linked immunospot assay,ELISPOT)、原位免疫组化法等;②分子生物学检测方法,如 RT-PCR 法、Northern blot 等;③生物学活性检测方法,如增殖或增殖抑制、集落形成、直接杀伤靶细胞、保护靶细胞免受病毒攻击、趋化作用以及抗体形成法等。但由于细胞因子具有免疫原性较弱、样本含量低、种类繁多、样本具有时效性、生物效应特异性差等特点,这 3 种传统方法操作复杂,特异性差,灵敏度低,检测通量低,样本需求量高,在临床上难以广泛推广。而流式细胞术具有以下优势:

①单细胞水平检测。从单细胞水平检测细胞因子的种类及水平,对免疫细胞进行更为精细的分群。

②高效。多色荧光技术可用于同时检测多种细胞因子,更有利于分析免疫细胞功能及分析细胞因子的动力学过程,并且可以节约样本及检测时间,提高检测效率,降低检测成本。

③可检测分泌型细胞因子。根据分布位置不同,细胞因子可分为胞内细胞因子及分泌型细胞因子,流式微球分析技术借助一系列荧光强度不同的微球,可以实现胞外可溶性细胞因子的检测。

④灵敏度高。流式细胞术具有高度灵敏的荧光标记与检测系统。

⑤快速。流式细胞术检测细胞内细胞因子可在一天内完成。

⑥操作简便安全。无须组织培养,可以全血分析,无须分离外周血单个核细胞(peripheral blood mononuclear cell,PBMC),减少样本处理与生物源性污染,成为未来细胞因子检测应用最为广泛的方法。

细胞因子不仅是免疫系统的信息传递介质,又是神经、内分泌及其他系统和免疫系统联系的重要桥梁,具有调节固有免疫和适应性免疫、血细胞生成、细胞生长以及损伤组织修复等多种功能。正常情况下,细胞因子的表达和分泌受到机体的严格调控,但在病理状态下,细胞因子会出现异常表达。因此,检测细胞因子对某些疾病的诊断、治疗具有重要价值。

(三)移植免疫

实体组织、骨髓及器官移植已经广泛应用于临床疾病的治疗中,在移植治疗过程中,流式细胞检测主要应用于骨髓或脐血的干、祖细胞测定,移植前配型,移植后的免疫监测等过程。目前,移植免疫中,FCM 主要用于交叉配型(cross-matching)和群体反应性抗体(panel-reactive antibody,PRA)检测。流式细胞仪交叉配型(flow cytometry crossmatch,FCXM)为一种检测供、受体间组织相容性的技术,它是将供体淋巴细胞与受体血清共同孵育,通过流式细胞术检测受体血清中是否存在抗供体 HLA 抗体及相对含量,从而指示供者移植物是否适用于受者,是否可能发生超急性排斥反应。该方法在 1983 年首次提出后,经不断完善,检测灵敏度及精确度逐渐提高,已被广泛应用。研究表明,移植术前交叉配型结果呈现阳性的心脏移植患者,术后急性排斥反应发生率明显高于对照组,发生动脉粥样硬化的概率也明显高于结果呈阴性的患者。群体反应性抗体是由移植患者 HLA 抗原致敏所产生的,它与移植物的存活率密切相关,PCR 检测即检测移植受体体内 HLA 抗体的水平。研究发现,PRA 不仅有 IgG、IgM 和 IgA 抗体,还具有自身抗体,而真正与移植物排斥反应相关的只有 IgG 抗体,这就要求 PRA 检测技术不仅具有较高的灵敏度,还必须排除其他抗体的干扰。迄今,PRA 检测技术主要分为三大类,分别为补体依赖淋巴细胞毒实验、ELISA 及 FCM。其中 FCM 不仅能检测 PRA 含量,还可以制定 PRA 种类,特异性更好,准确度更高,因此开始被广泛使用。

除鉴别白细胞免疫分型外,FCM 还可以通过检测分析 HLA 配型来为异体干细胞移植病人选择出最合适的供体,为利用造血干细胞移植技术治疗急性白血病提供参考依据。造血干细胞移植技术包括干细胞的鉴别、活性测定、干细胞动员和采集、分离纯化、保存扩增、肿瘤细胞的净化、干细胞回输以及术后保持移植物抗宿主病的低发生率等一系列过程。FCM 可快速测定 CD_{34}、HLA-DR、CD_{33} 等细胞表面抗原,成为干细胞移植技术重要的监测手段。

三、肿瘤学检验

肿瘤学为 FCM 在临床医学中应用较早的一个领域,应用更加成熟广泛。FCM 通过把实体瘤组织机械剪碎、消化制备成单细胞悬液,经荧光染料染色后,上机定量分析细胞的 DNA、细胞增殖标志物、细胞表面标志、癌基因蛋白产物、耐药蛋白、细胞凋亡调控蛋白产物等,从而获得组织形态学方法难以得到的信息,包括肿瘤细胞的 DNA 倍体含量、细胞周期、细胞凋亡、肿瘤预后、疗效、耐药性等,为肿瘤的临床诊断、治疗、预后和预防提供帮助。

(一)DNA 倍体分析

正常人体体细胞均具有稳定的二倍体细胞的 DNA 含量,当细胞发生癌变或者具有恶性潜能的癌前病变时,可能伴随着细胞 DNA 含量的异常改变,因此,DNA 非整倍体的出现是早期癌变的一个重要指标通过 DNA 倍体分析结合临床病理的形态学诊断,可以对肿瘤进行早期诊断。FCM 可以精确地定量检测 DNA 含量的改变,对恶性肿瘤早期诊断比形态学诊断更为敏感、准确,而尽早发现癌变对癌症治疗具有重要意义。利用 FCM 进行 DNA 倍体分析的样本需求量少且类型广泛,包括实体瘤标本,穿刺标本,胃镜、食管镜及支气管镜提取物,肿瘤冲洗液,血液,尿液等,这也为肿瘤早期诊断提供了便利。DNA 倍体分析对患者预后评估也非常重要。研究发现,异倍体肿瘤病变的复发率、转移率及致死率均高于二倍体及近二倍体。另外,FCM 还可以通过检测化疗过程中肿瘤细胞的 DNA 含量变化来评估疗效,了解细胞动力学变化,为化疗中的药物选择、化疗强度、化疗时间等提供较确切、可靠的信息。

DNA 倍体分析除了用于肿瘤早期诊断及预后评估外,还有一个更为普遍的用途,即细胞周期检测。由于细胞周期各时相的 DNA 含量不同,通常正常细胞 G_1/G_0 期具有二倍体细胞的 DNA 含量(2N),而 G_2/M 期具有四倍体细胞的 DNA 含量(4N),而 S 期的 DNA 含量介于二倍体和四倍体之间。因此,通过流式细胞术荧光染料染色法对细胞内 DNA 含量进行检测,根据细胞内 DNA 含量对其进行分类和计数,即可了解不同细胞周期各细胞亚群的比例。细胞周期检测使用较多的 DNA 结合染料为碘化丙啶(propidium iodide,PI)、$4',6$-二脒基-2-苯基吲哚($4',6$-diamidino-2-phenylindole,DAPI)、Hoechst 染料 33342 和 33258。PI 是一种可以嵌入双链 DNA 和 RNA 的染料,不能通过活细胞膜,但能穿过破损的细胞膜而对核内 DNA 染色,因此不能用于活细胞染色,只能用于经去污剂或低渗溶液处理之后的细胞染色;DAPI 和 Hoechst 染料仅与 DNA 的螺旋结构的亚级凹槽结合,不能与 RNA 结合,而且两者均可穿透完整细胞膜,可用于对活细胞 DNA 进行染色。

(二)细胞凋亡

由于肿瘤细胞恶化生长的主要原因并不是细胞大量增殖,而是细胞凋亡程序失控导致细胞无法正常凋亡,因此,细胞凋亡与肿瘤发生、发展及转移有着密切的关系。FCM 作为最常见的细胞凋亡检测方法,为从细胞凋亡角度出发研究肿瘤提供了有效手段。它不仅可以检测肿瘤细胞凋亡概率,还可以检测参与细胞凋亡调控的相关蛋白的表达,分析肿瘤细胞凋亡调控机制,为揭示肿瘤发生发展机制及肿瘤预防、治疗及预后评价方面提供了重要依据。

FCM 对细胞凋亡的检测方法较多,可以根据细胞在凋亡过程中发生的一系列形态、生化变化等对细胞凋亡进行定性和定量的测定。常用方法如下:

1. 细胞形态变化

通过测定细胞散射光信号的变化检测细胞凋亡。在细胞凋亡早期,细胞前向角光散射信号显著降低,侧向角光散射信号增加;在细胞凋亡晚期,两种光散射的信号均降低。此方法不需要使用荧光染料,但特异性不强,目前使用较少。

2. 细胞膜功能改变

使用 FCM 检测细胞膜功能改变主要有 4 种方法:

①FITC-Annexin V/PI 双染法。正常情况下,磷脂酰丝氨酸(phosphatidylserine,PS)位于细胞膜内层,细胞发生前期凋亡时,PS 从细胞膜内翻转并暴露在细胞膜外层,PS 与一种具有强力抗凝作用的血管蛋白 Annexin V 具有高度亲和力。采用 FITC-Annexin V/PI 双染法进行细胞凋亡检测,即可同时描述三群不同状态的细胞:FITC-Annexin V -/PI- 为正常细胞,FITC-Annexin V +/PI- 为前期凋亡细胞,FITC-Annexin V +/PI+ 为坏死细胞。此种方法操作过程简单,灵敏度高,应用最为普遍。

②PI/Hoechst33342 双染法。由于凋亡细胞发生 DNA 降解和丢失,应用 PI/Hoechst33342 可将细胞分为三群:正常细胞(HO 强/PI-)、凋亡细胞(HO 弱/PI-)、死亡细胞(HO 弱/PI+)。此种方法再结合散射光信号改变,可以更加精确地鉴定凋亡细胞,但 HO 需要紫外光激发,大多数流式细胞仪不配备紫外激光器,故此法应用受限。

③吖啶橙(AO)/溴化乙啶(EB)双染法。原理与 PI/Hoechst33342 双染法相似,AO/EB 双染法同样将细胞分成三群:正常细胞(AO 强/EB-)、前期凋亡细胞(AO 弱/EB-)、死亡细胞(AO 弱/EB+)。此方法的激发光是被广泛使用的氩激光(488 nm),虽然不需要紫外光,但其染色过程较复杂,且 AO 易污染仪器管道,因此使用较少。

④放线菌素 D(7-AAD)染色法:7-AAD 是一种核酸染料,它不能通过正常质膜,随着细胞凋亡、死亡过程,质膜对 7-AAD 的通透性逐渐增加,结合细胞凋亡中 DNA 会发生降解,因此通过 7-AAD 标记 DNA 后根据荧光信号强弱,可以将细胞分为三群:7-AAD 强为死亡细胞,7-AAD 弱为凋亡细胞,7-AAD 无信号为正常细胞。此法具有染色快速、简便、价格便宜等优点,成为十分实用的方法。

3. 线粒体膜电位(mitochondrial membrane potential,MMP) $\Delta\Psi_m$ 检测

MMP 下降是细胞凋亡级联反应过程中较早发生的事件,且一旦线粒体跨膜电位崩溃,细胞凋亡便不可逆转;JC-1(5,5′,6,6′-tetrachloro-1,1′,3,3′-tetraethylbenzimidazolcarbocyanine iodide)是一种广泛用于 $\Delta\Psi_m$ 检测的理想荧光探针,在线粒体膜电位较高时,JC-1 聚集在线粒体基质中,形成聚合物(J-aggregates),产生红色荧光;在线粒体膜电位较低时,JC-1 不能聚集在线粒体的基质中,以单体形式存在,产生绿色荧光。这样,就可以利用流式细胞术检测 JC-1 发出的荧光颜色,通过荧光颜色的变化可以非常方便地检测出线粒体膜电位的变化,从而实现细胞凋亡检测。

4. DNA 含量检测

PI 染色法:由于凋亡细胞 DNA 发生降解,凋亡细胞内的 DNA 含量降低,因此在测定细胞 DNA 含量的单参数直方图中的 G_1 峰前将会出现亚二倍体峰,即凋亡峰,通过测定凋亡峰百分含量,便可知凋亡细胞比例。此法简便、快速,是目前常用的、经典的测量凋亡细胞的方法。但此法的最大问题是机械损伤产生 DNA 含量降低的坏死细胞、染色体丢失的分裂象细胞以及细胞碎片和微核等都可能出现亚二倍体峰,因此,此法的特异性较低,无法区分前期凋亡细胞及坏死细胞,因而逐渐被淘汰。

5. 半胱天冬酶(caspase)活性检测

caspase 的活化是凋亡早期的显著特征,故又被称为凋亡酶。荧光标记的凋亡酶抑制剂(fluorochrome-labeled inhibitor of caspase,FLICA)能特异性地结合活化的 caspase,从而使凋亡细胞带上荧光标记,通过流式细胞术检测荧光即可实现凋亡检测。

6. 细胞凋亡相关基因产物检测

细胞凋亡是多基因参与的复杂过程,目前研究较多的包括 bcL-2 基因、C-myc 基因、$p53$ 基因等,利用这些基因产物的荧光单抗,即可检测细胞凋亡。流式细胞仪检测细胞凋亡的方法众多,且快速、准确,应用十分广泛,实际应用中还可以结合多种方法进行检测,使结果更加可靠、准确。

四、精子学检验

精子质量检测在诊断男性不育症、检测精子内部结构及促进优生优育中具有重要意义。传统检测方法一方面只能反映精子的外部特征和有限的功能;另一方面只能提供精子群体平均信号值,而无法获得单个精子细胞的信号值。精子是一群高度分化的细胞,射精过程又具有高度复杂性和异质性,平均信号将掩盖大量精子的相关生物信息。流式细胞术,尤其是单细胞流式-蛋白质组学技术、质谱流式细胞术、磷酸化流式细胞术可以克服这些缺点,实现单精子细胞水平的蛋白质组学分析,鉴定特定精子亚群并进行内部结构和功能分析,将成为精子生物学和临床男科疾病研究领域的有力工具,并可能发展为一种专业技术,即"流式精子术"。与此同时,随着高端流式细胞仪在男科研究实验室中的广泛应用,多参数、多色流式细胞术在男科学研究中的应用将迎来快速发展,并将进一步推进基于流式细胞术的蛋白质组检测方法在临床上的应用和研究,尤其是临床男科和精子生物技术研究领域中的普及。

(一)精子质膜完整性检测

精子质膜损伤可能导致受精失败,精子质膜的完整性是精子质量的重要指标之一。传统的检测方法包括伊红 Y 染色法、精子低渗肿胀(hypo-osmotic swelling,HOS)试验等,操作相对耗时,结果分析主观性强,检测通量低,而基于双色荧光染料的流式细胞术可以更加快速、客观地检测精子质膜完整性。碘化丙锭(PI)和 SYBR-14 是最常用的荧光染料,PI 是质膜破损精子特异性染料,呈红色;SYBR-14 则是细胞膜完整精子特异性染料,呈绿色。样品经两种染料标记后,流式细胞仪可将精子分为 3 个亚群:①被 SYBR-14 染成绿色的精子,它们的细胞膜完整;②被 PI 染成红色的精子,它们的细胞膜破损;③同时染上并发出两种荧光的双阳性精子,它们的细胞膜局部出现破损。

(二)精子线粒体功能检测

线粒体功能为精子质量的关键指标之一,它为精子运动提供三磷酸腺苷(adenosine triphosphate,ATP),是精子的能量供应站,其功能状态直接影响精子的活力。流式细胞术可用于检测精子线粒体功能,其工作原理为:借助线粒体特异性染料罗丹明 123(Rhodamine123,Rh123)及死亡细胞特异性染料 PI 标记精子后,流式细胞仪可以将精子分为三个亚群——线粒体功能良好的精子(PI 阴性、Rh123 阳性),染上绿色荧光;线粒体功能丧失的活精子(PI 阴性、Rh123 阴性),无明显荧光;死精子(PI 阳性、Rh123 阴性),染上红色荧光。在流式细胞术检测过程中,绿色荧光的强弱反应线粒体的功能,荧光越强,说明线粒体功能越强,精子活动力越旺盛;反之,精子活动力弱甚至缺乏。

(三)精子顶体状态检测

顶体反应是受精过程中精子穿入卵细胞形成受精卵的必要过程,因此,顶体的完整性是精子质量分析的重要指标之一,也是决定人工受孕或体外受精成功率的重要参数之一。基于流式细胞术的异硫氰酸荧光素(fluorescein isothiocyanate,FITC)标记的花生凝集素(peanut agglutinin-FITC,PNA-FITC)及碘化丙锭(PI)双重荧光染色技术可以用于检测精子顶体反应。其工作原理为:PI 具有有限的膜通透性,用于分析精子活力,标记死亡的精子;PNA-FITC 则用于分析顶体反应及顶体膜完整性,标记发生顶体反应、顶体膜破损的精子;因此 PNA 阴性/PI 阴性表示未发生顶体反应的活精子,PNA 阳性/PI 阴性表示发生了顶体反应的活精子,PI 阳性表示死亡精子。

(四)精子氧化应激反应

氧化应激(oxidative stress)是指活性氧自由基(reactive oxygen species,ROS)产生过多,氧化程度超出氧化物的清除,进而引发组织损伤的过程。精子氧化应激反应可以诱发精子 DNA 损伤,引发畸形精子增多症、弱精子症、死精子症、精浆不液化或液化不全、精液量少或量多等,为男性不育的一种重要的诱发因素,因此,氧化应激反应为精子质量分析的重要指标之一。流式细胞术可以用于检测精子细胞内 ROS 含量,其工作原理为:$2',7'$-二氯荧光黄双乙酸钠($2',7'$-dichlorodihydrofluo-rescein diacetate,DCFH-DA)进入精子后在酯酶及 ROS 作用下,被氧化成发绿色荧光的 $2',7'$-二氯荧光素($2'7'$-dichlorofluorescein,DCF),通过流式细胞术检测精子内 DCF 的绿色荧光强度,即可反映单个精子 ROS 的总体水平。

(五)精子蛋白组学分析

精子发生是一个高度复杂的蛋白调控过程。蛋白质表达及翻译后修饰加工(磷酸化、糖基化、泛素化等)等精确调控精子发生过程中的能量代谢、信号传导和氧化应激损伤修复等,确保精子的正常运动、获能及受精。精子蛋白质组学分析,如正常精子蛋白组学分析、精子获能相关的蛋白质组学分析、少/弱/畸形精子的蛋白质组学分析等,有助于揭示精子的蛋白构成,增进对精子发生、精子功能、受精机制的理解,探索男性不育症诊断与治疗新靶标,在揭示男性不育机制及开发男性不育的诊断及治疗新方法方面具有重要意义。

传统的精子蛋白质组学分析技术,如二维聚丙烯酰胺凝胶电泳、质谱和微分凝胶电泳技术等,可以识别及检测大量精子特异性蛋白,使得人们对人类和其他哺乳动物精子有了前所未有的了解。尽管这些技术实现了高通量检测,但它们仅能提供整个精子群体蛋白组学的平均信号值,而精子是一群高度分化的细胞,哺乳动物射精又具有高度异质性,平均信号将掩盖大量信息,因此,男科研究者们达成共识,即基于精子平均信号值的检测的意义十分有限。基于流式细胞术的蛋白组学分析技术可以克服这一缺点,实现单精子细胞水平的蛋白质组学分析,成为精子学研究的重要分支。近年来,流式细胞术在技术上有了新突破,如质谱流式细胞技术可以实现在单个细胞内同时检测数十种蛋白,大大提高了检测通量;磷酸化流式细胞术可以实现单细胞磷酸化水平的定量检测,已经被用于揭示射精后蛋白激酶B(Akt)的磷酸化状态对精子存活的作用等,在精子学检验及研究中展示了极大的应用前景。

(程小艳　武会娟)

第九章　法医学物证检验

法医物证鉴定（forensic evidence identification）是指运用遗传学、分子遗传学、群体遗传学、免疫学、分子生物学、基因组学、转录组学、生物统计学和生物信息学的理论和方法，利用生物遗传标记系统的多态性对生物检材的种类、种属及个体来源进行鉴定。其主要应用领域有：个体识别、亲子鉴定、种属鉴定等。

第一节　法医物证学发展概况

一、发展历史

法医物证学历史源远流长，从三国时代开始我国已有"以弟血滴兄骨验亲"的记载。南宋宋慈编著的《洗冤集录》中亦有"判血入水辨认亲子、兄弟"的描述，这些都是我国古代有关判定血缘关系的记载。

随着 DNA 技术的不断发展，法医物证鉴定也一步步更新技术。1984 年，Alec Jeffreys 在调查疾病的 DNA 遗传标记时发现，限制性片段长度多态性（restricted fragment length polymorphisms，RFLP）技术可以运用在法医物证鉴定的人类个体识别领域。Jeffreys 及其合作者首次将分离的人源小卫星 DNA 用作基因探针，同人体核 DNA 的酶切片段杂交，获得了由多个位点上的等位基因组成的长度不等的杂交带图纹，这种图纹极少有两个人完全相同，可以进行像指纹识别那样的同一认定，因此将 RFLP 图谱称为 DNA 指纹图谱（DNA fingerprint）。1985 年，Kary Mullis 在 Cetus 公司工作期间，发明了聚合酶链式反应（PCR）技术。1985 年，DNA 指纹图谱首次应用于一起移民案件中的亲子鉴定，此后，DNA 指纹图谱又应用于两起强奸杀人的刑事案件中。

1990 年，PCR 技术开始应用于法医学，Jeffreys 报道小卫星 $D1S8$ 基因座串联重复单位内部存在差异。1993 年，第一个商业 STR 试剂盒面世，PCR 同步扩增 Amelogenin 基因座进行性别鉴定。1996 年，多色荧光标记 STR 试剂盒面世，开始报道用 MALDI-TOF 分析 STR 扩增产物和线粒体 DNA 基因芯片。

2012 年，比利时根特大学 Dieter Deforce 教授研究组比较了 $D3S1358$ 等 9 个 CODIS 核心基因座在 454 测序平台和 PCR-CE 平台的测序效果。Deforce 教授肯定了利用 454 平台进行 STR 分析的可行性，也客观指出 454 平台比 PCR-CE 平台更昂贵，需要更繁重的实验室工作，错误率也更高。同年，美国巴特尔纪念研究所 Seth Faith 研究团队报道了利用 Illumina 二代测序系统进行 STR 分型。2014 年，丹麦哥本哈根大学 Niels Morling 教授和美国武装部队 DNA 鉴定实验室 Melissa Scheible 教授分别报道了基于 454 平台进行 STR 分型尝试和方法优化。Morling 教授研究了 D3S1358、D12S391、D21S11 这 3 个 STR 基因座,发现 30 个新等位基因,并在 D12S391 核心重复单元中发现新的 SNP 位点。2015 年,Illumina 公司推出的 MiSeq FGx™ 系统和 Forenseq DNA Signature Prep 试剂盒是现有唯一商业化二代测序 STR、SNP 分型解决方案,Illumina 同时宣布要用二代测序技术替代 PCR-CE 平台。

二、应用前景

随着测序技术的发展以及测序成本的不断降低,法医基因组已经迎来了新的时代,从最早的 DNA 指纹图谱技术,到 STR 分型技术以及 SNP、mtDNA 的应用,从几个位点到后来的 20 多个 STR 基因座同时检测。在进入高通量测序时代后,测序的样本量和位点同时增加,而且基于先进的测序技术,法医基因组已从原先的单纯以 DNA 为模板延伸到其他组学方面。现在的法医基因组已经包含 DNA 的 STR、SNP、mtDNA 以及微生物宏基因组学、转录组学等,在检测技术方面也包含 DNA 测序、高通量测序、单分子测序以及其他的分子生物学检测技术手段。未来的法医基因组将会从现今的被动鉴定变为主动检测推断,通过表观遗传等手段对未知的犯罪嫌疑人进行归类,描画其特征,为案件的侦破提供有力的支持。

三、法医物证鉴定遗传标记

当个体的单位遗传性状作为标记用于法医物证分析时,这类遗传性状称为遗传标记(genetic marker)。遗传标记的分析涉及基因、基因型和表型。基因(gene)是控制遗传性状的基本遗传单位,基因在染色体上的特定位置称为基因座(locus);基因型(genotype)是指个体的特定基因座上等位基因的组合;表型(phenotype)是指特定基因所表现的性状。

法医物证鉴定中主要应用 DNA 遗传标记、血型以及蛋白质遗传标记。广义的血型包括红细胞、白细胞、血小板以及血清蛋白和酶型。血型的优点在于遗传稳定,分型重复性好,但由于血型中除 HLA 以外,多态性程度相对较低,因此在法医学应用中受到限制。随着 DNA 测序技术的发展,DNA 水平的遗传标记由于基因多态性程度高,已成为法医物证鉴定中的主流技术手段。

在法医基因组学层面上,遗传标记主要可分为两大类:基因表达产物水平遗传标记和 DNA 水平遗传标记,如图 9-1 所示。

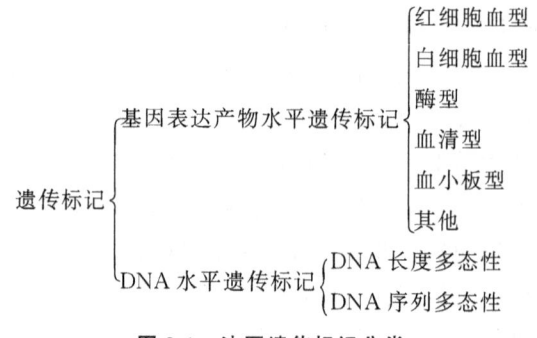

图 9-1　法医遗传标记分类

四、DNA 长度多态性

DNA 长度多态性(DNA length polymorphism)是指同一个基因座上的等位基因之间的 DNA 片段长度差异所构成的多态性。DNA 长度多态性靶序列主要是指可变数目串联重复序列(variable number of tandem repeat, VNTP),VNTP 存在于小卫星 DNA 和微卫星 DNA 中,但由于命名习惯和区分,小卫星 DNA 中的可变数目串联重复序列称为 VNTP,微卫星 DNA 中的可变数目串联重复序列称为短串联重复序列(short tandem repeat, STR)。

(一) DNA 长度多态性概述

随着 DNA 技术的发展,法医物证研究和应用最初从 DNA 长度多态性开始。小卫星 DNA 和微卫星 DNA 因具有较高的多态性,是法医物证领域研究和应用的重点。1985 年,英国莱斯特大学遗传学家 Jeffreys 利用限制性片段长度多态性技术(restriction fragment length polymorphism, RFLP)首次绘制了 DNA 指纹图谱,并于同年首次将其应用于一起移民案件中的亲子鉴定。进入 20 世纪 90 年代,PCR 技术开始应用于法医学并逐步取代了 RFLP,应用 PCR 扩增微卫星基因座已是现今法医物证鉴定的主流技术。

STR 重复单位为 2～6 bp,重复次数为 10～60 次,基因片段在 400 bp 以下,主要是由 DNA 复制过程中滑动或复制和修复时滑动链与互补链碱基错配,导致一个或几个重复单位的缺失或插入而产生的。STR 检测是目前主要的技术手段。STR 遗传符合孟德尔遗传定律。在染色体上,存在一些串联重复序列,但重复的次数存在个体差异,形成片段长度等位基因,如果串联重复序列的重复单位仅 2～6 bp,等位基因片段比较短,就可以称为短串联重复序列。因为在 STR 基因座杂合子个体中的两个等位基因大小比较接近,所以 STR 基因座更适合 PCR 扩增而没有优先扩增的问题。目前 STR 是法医 DNA 分析中最常用的一类遗传标记。STR 在整个人基因组中分布广泛,平均每 10 kb 出现一个。STR 序列绝大多数位于非编码区,极少数在编码区域。目前,在人基因组 DNA(23 对染色体)中发现的 STR 序列达 8 000 多。

(二) DNA 长度多态性的应用

常染色体 STR 基因座是人类的一类重要遗传标记,在法医个体识别、亲子鉴定实践中具有重要的意义。美国"犯罪 DNA 数据库",即 DNA 联合索引系统(combined DNA index system, CODIS)所应用的 $D8S1179$、$D18S51$、$D21S11$、$D5S818$、$D13S17$、$D7S820$、$D3S1358$、vWA、FGA、$TH01$、$TPOX$、$CSF1PO$、$D16S539$ 共 13 个 STR 基因座,是 DNA 检验领域中广泛应用的遗传标记系统。

Y 染色体 STR 与常染色体 STR 相比较,有自身复习遗传的特点,可以应用于男性家系鉴定排查以及强奸案中的男性成分的检测。X 染色体 STR 由于其属于定向性遗传,故适用于特殊案件类型,如父(或母)缺失亲子鉴定和其他复杂亲缘关系鉴定。

五、DNA 序列多态性

(一)DNA 序列多态性概述

基因组 DNA 碱基序列差异是不同个体间最本质的遗传差异,在特定的基因座上,不同个体的等位基因之间由碱基序列差异构成的 DNA 多态性叫作 DNA 序列多态性(DNA sequence polymorphism)。基因组 DNA 序列在同一个体的不同组织细胞中是一致的,这是根据 DNA 序列认定统一性的前提条件。序列多态性分析技术对法医生物学检材的个体识别鉴定具有重要的应用价值,通过比较不同法医物证检材的 DNA 序列,可以确认其是否来自同一个体。

(二)单核苷酸多态性

序列多态性是指在两条同源染色体上,同源 DNA 序列长度相等,但个别核苷酸存在差别。由单个核苷酸替代、插入或者缺失而形成的分子多态性,又称为单核苷酸多态性(single nucleotide polymorphism,SNP)。

随着人类基因组计划的发展不断深入,人们对单核苷酸多态性的重视程度越来越高。SNP 是人类基因组中数量最多的一种多态形式,人类基因组中共有 300 万个 SNP,平均每 1 000 个碱基中就有一个 SNP,数量远大于 STR。单核苷酸变异最常见,分布广泛。SNP 能反映出群体遗传结构特征,更有助于解释个体差异,以及不同群体、不同个体对疾病的易感性。

作为第三代遗传标记的 SNP,应用于法医案件检验的优越性愈发明显。与 STR 相比较,SNP 位点的突变率更低,据估计,STR 基因座的突变率在 $10^{-5} \sim 10^{-3}$ 之间,而 SNP 位点的突变率约为 10^{-8}。DNA 测序分析是检测 SNP 分型的"金标准"。较之 STR,SNP 的扩增片段更短,更加适用于降解检材的检测。

(三)序列多态性的分析方法

随着分子生物学技术的发展,DNA 测序技术具有流程稳定规范、设备成熟等优势,是序列多态性分析方法中的"金标准"。但考虑到现今法医对位点数量的需求,高通量测序、焦磷酸测序、基因芯片分型等技术也在序列多态性分析中应运而生。

六、线粒体 DNA 多态性

线粒体 DNA(mtDNA)位于细胞质中,是一套独立于核染色体之外的完整的遗传物质。人体不同组织细胞的代谢不同,所含的线粒体数目以及 mtDNA 拷贝数也不同,数目在数百至数万之间变化。

(一)mtDNA 的概述

mtDNA 是一个双链闭合环状分子,两条反向平行的双链因浮力密度的不同分别形成外环的重链(heavy chain,H链)和内环的轻链(light chain,L链)。与线性染色体DNA的双向对称复制方式不同,环形mtDNA的复制是一种特殊的单向复制方式,称为置换环复制或D环(D-loop)复制。mtDNA全长16 569 bp的序列可分为编码区和控制区两个部分。其中,编码区较为保守,共37个基因,编码多种RNA和蛋白质。控制区变异率较高,根据其在基因组上的位置,通常将其分为3个区域:位于线粒体DNA链16 024～16 365 bp的高变Ⅰ区(hyper variable regionⅠ,HVⅠ)、位于73～340 bp的高变Ⅱ区(hyper variable region Ⅱ,HVⅡ),以及位于438～574 bp的高变Ⅲ区(hyper variable region Ⅲ,HVⅢ),如图9-2所示。

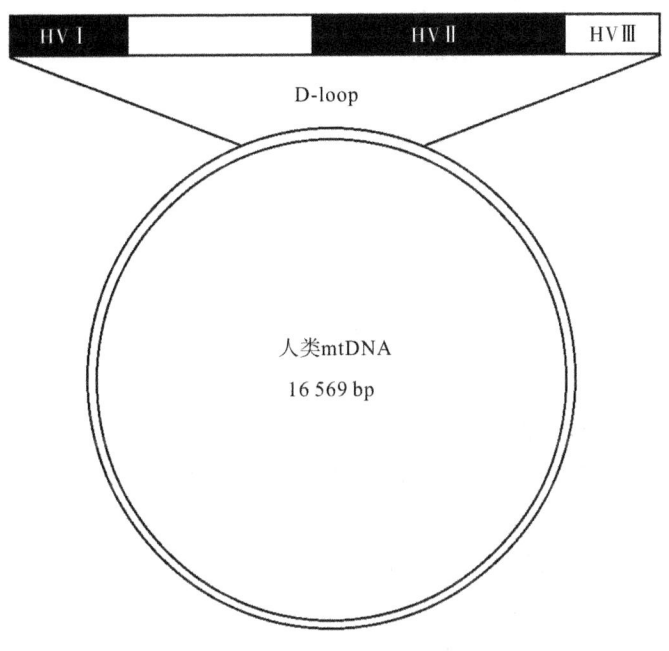

图 9-2 线粒体 DNA 高变区示意

线粒体DNA具有许多独特的特点和不可替代的作用。相对于核DNA,mtDNA的优点在于:①在细胞中具有更高的拷贝数,在降解检材中特别是当核DNA无法得到完整分型时,mtDNA信息便显示出重要的利用价值;②由于经常暴露于各种氧化反应中,mtDNA的变异率比核DNA更高,由此产生的多态性能够为母系DNA比对提供依据,且部分多态性位点亦与地域人群进化相关;③mtDNA完全由母系遗传,不存在基因重组,故在母系亲属关系鉴定中发挥着不可替代的作用。mtDNA与人类核DNA具有较大的差异,具体如表9-1所示。

表 9-1 人类核 DNA 和 mtDNA 的比较

特点	核 DNA	线粒体 DNA(mtDNA)
基因组大小	约 3 Gbp	16 569 bp
每个细胞的拷贝数	2(父母各提供一个等位基因)	大于 1 000
结构	线形,包裹在染色体上	环状
染色体配对	双倍型	单倍型

续表

特点	核DNA	线粒体DNA(mtDNA)
遗传来源	父母双方	母亲
生殖重组	有重组	没有重组
复制修复	是	否
突变率	低	基因组DNA的5～10倍
特异性	个体特异性(同卵双胞胎除外)	没有个体特异性
全序列获得	人类基因组计划	1981年Anderson及其同事

(二)mtDNA多态性

由于mtDNA特殊的遗传特征,mtDNA多态性对法医学、群体遗传学、人类生态学、分子进化和考古学有着重要的意义。对mtDNA多态性的研究主要集中于mtDNA的非编码区(即D环)和部分编码区。由于D环含有两个变异率远大于核DNA的高变区,且无修复系统及不受选择压力的影响,因此该区域中积累了较多的变异,多态性很好,非常适于进行相关的法医研究。

1. mtDNA单核苷酸多态性(SNP)

mtDNA的SNP是指在一个种族不同个体的基因组或共同序列之间,存在一个单核苷酸A、T、C、G的差异,这种DNA序列的差异称为SNP。线粒体控制区单核苷酸多态性的位点集中于nt16024～nt576,包含了D环区。在高变区中大多数变异已明确,它们分布在nt57～nt372和nt16024～nt16383。

2. mtDNA的串联重复序列多态性

mtDNA中的短串联重复序列主要集中在D环控制区中(图9-3)。与核DNA不同,mtDNA中的重复序列一般在10 bp以下,且主要以单碱基重复为主,如D环中nt305～nt309和nt568～nt573核苷酸位点处的多聚C和两碱基重复,且重复次数一般在10次以下。由于这些多态性重复序列的存在,mtDNA的长度不总是16 569 bp,可能会有10 bp左右的差异。

编码区和控制区中都存在重复序列,但编码区的重复序列部分发生重复次数的变化,多态性较好的重复序列基本上都存于D环控制区即编码区间的非编码序列。

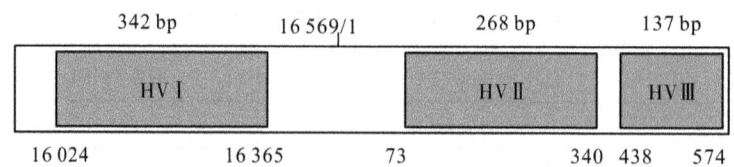

图9-3 mtDNA的D环控制区的结构

(三) mtDNA 的应用

mtDNA 高变区作为遗传标记可以用于法医学鉴定。当细胞核 DNA 量不足而无法进行检验分型时,mtDNA 是唯一可以利用的,生物检材中的毛发、骨头、牙齿和其他严重降解的检材也可以应用于 mtDNA 检验。

mtDNA 多态性主要集中在高变区域,在这个区域内存在着相当多的保守区可以设计引物,表 9-2 是报道的部分线粒体 DNA 高变区 PCR 模板制备和测序引物序列。

表 9-2 mt DNA 测序引物序列

位置	引物序列	用途
F15971	TTAACTCCACCATTAGCACC	扩增
R599	TTGAGGAGGTAAGCTACATA	扩增
R15728	GGAGTCAATAAAGTGATTGGCTTAG	测序
R16042	CTGCTTCCCCATGAAAGAAC	测序
F15971	TTAACTCCACCATTAGCACC	测序
F16190	CCCCATGCTTACAAGCAAGT	测序
F155	TATTTATCGCACCTACGTTC	测序
F314	CCGCTTCTGGCCACAGCACT	测序
R16410	GAGGATGGTGGTCAAGGGA	测序
R285	GTTATGATGTCTGTGTGGAA	测序
R484	TGAGATTAGTAGTATGGGAG	测序

第二节 法医学物证检验的应用举例

一、个体识别

个体识别是指利用分子生物学方法对两个生物检材进行同一认定,是法医物证鉴定的主要应用领域之一。

(一) 个体识别的原理

每个生物个体除同卵双胞胎以外都具有自己独一无二的 DNA 分子,并且 DNA 遗传标记是不随着生物的生长以及环境的变化而改变的。基于以上两点,可以利用 DNA 遗传标记进行法医学个体识别、同一认定。

在确保受检检材未发生由癌变或者受辐射等极端环境影响所导致的突变,且检测的

DNA 遗传标记分型正确的前提下,若比对的 DNA 分型结果不相同,则可以排除两个 DNA 来源于同一个体;如果分型相同,则有两种可能——一是检材来自同一个体,二是检材不是来自同一个体,只是所检测的 DNA 遗传标记相同,如增加检测的 DNA 遗传标记则会出现不同的分型结果。

(二)个体识别的遗传标记

大部分的多态性遗传标记都可用于个体识别,包括 RFLP、VNTR-PCR、STR、SNP、mtDNA 等各种类型的多态性 DNA 遗传标记,但由于每种遗传标记的识别率不相同,因此,进行个体识别时需要选择适合的并有一定数量的遗传标记。

DNA 指纹图谱具有多位点性、高变异性、简单而稳定的遗传性,识别率可达到个人同一认定水平,除了同卵双胞胎以外,没有两个个体的 DNA 指纹图谱完全相同。如果图谱结果相同,则可认定检材来自同一个体;如果图谱结果不同,则可以直接排除。

DNA 长度多态性位点由于每个遗传标记的等位基因数目有限,个体识别率相对较低,但多个遗传标记累积后即可达到个体识别目的。美国建立的 13 个 STR 基因座的平均匹配概率小于一万亿分之一,除同卵双胞胎外,均可区分不同的个体。

(三)个体识别的相关参数计算方法

1. 个人识别能力

系统效能可用个人识别能力(discrimination power,DP)定量评价。个体识别能力是指从群体中随机抽取两个个体,其遗传标记表型不相同的概率。遗传标记的多态性越高,应用该遗传标记进行法医个体识别的效能越高。对单一遗传标记而言,多态性程度越高,起识别没有关系的个体的能力就越强。DP 值的计算公式为:

$$\mathrm{DP} = 1 - \sum_{i=1}^{n} P_i^2 = 1 - Q \qquad (9\text{-}1)$$

式(9-1)中,n 为一个遗传标记的表型数目,P_i 为群体中第 i 个表型的分布频率,$\sum P_i^2$ 为人群中随机抽取的两个样本纯粹由于机会而一致的概率(Q)。

通过增加检测的遗传标记的数目可以提高系统的个体识别能力。若检测 k 个遗传标记,其累积个人识别能力的计算公式为:

$$\mathrm{TDP} = 1 - Q_1 \times Q_2 \times Q_3 \times Q_4 \times Q_k = 1 - \prod_{j=1}^{k} Q_j \qquad (9\text{-}2)$$

式(9-2)中,Q_j 为第 j 个遗传标记的 Q 值,总 Q 值 $\prod Q_j$ 为 k 个遗传标记 Q 值的乘积。检查多种遗传标记,先求出各遗传标记的 Q 值,再计算出累积 Q 值,最终计算累积 DP 值。因此,遗传标记数量越多,系统效能越高,鉴别能力越强。

2. 匹配概率

在法医物证学的范畴,随机匹配概率是指在假设条件(Hd)下获得 DNA 图谱的概率。这是一种条件概率,假设条件假定 DNA 图谱来自群体中一名与犯罪嫌疑人没有关系的随机个体。用竖线分开条件与事件,竖线右边为条件,左边为事件,随机匹配概率可写成 $\Pr(E|\mathrm{Hd})$。

对于仅由一个个体留下的痕迹,如血痕、唾液斑、精斑等,随机匹配概率在数值上等于人群中这种 DNA 图谱的频率。

$$\Pr(E|\text{Hd})=1\times P(X) \tag{9-3}$$

式(9-3)中,$P(X)$ 为人群中这种 DNA 图谱的频率,以频率估计概率,就是发现这种 DNA 图谱的概率。

随机匹配概率是指一个特定的 DNA 图谱可能出现在人群中的估计概率,可理解为从人群中随机抽取一个样本,会出现特定 DNA 图谱的理论概率。因此,随机匹配概率越小,证明遇到这种个体的可能性越小,则支持两个样本来自同一个人的假设,也就是支持现场检材是嫌疑人所留下的假设。

3. 似然率

在个体识别同一认定中,法医学统计倾向于使用似然率(likelihood ratio,LR)方法来评估 DNA 分析提供的证据强度。似然率基于两个假设。如果现场斑迹 DNA 和嫌疑人 DNA 表型组合均为 E,可以考虑两种假设:①现场斑迹是嫌疑人所留;②现场斑迹是一个与本案件无关的随机个体所留。似然率是假设①条件下现场斑迹与嫌疑人的表型组合都是 E 的概率与假设②条件下现场斑迹与嫌疑人的表型组合都是 E 的概率之比。

用竖线分开条件与事件,竖线右边是条件,左边是事件。$\Pr(E|\text{Hp})$ 为假设①条件下获得证据 DNA 图谱的概率,$\Pr(E|\text{Hd})$ 为假设②条件下获得证据 DNA 图谱的概率。似然率可写为:

$$\text{LR}=\frac{\Pr(E|\text{Hp})}{\Pr(E|\text{Hd})} \tag{9-4}$$

对于仅由一个个体留下的斑迹,在假设①条件下获得 DNA 图谱的概率为 $1\times 1=1$;而在假设②条件下获得 DNA 图谱的概率就是随机匹配概率 $1\times P(X)=P(X)$,使用频率来估计概率,数值上为人群中该 DNA 图谱的频率 $P(X)$。该情况下,LR 是群体中该 DNA 分型频率的倒数,即 $\text{LR}=1/P(X)$。

(四)个体识别的判定

法医个体识别的结果评估需要考虑遗传标记的系统效能和具体案件的鉴定结果,这样才能给法庭提供量化的科学证据。需强调的一点是,个体识别同一认定需联合使用多个 DNA 遗传标记才可提高证据强度,为案件侦查提供线索。

个体识别的判定可通过似然率来进行判别。当似然率在数值上大于 1 时,则支持两个检材来源于同一个体;当似然率在数值上小于 1 时,则排除两个检材来源于同一个体。从法医遗传学角度看,可以认为遗传分析提供的证据是充分的。

二、亲子鉴定

(一)亲子鉴定的原理

根据孟德尔遗传定律,孩子的一对等位基因必定是一个来自父亲,一个来自母亲,孩子不可能带有双亲均没有的等位基因。STR 基因座的遗传符合孟德尔遗传定律,呈共显性遗传,可用于亲子鉴定。遗传标记对亲子鉴定的效能常用非父排除率来衡量,非父排除率指不是孩子生父的男子能被遗传标记排除的概率。国际法医界以累积非父排除率(cumulative probability of exclusion,CPE)不小于99.5%作为判断亲子鉴定实验室认定亲子关系的一个指标,国内学者认为CPE应不小于99.95%。联合检测15~20个STR基因座累积非父排除率可达99.95%以上。

（二）亲子鉴定的遗传标记

法医物证的遗传标记有很多种,常规的亲子鉴定的遗传标记按照遗传方式可分为4种:

①常染色体基因座或遗传标记。按照孟德尔遗传规律传递。

②Y染色体基因座或遗传标记。按照父系遗传规律传递,可以检验检材是否来自同一父系,适用于没有女性参与的同一家系中男性之间的亲缘关系鉴定。

③mtDNA非编码区的多态性。按照母系遗传规律传递,可以检验检材是否来自同一母系,适用于没有父亲参与的鉴定母子间的单亲鉴定或同一母系间的亲缘关系鉴定。

④X染色体基因座或遗传标记。由于X染色体属于定向性的遗传规律,因此适用于除父系关系外的其他亲缘关系的鉴定。

（三）亲子鉴定的类型

1. 标准三联体亲子鉴定

受检者为父、母、子三方,而且母子关系已确定,鉴定假设父亲与孩子是否为亲生关系。通过检验首先比对母子的等位基因,孩子与母亲相同的基因即生母基因,孩子不能从母亲获得的基因必定为生父基因。当假设父亲不具有该基因,可以排除他与孩子的亲生关系。但是突变可能存在,若只有一个基因座排除则不能下排除的结论,至少需3个以上独立遗传的基因座排除才能下排除结论。若检测一系列STR基因座(如16个),假设父亲均具有孩子的生父基因,孩子与假设父亲是亲生关系的可能性很大,根据群体基因频率计算孩子与假设父亲之间的累计亲权指数(combined paternity index,CPI)。当CPI≥10 000时,可以认定他们之间是亲生关系;若达不到该标准应增加基因座的检测。

2. 父母皆疑三联体亲子鉴定

父、母双方与孩子的关系均不确定,需鉴定父母双方与孩子的亲生关系,若孩子具有假设父母所缺乏的基因,可以排除他们之间有亲生关系,但仍需3个以上独立遗传的基因座排除。若孩子的基因可以从假设父母得到,则他们之间可能有亲生关系,计算CPI≥10 000时认定他们有亲生关系。但是要比标准三联体亲子鉴定多检测一些基因座RCP才能使CPI不小于10 000。

3. 单亲亲子鉴定

只有假设父亲(假设母亲)与孩子参加的亲子鉴定。若假设父亲(假设母亲)与孩子的一对等位基因完全不同,则排除亲生关系,但需3个以上独立遗传的基因座排除。假设父亲(假设母亲)与孩子的一对等位基因至少有一个相同时,他们之间可能有亲生关系,计算RCP≥10 000时可以认定他们之间是亲生关系。由于母亲(父亲)未参加鉴定,不能提供相应的遗传信息,一般须检测20个以上基因座才能达到认定的父权概率(99.95%)。

4. 其他亲属间的亲子鉴定

进行隔代(祖孙)、同胞(兄弟)等亲子鉴定时须检测更多的 STR 基因座(30~40 个),有时需用 Y-STR 基因座或 X-STR 基因座及 mtDNA 分析。

(四)亲子鉴定的相关参数计算方法

1. 排除概率计算

排除概率(probability of exclusion,PE)确切地说应该是非父排除概率,指对于不是孩子生父的随机男子,遗传分析系统具有的排除能力。它是遗传分析系统效能的评估指标。目前常用的 DNA 遗传标记,如 STR 一个基因座有多个等位基因,并且均为显性。设 p_i 代表群体中第 i 个等位基因频率,p_j 代表群体中第 j 个等位基因频率,并且等位基因 i 不等于等位基因 j,则排除概率为:

三联体亲子鉴定　　$PE = \sum p_i(1-p_i)^2 - 1/2[\sum\sum p_i^2 p_j^2(4-3p_i-3p_j)]$　　(9-5)

二联体亲子鉴定　　$PE = \sum_{i=1}^{n} p_i^2(1-p_i)^2 + \sum_{j>i=1}^{n} 2p_i p_j(1-p_i-p_j)^2$　　(9-6)

上述公式是对一个基因座而言的。亲子鉴定不止使用一个基因座,有必要知道使用的全部遗传标记对于不是孩子生父的男子,否定父权有多大的可能性,即累计排除概率(cumulative probability of exclusion,CPE)。计算累计排除概率的前提条件是一个遗传标记系统独立于另一个系统。累计排除概率计算公式为:

$$CPE = 1-(1-PE_1)(1-PE_2)(1-PE_3)\cdots(1-PE_4) = 1-\Pi(1-PE_k)$$　　(9-7)

式(9-7)中,PE_k 为第 k 个遗传标记的 PE 值。求出各个遗传标记的 PE 值后,可按公式求出累计排除概率(CPE)。

2. 累计亲权指数计算

多个遗传标记用于亲子鉴定时,设每个遗传标记的亲权指数分别为 $PI_1, PI_2, PI_3, \cdots PI_n$,$n$ 个遗传标记的亲权指数相乘则为累计亲权指数,即:

$$CPI = PI_1 \times PI_2 \times PI_3 \times \cdots \times PI_n$$　　(9-8)

3. 三联体亲权指数(符合遗传规律)的计算(表 9-3)

表 9-3　三联体常染色体 STR 基因座亲权指数计算公式

生母基因型	孩子基因型	生父基因(推断)	被检父基因型	PI 值计算公式
PP	PP	P	PP	$1/p$
PP	PQ	Q	QQ	$1/q$
PP	PP	P	PQ	$1/(2p)$
PP	PQ	Q	QR	$1/(2q)$
PP	PQ	Q	PQ	$1/(2q)$
PQ	QQ	Q	QQ	$1/q$
PQ	QR	R	RR	$1/r$
PQ	QR	R	RS	$1/(2r)$

续表

生母基因型	孩子基因型	生父基因(推断)	被检父基因型	PI值计算公式
PQ	PR	R	PR	$1/(2r)$
PQ	QQ	Q	QR	$1/(2q)$
PQ	PQ	P 或 Q	PP	$1/(p+q)$
PQ	PQ	P 或 Q	QQ	$1/(p+q)$
PQ	PQ	P 或 Q	PQ	$1/(p+q)$
PQ	PQ	P 或 Q	PR	$1/[2(p+q)]$

注：p、q、r 分别表示等位基因 P、Q、R 的分布频率。

4. 三联体亲权指数(不符合遗传规律)的计算(表 9-4)

表 9-4　遇到不符合遗传规律时常染色体 STR 亲权指数(PI)计算实例

基因座	母亲	孩子	被检测男子	亲权指数
D13S317	7	7—8	9—11	$\mu/(4p_8)$
D13S317	7	7—8	10—11	$\mu/(40p_8)$
D13S317	7	7—8	11—12	$\mu/(400p_8)$
D13S317	7	7—8	9	$\mu/(2p_8)$
D13S317	7—8	8	9	$\mu/(2p_8)$
D13S317	7—8	8	7—9	$2\mu/(4p_8)$
D13S317	7—8	8	9—11	$\mu/(4p_8)$
D13S317	7—9	7—9	10—11	$\mu/[4(p_7+p_9)]$
D13S317	7—9	7—9	10	$\mu/[2(p_7+p_9)]$
D13S317	7—9	7—9	8—10	$3\mu/[4(p_7+p_9)]$

注：μ 为该基因座平均突变率；p_7、p_8、p_9 分别表示相应等位基因 7、8、9 的分布频率。

以 D13S317 基因座为例，平均突变率为 0.002。如果母亲的表型为 QQ，孩子的表型为 PQ，被检测男子表型为 P′R，其中 P′比 P 小或大 1 个或 2 个重复单位($s=1$ 或 2)。p 为等位基因 P 的频率。

如果突变为 1 步($s=1$)，则 $PI=X/Y=\mu/(4p)$。

如果突变为 2 步($s=2$)，则 $PI=X/Y=\mu/(40p)$。

依此类推。偶尔会遇到不能区分 STR 不符合遗传规律的现象是源自母亲或是源自被检测男子，此时亲权指数的计算应考虑男女突变率不相同。例如，D13S317 基因座，母亲为 7—8，孩子为 7—9，被检测男子为 7—8。父权指数计算方法为：

$$PI=\frac{(\text{mut}_{f8\to 9})+(\text{mut}_{m8\to 9})}{p_9}=\frac{\mu_f+\mu_m}{4p_9} \qquad (9-9)$$

式(9-9)中,$mut_{f8\to 9}$为被检测男子的等位基因 8 突变为 9 的概率;$mut_{m8\to 9}$为母亲的等位基因 8 突变为 9 的概率;μ_f为男性突变率,μ_m为女性突变率。通常,男性突变率高于女性突变率。例如,男性突变率可取值 0.002,而女性突变率可取值 0.001~0.0005,为了便于实验室间的数据比较,推荐女性突变率可取值 0.0005。

5. 二联体亲权指数(符合遗传规律)的计算(表 9-5)

表 9-5　二联体常染色体 STR 基因座亲权指数计算公式

孩子基因型	被检父基因型	PI 值计算公式
PP	PP	$1/p$
PP	PQ	$1/(2p)$
PQ	PP	$1/(2p)$
PQ	PQ	$(p+q)/(4pq)$
PQ	PR	$1/(4p)$

注:p、q、r 分别表示等位基因 P、Q、R 的分布频率。

6. 二联体亲权指数(不符合遗传规律)的计算(表 9-6)

表 9-6　二联体中存在不符合遗传规律时遗传标记亲权指数计算实例

基因座	孩子	被检父(被检母)	亲权指数
D7S820	7—8	9—11	$\mu/(8p_8)$
D7S820	7—8	10—11	$\mu/(80p_8)$
D7S820	7—8	11—12	$\mu/(800p_8)$
D7S820	7—8	9	$\mu/(4p_8)$
D7S820	8	9	$\mu/(2p_8)$
D7S820	8	7—9	$2\mu/(4p_8)$
D7S820	8	9—11	$\mu/(4p_8)$
D7S820	7—9	8—10	$\mu(2p_7+p_9)/(8p_7p_9)$
D7S820	7—9	8	$\mu(p_7+p_9)/(4p_7p_9)$
D7S820	7—9	6—10	$\mu(p_7+p_9)/(8p_7p_9)$

注:μ 为该基因座平均突变率;p_7、p_8、p_9 为相应等位基因 7、8、9 的分布频率。

以 D7S820 基因座为例,平均突变率为 0.002。如果孩子的表型为 PQ,被检测男子表型为 P′R,其中 P′比 P 小或大 1 个或 2 个重复单位($s=1$ 或 2),p 为等位基因 P 的频率,则亲权指数计算方法为:

突变为 1 步($s=1$),则:$PI=X/Y=\mu/(8p)$。

突变为 2 步($s=2$),则:$PI=X/Y=\mu/(80p)$。

依此类推。

三、法医 DNA 数据库

DNA 数据库(DNA database)是指储存有大量的 DNA 数据、资料以及其他信息等特定内容并且可进行比对查询的数据库系统。目前国际上比较重要的核酸(含蛋白质)一级数据库有美国基因银行(GenBank)、欧洲分子生物学实验室(The European Molecular Biology Laboratory,EMBL)和日本核酸数据库(DNA Data Bank of Japan,DDBJ)。三个数据库信息共享,每日交换,故资料是一样的,唯格式有所不同。

(一)法医 DNA 数据库的概念

法医 DNA 数据库也称为 DNA 犯罪调查数据库(DNA criminal investigative database),主要功能是对检材进行比对查询以侦破刑事案件,服务对象仅限于公安司法机关以及其他相关部门。法医 DNA 数据库的诞生和发展得益于日益标准化的法医 DNA 分型、日趋成熟的计算机网络技术和不断完善的相关法律法规。法医 DNA 数据库是 DNA 检测技术、数字化技术、计算机网络技术和数据库技术的有机结合。

(二)法医 DNA 数据库的国内外发展现状

20 世纪 90 年代,英美等国家开始建立以 DNA 遗传标记信息为基础的国家犯罪人群的数据库系统。随着法医 DNA 数据库在刑事案件侦破中所发挥的作用日益突出,世界各国对其建设的重视程度与日俱增。截止到 2015 年,世界上大多数国家或地区已经先后建立了相关的 DNA 数据库,数据量已达到 12 000 万。美国联邦调查局提出以 13 个 STR 基因座为核心的 DNA 识别检索系统(combined DNA index system,CODIS),建立国家 DNA 数据库。该系统通过网络将各法医实验室的 DNA 分型资料以电子资料的形式储存于 DNA 数据库中,以完成 DNA 分型资料之间的比对。目前,很多国家和地区均采用 CODIS 系统建设 DNA 数据库。

英国于 1995 年 4 月开始建设国家 DNA 数据库,是世界上第一个建立法庭科学 DNA 数据库的国家,同时也是应用 DNA 数据库效果最好的国家之一。其他欧洲国家从 20 世纪 90 年代末期也陆续开始建立 DNA 数据库,同时成立了欧洲法庭科学研究所网络组织,以协调 DNA 数据库的研究和有效应用,并实现通过网络连接各数据库信息,用以扩大对犯罪分子的有效打击。

2003 年,我国公安部将"法庭科学 DNA 数据库检索比对系统"列为"金盾工程"一期项目,开始建设我国的法医 DNA 数据库。经过 10 余年的建设与应用,我国已开发出具有自主知识产权的 DNA 数据库系统软件,并精选了适合我国人群的 STR 基因座。截至 2017 年,我国法医 DNA 数据库的总数据量已达 7000 万,居世界第一。法医 DNA 数据库为我国的刑事侦查提供了强有力的帮助,2016 年破获的白银案就是通过 Y 染色体 STR 数据比对筛查出犯罪嫌疑人的身份信息而得到最终破获。

(三) DNA 数据库的组成和功能

以互联网络和相关软件为主体的法医 DNA 数据库可实现跨地区的 DNA 分型等信息的储存、查询、比对等。

1. DNA 数据库的组成

DNA 数据库包含 4 个基本数据库,分别为有犯罪前科的犯罪人员 DNA 数据库、现场物证 DNA 数据库,以及失踪人员 DNA 数据库和基础 DNA 数据库。

(1) 犯罪人员 DNA 数据库

犯罪人员 DNA 数据库(convicted offender DNA database)简称前科库,是由犯罪人群或犯罪高危人群的 DNA 分型结果构建的数据库。其主要来源是犯罪人员的生物样本,对样本进行 DNA 多态性分析,并储存所得的 STR 分型结果而形成 DNA 数据库。

(2) 现场物证 DNA 数据库

现场物证 DNA 数据库(forensic casework sample DNA database)简称现场库,是对案件或事故现场有价值的各类生物学检材进行筛选及 DNA 分型,然后按照检材类型进行数据储存而形成的数据库。其主要来源是犯罪现场的生物学检材,如血迹、精斑、唾液斑、毛发等,特别是未侦破案件的检材,将其 DNA 数据入库后以备后期检索和案件的串并案研究。

(3) 失踪人员 DNA 数据库

失踪人员 DNA 数据库(missing persons DNA database)也称作亲属样本库,主要储存失踪人员(包括被拐卖妇女儿童和无名尸体)的父母、子女以及其他与失踪人员有血缘关系的人的 DNA 分型数据及相关信息的 DNA 数据库。

(4) 基础 DNA 数据库

基础 DNA 数据库(basic DNA database)主要储存各基因座的染色体定位、有关群体的基因频率资料和基因型资料、有关法医学应用参数等信息,从而进一步保证数据库的应用和运行的科学性和有效性。

2. DNA 数据库的功能

(1) 信息储存功能

①自然信息:数据库中储存了关于样本的基本信息,包括样本编号、姓名、性别、家庭住址、身份证号码等个人信息以及过往犯罪记录;现场库中的基本信息包含样本编号、案件名称、案发时间、案发地、检材类型、取样时间、取样单位、检验单位等。

②DNA 遗传标记信息:DNA 遗传标记以常染色体 STR 遗传标记为主,同时包含了性染色体 Y-STR、X-STR 以及线粒体 DNA 序列信息。

③管理信息:管理信息包括从受理、登记、预试验到 DNA 检验分析全流程的信息;还包括对结果的研判、DNA 信息的确认、信息入库、鉴定书的生成等试验信息以及实验人员管理信息、检验信息等。

(2) 自动比对功能

可将现场库中的一个或者多个数据与前科库中的数据进行比对,从而实现同一性鉴定。当现场库中的检材 DNA 分型结果与前科库中的某一个体的 DNA 数据相一致时,提示该个体极可能是此案的嫌疑人员，可为侦查提供线索和缩小范围，为串并案件的侦破提供帮助。当结果不一致时可迅速排除案件的关联性。

(3) 亲缘关系鉴定

可利用 DNA 信息进行单亲、双亲比对查询，还可通过性染色体进行家系关系比对；通过现场库中 DNA 分型数据查询检材的身份来源。

四、法医物证鉴定新方法

随着基因组学技术的不断发展进步，20 多年前首次应用于法庭科学实验室的 DNA 检测方法已经被超越。案件调查人员对样品信息量的需求显著增加，但 CE 检测的基本原理仍保持停滞。伴随着国家 DNA 数据库的出现，DNA 数据在协助调查并认定嫌疑人方面发挥了巨大的威力，这些都促使更多国家建立犯罪信息数据库。因此，需要进行 DNA 处理的案件样品数量也在不断增加。与此同时，DNA 检测在失踪人员鉴定、亲子鉴定、家系调查及其他人员身份鉴定应用中都发挥着关键作用，这些激发了人们对更新的、更强大的分析技术的兴趣。但是，这些不断增长的需求都受到 CE 现有技术能力的限制。

(一) 新一代测序 (NGS) 技术在法医物证鉴定中的应用

随着 NGS 技术的发展，Illumina 和 Thermo Fisher 公司都在自己的平台上开发了法医基因组相关的试剂产品。Niels Morling 教授利用 Thermo Fisher 公司的 Ion PGM^{TM} 系统，以及尚处于试用阶段的包含 10 个基因座的试剂盒产品，建立了 STR 分型方法。结果表明，该方法在价格、所需检材量、测序速度等方面相比其他方法具有优势。目前，Ion PGM^{TM} 系统测序读长可达 400 bp，虽然此文建立的方法仅针对重复单元较短的基因座（103～205 bp），但该系统仍具有潜力分型重复单元更长的基因座。Illumina 公司推出的 MiSeq FGx^{TM} 系统和 Forenseq DNA Signature Prep 试剂盒是现有唯一商业化二代测序 STR 分型解决方案，Illumina 同时宣布要用二代测序技术替代 PCR-CE 平台。

NGS 应用于法医基因组学的一个明显优势是，能够分辨长度相同但碱基序列不同的等位基因。STR 内的 SNP 序列、mtDNA 的 SNP 序列，以及意外信号或数据假象的完整序列都能在核苷酸水平上评估，这些为案件和人员身份鉴定应用提供了一种强大而精确的方法。在 ForenSeq Universal Analysis Software 的用户界面上可以方便地查看 STR 内 SNP 的数据，位点详情界面显示了测序强度信息、目标 DNA 碱基片段序列以及更多详细信息。

在法庭科学实验室，CE 分型技术的最大限制是不能同时分析不同种类的多态性，这使得实验室需要同时验证和维护多个 PCR 系统。CE 分型通常需要多轮检测，这对含量有限或质量不佳的检材而言是不可能实现的，无法获得足够的信息量来得出结论。这所有的程序都需要单独的质量保证/质量控制 (QA/QC) 和培训，因而会给实验室的维护工作增加很多负担。而 NGS 技术就克服了这些缺点。

NGS 系统可以在单次检测中同时分析大量相关的 STR 标记和密集的 SNP 标记，从而简化检测流程。此外，由于 ForenSeq DNA Signature Prep Kit 中的 SNP 标记扩增片段长度很短，因而增强了对降解样本的分析能力。同时，NGS 系统也实现了可见性状的表型分析，如头发颜色、眼睛颜色和先祖信息(图9-4)。NGS系统带来了更大的数据量,而基于NGS技术的STR分型保留了标准的等位基因命名并与现有数据库兼容,这些都使全球共用的遗传标记组合发挥了更大的作用。

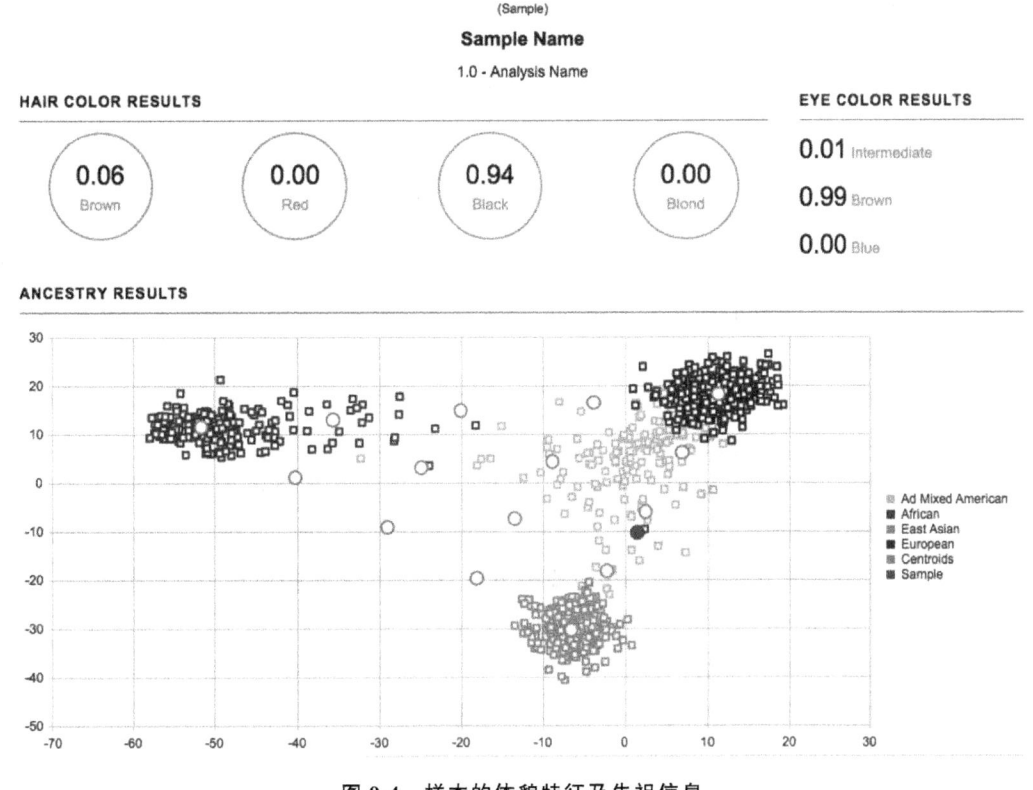

图9-4　样本的体貌特征及先祖信息

基于CE的检测系统产生模拟的指标,如峰的颜色、大小、形状和高度,而NGS系统提供精确的数字数据(如离散的read计数)。NGS系统的数字化属性以及通过提高或降低覆盖度水平而调节灵敏度的功能,支持无限动态的分析范围。数字化的read计数和深度测序同时又提供了高灵敏度的定量化应用,如复杂混合物中极少量的DNA成分检测,而在CE系统中可能丢失检测数据或仅检测到部分数据。例如,在开展mtDNA异质性分析时,NGS深度测序可检测到约1%的次要变异频率,相比之下,CE系统测序只能检测到10%~20%的次要变异频率。

(二)RNA分子在法医物证鉴定中的应用

近年来,随着对微小核糖核酸(microRNA,miRNA)的基础性研究逐渐深入,对其生物学功能不断得到新的认识,与其有关的表达检测方法也不断获得完善与更新。miRNA是一类长度在22 nt左右的内源性非编码小RNA,在各种生物发生发展进程中有着重要的功能:动植物靶基因mRNA的转录、阻止翻译或者诱导凋亡;调控器官组织生长发育的过程;参与调节肿瘤、心血管疾病等病理过程的发生发展等。以往的研究就表明,miRNA的表达具有时序性、高度保守性以及组织特异性。近期有研究报道,哺乳动物中的 miRNA 由胞内释放到体液的分泌过程以及随体液循环的过程具有出乎意料的稳定性。这些体液中的循环 miRNA 的作用被认为是到靶细胞中调控靶基因表达的。

大多数 miRNA 存在于远离基因的区域,意味着其来源于独立的转录单元。除去很少一部分在内含子区外,其他 miRNA 基因往往以彼此不相关的排列方式进行安排和表达,暗示着其作为一个多顺反子的主要转录功能。在哺乳动物细胞内,大多数 miRNA 基因通过Ⅱ型 RNA 聚合酶转录成包含多顺反子转录子的,长茎环结构的,长度差异性较大的 pri-miRNA。一些特殊的位于 Alu 重复单元的 miRNA 基因通过Ⅲ型 RNA 聚合酶转录。

RNA 诱导的沉默复合体(RNA-induced silencing complex,RISC)中负责 RNA 干扰的糖蛋白与 miRNA 的联系使得 miRNA 相比 mRNA 对于环境的降解有着更稳定的性质。研究显示,新鲜样本和 1 年陈旧样本的 miRNA 表达谱以及绝对值都保持着极大的相似性,主要原因是片段小对体外的降解程序并不敏感。

miRNA 的以上生物学特性及表达特点使其本质上具有作为法医核酸分析的遗传标记的潜能。当前,miRNA 在法医领域中主要用于分析检材的生物源性,确定现场生物检材属于哪一类体液(斑),进而推断物证来源哪一身体部位,如鉴定生物检材的组织来源为精液对证实性侵案件有着重要的意义。相比于判定生物源性的常用方法,如确定精液的"金标准"为镜检出精子,以及基于蛋白免疫的 PSA 检测方法、体液共生菌的原核 DNA 检测,人源核酸分析有着快速、灵敏、特异性高的优势。然而,miRNA 的检测技术或平台以及数学分析模型仍具有一定的局限性,导致法医体液(斑)miRNA 特异性研究的各报道结果的一致性及重复性较差,但仍在一定程度上推进了 miRNA 研究进展。

(刘　旭　武会娟)

第十章　高通量测序检验

自 DNA 双螺旋结构解析开始,人们在探究健康与疾病的基因组成复杂性与差异性上做出了巨大努力。然而,测序通量的限制和高昂的测序成本成为人们深入分析基因组的首要障碍,2000 年推出的高通量测序平台很好地解决了这个问题,使人类基因组测序成本迅速下降,且由此产生了一个新名词——下一代测序(next-generation sequencing,NGS),又称高通量测序或深度测序。在过去十多年中,NGS 技术不断进步,第一次人类基因组测序耗时 13 年,成本高达 30 亿美元,到 2008 年 11 月,基因组测序仅需一两周,花费 10 万美元。新一代仪器可将全基因组序列测序成本降到 1 000 美元/人以下,而且随着技术进步,测序成本仍在不断下降。

第一节　高通量测序仪发展现状及原理

第一代测序技术是双脱氧链末端终止法,就是使待测 DNA 片段退火,并在含有 4 种脱氧三磷酸核苷酸(dNTP)底物的 4 个反应体系中进行延伸反应。这 4 个反应体系分别加入一种 ddNTP,根据核苷酸从某一固定的点开始,随机在某一个特定的碱基处终止的原理,产生 A、T、C、G 四组不同长度的一系列核苷酸,然后通过尿素变性的聚丙烯酰胺凝胶电泳进行检测,从而获得 DNA 序列。第二代测序技术是焦磷酸测序法,即由 4 种酶催化同一反应体系中的酶级联化学发光反应,适于对已知的短序列进行测序分析。第三代测序技术是基于纳米孔的单分子读取技术,这种方法读取数据更快,有望大大降低测序成本。

一、第一代测序

第一代测序技术是在 Sanger 双脱氧链终止法(chain termination)基础上建立而成的,该方法也被称为双脱氧法或酶法,简称 Sanger 法。由于 2′,3′-双脱氧核苷酸(ddNTP)的 2′位和 3′位都不含羟基,在 DNA 合成反应中不能形成磷酸二酯键,因此可以被用来中断 DNA 合成反应。在 DNA 聚合酶合成靶序列的过程中,通过掺入 ddNTP 终止新链的合成。通过高分辨率的变性聚丙烯酰胺凝胶电泳(polyacrgamide gel electrophoress,PAGE)分离,可获得一系列只相差 1 bp 的 DNA 条带,从凝胶底部到顶部按 5′→3′方向,根据加入终止剂的核苷酸种类,即可读出新合成链的序列,从而推断出待测模板链的序列。在此过程中引入荧光素标记和毛细管电泳,实现了自动化分析,即第一代 DNA 测序技术。第一代测序工作量大,耗时长,花费多,但读取长度大。代表仪器为 Applied BioSystem(ABI)的毛细管阵列电泳测序仪——3730xlDNA 测序仪(3730xl DNA Analyzer)。

二、第二代测序(高通量测序)

人类基因组计划的顺利实施,是全世界科学家利用第一代测序技术所取得的辉煌成就,同时也标志着生命科学研究进入后基因组时代,即功能基因组时代。传统的第一代测序技术因其具有通量低、成本高和时间长的局限性,已经无法满足生物物种的深度测序和重测序等大规模基因组测序的需要,这就促使了第二代基因组测序技术的诞生。依照其在测序市场上出现的时间顺序,第二代测序技术包括 Roche 454 公司的 Genome equencerFLX 测序平台;Illumina 公司推出的 Genome Analyzer、Hiseq 系列、Miseq、NextSeq500 和 MiniSeq 等测序平台;Life 公司的 SOLiD 测序平台、Ion Torrent Personal Genome Machine(PGM)、Proton 等测序平台。

第二代测序技术最显著的特点是通量高,单碱基测序成本低,一次测序运行可以对几十万至数亿条 DNA 模板进行序列测定,又被称为下一代测序技术(NGS)/高通量测序技术。第二代测序技术使得对一个物种的转录组和基因组进行细致全面的分析成为可能,所以又被称为深度测序(deep sequencing)。

第二代测序技术的发展初期,测序读长相比第一代测序数据(0.8~1 kb)来说比较短。例如,2009 年前后,454 测序读长是 400~500 bp,在同时期的第二代测序平台中是最长的。与之相比,Illumina GA 和 SOLiD 当时的读长是 35~50 bp,影响它们读长的首要因素是信噪比低。在这之后的数年间,Illumina 推出了 Hiseq 系列和 Miseq 测序平台,测序读长分别加长到双端 150 bp(Hiseq)和双端 300 bp(Miseq),拉近了与第一代测序法读长的距离。以下简要介绍两种主流第二代测序平台的测序原理和特点。

(一)Illumina Solexa/Hiseq 2000

Illumina 测序平台是继 Roche 454 测序平台之后第二个出现在高通量测序市场上的测序平台,也是目前应用最为广泛的新一代基因测序平台,它使用边合成边测序技术实现了大规模平行测序。到目前为止,绝大多数的高通量测序数据由 Illumina 测序平台产生。Illumina 公司推出的 Genome Analyzer 测序仪最初是由 Solexa 公司设计并研发的,并于 2010 年升级成无须对测序模板进行扩展的 Hiseq 2000 测序平台,目前在高通量测序市场中占据主导地位。Illumina 测序平台有多种通量选择,有超大通量的、适合测序中心和测序公司使用的 Hiseq 系列测序仪,如 Hiseq 2000、Hiseq 1500/2500、Hiseq 3000/4000 和 Hiseq X-Ten 测序仪,也有适合中小型实验室测序和医院中心实验室测序使用的 Miseq 测序仪。从测序读长来看,Hiseq 2500 的高通量模式可以读出双端 125 bp,快速模式可以读出双端 250 bp,Hiseq 3000/4000 读长可达双端 150 bp,最长的读长是由 Miseq 产生的,为双端 300 bp。

Illumina 测序平台的核心技术为"DNA 簇"(DNA cluster)和"可逆性末端终结"(reversible terminator),可实现样本制备过程的自动化及同时对基因组中上百万个碱基的大规模平行测序,具有"三高一低",即高准确性、高通量、高灵敏度和低成本的优越性,能够完成传统基因组学的研究(测序和注释)以及功能基因组学(基因表达和调控、基因功能、蛋白质/核酸相互作用)的研究。

Genome Analyzer 技术的基本原理包括：

1. 文库制备

将基因组 DNA 打断为几百或更短碱基的小片段，并在片段的两个末端加上接头(adapter)。

2. 生成 DNA 簇

在特制的芯片表面连接一层单链引物，当 DNA 片段解链为单链后通过与芯片表面的引物碱基互补，一端被"固定"在芯片上，另一端(5′或 3′)与附近的另一个引物随机发生互补，并且被"固定"住，形成"桥"(bridge)。之后，30 轮扩增使每个单分子得到 1 000 倍扩增，形成单克隆 DNA 簇。DNA 簇产生之后，扩增子被线性化，测序引物随后杂交在目标区域一侧的通用序列上。

3. 测序

Genome Analyzer 测序仪采用边合成边测序(sequencing by synthesis)的技术原理。在测序过程中，加入改造过的 DNA 聚合酶和 4 种带有荧光标记的 dNTP，这些核苷酸的 3′位的 OH 末端具有化学切割功能，为"可逆终止子"。在合成过程中，每个循环仅允许单个碱基进入反应，此时，用激光扫描芯片，读取每条模板序列第一轮反应所聚合上的核苷酸种类。随后，这些基团被化学切割，恢复 3′端黏性，然后继续聚合第二个核苷酸。如此反复循环下去，直到每条模板序列完全被聚合为双链。最后，统计每轮收集到的荧光信号，便可以确定每个模板 DNA 片段的序列。

4. 数据分析

测序仪自动读取碱基序列，获得的数据被转移到自动分析通道进行二次分析。

(二)Life Technologies Ion Torrent 测序技术

Ion Torrent 测序技术基于半导体技术，测序时核苷酸分子连续流过芯片微孔，DNA 聚合酶以单链为模板，按碱基配对原理合成延伸。若核苷酸与微孔中的 DNA 分子互补，则核苷酸被结合到 DNA 分子上，并释放铵根离子而导致局部的 pH 发生变化，离子传感器捕获 pH 变化，并将化学信号转化为数学信号；若 DNA 链含有两个连续相同的碱基，则记录的电信号是双倍的；若碱基不匹配，则无铵根离子释放，也就没有电压信号的变化，以此实现实时判读碱基，最终获得每个 DNA 片段的碱基序列。

Ion Torrent 测序技术通过离子传感器将测序的化学信号转化为数字信号，从而获得待测 DNA 片段的序列信息。相较于其他基于传统荧光标记和光学图像采集数据原理的测序仪，这一技术不受限于光源、荧光染色剂、高精度镜头、大数据存储空间等方面的一整套复杂的支撑技术，因而其设备的成本更低，测序速度更快，测序费用更低，且由于本底干扰减少而大大改善了碱基判读的准确性，目前常用于医疗诊断测序等方面。其测序原理简述如下：

1. 文库制备

测序文库的制备与其他测序平台如 454、Illumina 及 SOLiD 很相似，包括 DNA 片段化、末端补平、加 A 尾、连接 Ion Torrent 特有接头、文库扩增及纯化等步骤，因为每个测序平台使用的接头序列不同,所以文库相互之间不能通用。

2. 乳化 PCR 扩增及富集

Ion Torrent 的扩增步骤与 454 相似,都是按照一定比例,将文库和带有能与文库一端接头 DNA 互补的核苷酸的微球混合,使模板 DNA 片段与微球连接固定,然后将带有 DNA 模板的微球置于油相和水相的混合系统中,其中水相含有 PCR 扩增所需成分,形成油包水混合物之后进行扩增。扩增完成后,含有扩增 DNA 模板的微球被富集,进行下一步测序。在 Ion Torrent 技术应用初期,该过程是全手动完成的,操作烦琐,费时费力。2011 年后,Ion Torrent 公司推出了 Ion One Touch 和 ES enrichment 仪器,可以自动完成乳化 PCR 扩增和带有 DNA 模板的微球的富集过程。

3. 上机测序

测序时 4 种脱氧核苷三磷酸(dNTP)溶液一次流过密布小孔的芯片,如果某个核苷酸被加入系统中并参与某个微球上的 DNA 链合成,将会释放出一个 H^+,因为微球上游离着数十万个同一个 DNA 模板的拷贝,这样就可以释放出数十万个 H^+,可以瞬时改变小孔中微环境的 pH。小孔下方的每个感应器都可以视作一个微小的 pH 计,它接收 pH 变化的信号,并将其转化为电脉冲信号。电压信号进一步转化为核苷酸信号,最终输出测序结果,生成测序数据文件,如 SFF 格式文件或 Fastq 格式文件。如果在接下来的反应中下一个核苷酸在这个小孔中与模板 DNA 不匹配,则不发生合成反应,没有 H^+ 释放,也就没有电信号变化,不产生测序结果。如果在 DNA 合成链上有两个或两个以上相同的脱氧核苷酸被合成,则同时释放的 H^+ 数量也加倍,电脉冲信号变化也会成倍放大,系统就记录下两个或两个以上单碱基的重复。

4. 数据分析

Ion Torrent 单次测序原始数据准确性不小于 99.5%,共有序列一致准确性不小于 99.999%。10 倍低覆盖测序时,即可获得质量值高达 Q40 的数据。

三、第三代测序(单分子实时 DNA 测序)

美国太平洋生物科技公司推出的 PacBio RS 为单分子实时 DNA 测序技术(single molecular real time sequencing,SMRT),其主要特点是序列读长较长,目前平均序列读长在 10 kb 以上,最长可达 40 kb。PacBio RS 采用单分子 DNA 合成技术,测序实验基本过程分为文库构建和上机两步。

1. 文库构建

文库构建是将长片段 DNA 分子与测序接头连接形成茎环结构,然后加上与接头互补的测序引物及 DNA 聚合酶分子。

2. 上机测序

上机测序是将构建好的文库复合物放入 PacBio RS 测序仪上,并载入测序芯片 SMRT Celld 的纳米孔中,DNA 聚合酶分子通过共价结合固定在纳米孔底部,通常纳米孔固定 DNA 分子。在 SMRTCell 芯片孔中,加入 DNA 聚合反应所需底物 dNTP 及缓冲液,4 种 dNTP 带有荧光标记基团,根据模板链的核苷酸顺序发生链延伸反应,同时,通过零模波导

(zero-mode waveguide,ZMW)检测获得 dNTP 荧光信号,经计算分析得到 DNA 碱基顺序。

第二节 高通量测序检验的应用举例

一、无创产前检验

根据取材方法进行分类,产前检查分为有创性和无创性两种。有创性产前检查是目前诊断胎儿染色体疾病的"金标准",主要是指通过绒毛活检术、羊水穿刺术或脐静脉穿刺术采集胎儿细胞或组织,通过细胞核型分析获取胎儿染色体信息。有创检测的准确率为98%~99%,但伴有0.5%~1.0%的流产风险,同时也伴有羊水渗漏、宫内感染等风险。因此,有创产前检查目前仅应用于筛查高风险、高龄妊娠或家庭中生育过遗传病患儿等情况。传统的无创性产前检查主要有超声检查和孕妇血清学检测等方法,使用这些方法进行检测可避免对胎儿和孕妇造成危害,但是其灵敏度及特异性有限,并且这些方法的假阳性率较高,为后续有创性产前检查带来较大的临床压力与实验室压力。

近年来,随着以高通量、自动化为显著特征的第二代测序技术的发展,基于孕妇外周血循环胎儿游离 DNA(cell free fetal DNA,cffDNA)的无创产前检测(non-invasive prenatal testing,NIPT)方法迅速在临床上得以应用。cffDNA 来源于凋亡的胎儿滋养层细胞,经过胎盘屏障时受母体免疫攻击破裂或胎盘细胞凋亡进入母血,自然降解成 DNA 片段。绝大部分的 cffDNA 都包裹在核小体外部。cffDNA 在孕早、晚期分别占孕妇外周血总 DNA 的3%、6%,不同孕妇间个体差异性较大,其中80%的片段长度小于193 bp,最早可于孕4周时检出,且在7周时稳定存在,随孕周延长而增加。孕妇外周血中 cffDNA 微量存在、非整倍体检测过度依赖于特定基因位点等特点,严重限制了使用常规分子生物学方法检测胎儿染色体非整倍体的技术可靠性和使用范围,因而迫切需要一种快速、高精度、自动化的方法。新一代高通量测序方法的出现,可轻易实现同时针对百万以上单分子多拷贝 PCR 克隆阵列的检测。如今,高通量测序技术已经在临床上应用于常见染色体非整倍体综合征的筛查,在技术上实现了染色体微重复、微缺失综合征和单基因病的准确检测。

(一)胎儿染色体非整倍体综合征的 NIPT

21-三体综合征(T21)、18-三体综合征(T18)、13-三体综合征(T13)为最常见的染色体非整倍体综合征。传统的产前筛查非整倍体综合征方法主要基于孕妇血清中的生化标记和超声,其检出率为50%~95%,因而会造成大量患儿漏检,同时其假阳性率高达5%,给许多孕妇带来了无谓的穿刺风险。基于高通量测序的胎儿游离 DNA 检测技术作为针对胎儿染色体非整倍体产前筛查技术已经成功应用于临床检测。

1. 基于高通量测序技术的 NIPT 的优势及局限性

针对胎儿染色体非整倍体的产前筛查,基于高通量测序的胎儿游离 DNA 检测技术的优势(表10-1)在于:①无创伤,避免了有创取材方式带来的污染、感染及胎儿流产风险。②对于目标疾病有较高的检出率和较低的假阳性率。该技术对 21-三体综合征、18-三体综合征、13-三体综合征等常见染色体非整倍体异常的总体检出率在 99% 以上,假阳性率在 0.1% 左右,大大优于目前产前血清学筛查的效率,可以有效降低部分需要介入性产前诊断的数量,从而解决产前诊断技术或人力不足的问题。③适用的孕周范围较大,从孕 9 周至孕中期。④临床所需信息少,流程较简单,质量控制相对容易。该技术用于胎儿疾病风险计算所需要的相关临床信息很少,临床操作简单易行。⑤技术的扩展性强,未来有望扩展到染色体部分单体、三体综合征等染色体病及其他遗传性疾病的检测上。

但该技术还存在多种局限,体现在:①筛查的目标疾病尚偏少,仅针对胎儿 21-三体综合征、18-三体综合征和 13-三体综合征,目前的产前血清学筛查实际上涵盖了除 21-三体综合征、18-三体综合征以外的其他染色体异常,筛查疾病范围比预期要广泛。②多胎、嵌合体及父母中存在染色体异常的病例均不适于采用该技术进行筛查。因正常与异常细胞系比例不定,深度测序技术检测嵌合体存在难度。对于多胎也有类似情况,如多胎中的某一个胎儿患有 21-三体综合征而其他胎儿为正常,该技术的检测灵敏度将降低。③孕妇近期接受过异体输血、移植手术、细胞治疗,孕妇体重超过 100 kg 等将影响无创检测结果的准确性。④检测费用较昂贵。

表 10-1　NIPT 相较于临床常见产前检测技术的优势

检测技术	检测孕周	描述
血清学筛查(唐氏筛查)	10~12 周;16 周左右	5% 的假阳性率;20%~40% 漏诊率
绒毛膜取样	10~13^{+6} 周	侵入性;有一定的流产风险
羊水穿刺	16~20^{+6} 周	侵入性;有一定的流产风险
脐静脉血穿刺	20~28 周	侵入性;有一定的流产风险
无创 DNA 产前检测(NIPT)	12~26 周	非侵入性,安全;准确率 99% 以上

2. 国内外应用指南

目前,国内外关于 NIPT 的临床研究已广泛开展,一系列专业协会共识或关于 NIPT 的临床应用指南陆续发表。2012 年,美国妇产科学会(the American College of Obstetricians and Gynecologists, ACOG)与美国母胎医学会(Society for Maternal Fetal Medicine, SMFM)共同发表委员会指导意见,指出胎儿游离 DNA 检测可以作为非整倍体高危人群的一种初筛检测方法,其应用指征为:①孕妇年龄不小于 35 岁;②超声结果显示非整倍体高危;③生育过三体患儿;④早孕期、序贯筛查、整合筛查或四联筛查高风险;⑤父母为罗伯逊易位携带者。面对 NIPT 迅猛发展带给临床遗传咨询的种种问题,2013 年美国国家遗传咨询师协会(The National Society of Genetic Counselors, NSGC)针对无创 DNA 产前检测发表指南,NSGC 认为:①NIPT 当前只能作为染色体非整倍体产前筛查-诊断体系的补充检测,检测阳性结果必须通过有创前诊断确诊;②因缺乏在中低风险人群中的临床数据,NIPT 暂时不能替代现有的产前筛查技术;③现有的 NIPT 只能检测 21-、18-、13-三体综合征,所以应在孕妇检测之前说明这项检测的检测范围和局限性;④需重视检测前和检测后的遗传咨询,并给出正确的咨询意见;⑤如果超声检查异常、家族有染色体异常病史、复发性流产、高龄、筛查阳性等,无论 NIPT 结果如何,都应对其进行详细的遗传咨询。

国家卫生和计划生育委员会全国产前诊断技术专家组也于 2012 年就胎儿游离 DNA 产前检测技术进行了论证,指出胎儿游离 DNA 检测技术在目前发展阶段的目标疾病应该明确在胎儿 21-、18-和 13-三体综合征。2015 年 1 月 15 日,国家卫生计生委妇幼司发布了第一批高通量测序技术临床应用试点单位,同时发布了《高通量基因测序产前筛查与诊断技术规范(试行)》,规定了高通量基因测序产前筛查在临床上的适用范围、临床服务流程及临床质量控制。规范指出,高通量基因测序技术在产前筛查与诊断领域适用的目标疾病为常见胎儿染色体非整倍体异常(即 21-、18-、13-三体综合征),最佳检测时间应当为 12~26^{+6} 周。适用人群为:①血清学筛查、影像学检查显示为常见染色体非整倍体临界风险(即 1/1 000≤唐氏综合征风险值<1/270,1/1 000≤18-三体综合征风险值<1/350)的孕妇;②有介入性产前诊断禁忌证者;③就诊时,患者为孕 20^{+6} 周以上,错过血清学筛查最佳时间,或错过常规产前诊断时机,但要求降低 21-、18-、13-三体综合征风险的孕妇。慎用人群是指筛查的检出率下降,假阳性及假阴性率上升,或已符合介入性产前诊断的指征,知情后拒绝直接选择介入性产前诊断的孕妇,包括:①产前筛查高风险,预产期年龄大于或等于 35 岁,以及有其他直接产前诊断指征的孕妇;②孕周小于 12 周的孕妇;③高体重(>100 kg)孕妇;④通过体外受精-胚胎移植方式受孕的孕妇;⑥双胎妊娠的孕妇;⑦合并恶性肿瘤的孕妇。不适用人群:①有染色体异常胎儿分娩史,夫妇一方有明确染色体异常的孕妇;②孕妇 1 年内接受过异体输血、移植手术、细胞治疗或接受过免疫治疗等对高通量基因测序产前筛查与诊断结果将造成干扰的;③胎儿影像学检查怀疑胎儿有微缺失微重复综合征或其他染色体异常可能的;④各种基因病的高风险人群。同时规范还指出对未接受孕中期血清学筛查而直接进行高通量基因测序产前筛查与诊断的孕妇,应当在孕 15~20^{+6} 周期间进行胎儿神经管缺陷风险评估。

由于 NIPT 作为目标疾病指向精确的产前筛查技术,目前还难以取代现有的产前筛查-诊断技术。因尚缺乏在中低风险孕妇人群中的临床数据,目前只推荐高危人群和有特殊需求的人群,包括高龄、血清学筛查高危、有不良孕史等的孕妇使用。再次,NSGC 的遗传咨询指导意见显而易见是针对目前该项检测的局限性和风险而推出的。让临床医生充分认识到这项检测的局限性,这对临床的正确使用十分关键。最后,国内外的临床产前专家及行业共识尚未对该项技术的详细实验操作、生物信息分析以及结果解读推出标准。这预示着未来 NIPT 向临床推进时仍需大量工作,不仅需要国家政策层面的支持与规范,以及行业专家在大量临床数据基础上对此项技术做出更恰当的临床定位,也需要从事新一代测序的技术专家给予技术层面的支持,尽快推出适应我国临床现状的更全面详尽的技术标准及解读方式。

(二)染色体微重复、微缺失综合征的 NIPT(CNV-seq)

染色体微缺失、微重复是除染色体非整倍体之外的另一大类新生儿出生缺陷。染色体微缺失、微重复综合征的发病率在 1/200 000~1/4 000 不等,缺失和重复片段较为微小,通常被产前诊断漏检。目前,针对染色体微缺失、微重复的检测技术主要有核型分析、FISH、芯片技术等。常规核型分析难以发现 5 Mb 以下的染色体缺失和重复,因而局限较大。FISH 技术比核型分析具有更高的灵敏度和特异性,但也只能作为特定目标疾病或针对性排除某种疾病的诊断情况下使用,若作为多种染色体微缺失、微重复的筛查技术,FISH 明显不足,存在费时费力且成本很高的缺点。包含 SNPArray 和 ArrayCGH 在内的芯片技术在染色体微缺失、微重复筛查具有很好的应用,但高昂的检测成本成为临床应用的掣肘。更为重要的一点,上述三种检测技术均为侵入式,检测样本需为羊水或绒毛膜,存在流产风险。

染色体微重复、微缺失综合征由全基因组拷贝数变异(copy number variations,CNVs)导致。基于高通量测序技术的 NIPT,在染色体非整倍体检测基础上提高测序深度,将一条染色体上的测序数据分为多个长度单位进行分析,可计算在某个单位内的基因组拷贝数。全基因组覆盖、低检测成本和非侵入性取样,使得染色体微缺失、微重复成为下一个 NIPT 临床转化的热点。

将染色体微缺失、微重复检测纳入 NIPT 检测中,可以显著降低相对常见的 3~6 Mb 染色体缺失造成的发病率与死亡率,尤其是可检测发现包括普瑞德-威利氏症候群(Prader-Willi Syndrome)、天使人综合征(Angelman Syndrome)、1p36 缺失综合征、猫叫综合征和迪格奥尔格综合征(Digeorge Syndnome)在内的 68% 的大片段染色体缺失与重复综合征。

基于众多 NIPT 染色体微缺失、微重复的研究成果,国际产前诊断协会(International Society for Prenatal Diagnosis,ISPD)在 2015 年 8 月更新了对 NIPT 的临床指导意见,明确指出 NIPT 可以针对研究清楚的染色体微缺失、微重复综合征进行检测。日前,欧洲人类遗传协会(European Society of Human Genetics,ESHG)和美国人类遗传学协会(American Society of Human Genetics,ASHG)联合制定了 NIPT 责任建议书,并发表于《欧洲人类遗传学杂志》上。建议书中指出,为受检者提供适当的预测信息及非指导性的咨询应作为 NIPT 筛查的一部分,其中的预测信息便包括 NIPT 发现的染色体微缺失、微重复信息。未来,染色体微缺失、微重复势必成为 NIPT 下一个临床转化的热点,NIPT 迎来染色体微缺失、微重复检测时代。

(三)胚胎植入前遗传学筛查检验

胚胎植入前遗传诊断(pre-implantation genetic diagnosis,PGD)是一种早期产前诊断技术,通过筛选出没有致病遗传基因的胚胎植入子宫,可有效防止有遗传病患儿的出生,甚至让某种遗传病在一个家族中完全不再遗传。PGD 对预防单基因遗传病的发生和传递具有重要意义。这是一种更早期的产前诊断技术,可避免中期引产,有效防止有遗传病患儿的出生。目前的 PGD 运用细菌人工染色体微陈列技术,可实现更精准的检测分析。

国内外常规应用于胚胎植入前遗传学诊断的方法,起初为 FISH、PCR,得到的基因信息有限,近几年新兴的 CGH 和 SNP 基因芯片技术,已经能分析细胞内所有 23 对染色体,但芯片技术成本很高,同时还不能实现同时检测染色体数目结构异常和单基因单位点突变的异常。而应用第二代测序技术,仅需低深度高通量测序,就能同时完成突变位点及胚胎染色体的检查,而且能发现新的突变位点,保证低成本、快速地对胚胎完成全面的遗传诊断。

国家卫生和计划生育委员会发布了《关于辅助生殖机构开展高通量基因测序植入前胚

胎遗传学诊断临床应用试点工作的通知》，特制定《高通量基因测序植入前胚胎遗传学诊断技术规范（试行）》。本规范针对"高通量基因测序技术在人类胚胎植入前遗传学诊断（pre-implantation genetic diagnosis，PGD）和植入前遗传学筛查（pre-implantation genetic screening，PGS）的临床应用"，明确了开展本项技术的基本要求、组织管理、临床流程与质量控制等。在人类PGD/PGS方面实施高通量基因测序技术的机构须遵守上述规范。

1. 高通量测序PGD/PGS适应证

①高通量测序PGD的适应证：多种遗传疾病如基因性疾病、非平衡的染色体结构异常、染色体数目异常，以及染色体微小片段插入、缺失与重复等。

②高通量测序PGS的适应证：自然流产3次及以上，或2次自然流产且其中至少1次流产物检查证实存在病理意义的染色体或基因异常的患者，反复种植失败（移植优质胚胎3次及以上，或移植不少于10个可移植胚胎）的患者，也可用于高于38岁的高龄且需要采用辅助生殖技术的患者。

2. 高通量测序PGD/PGS禁忌证

有如下情况之一者，不得实施PGD技术：

①患有母婴保健法规定的不宜生育的遗传性疾病。

②患有目前无法进行胚胎植入前遗传学诊断的遗传性疾病。

③其他不适宜实施辅助生殖技术的情况。

3. 高通量测序PGD/PGS临床及实验室质量控制

①活检的胚胎及其扩增的生物标本采用唯一编号并与申请单及报告单保持一致，标示清晰无破损或污染。

②应由临床和实验室专家制定"核心疾病基因列表"。

③必须建立所检测的胚胎的全基因组低覆盖度测序技术分析拷贝数变异（copy number variation，CNV）的标准化检测流程。

④必须建立检测的胚胎单核苷酸多态性（SNP）或基于短串联重复序列（STR）的胚胎单体型的数据库，并建立高通量基因测序技术结合单体型分析的标准化检测流程。

⑤PGS测序产出的数据中能够唯一比对上参考序列的条数多于40万条。

⑥基因性疾病的PGD测序平均深度至少需达到100X，并须同时进行靶基因上下游紧密连锁的SNP位点或STR分析，以通过相互印证，多途径确保最终诊断结果的准确性，降低误诊率。

⑦所有关键步骤的操作至少由2人完成，一人操作，一人核对并记录。

⑧必须采取保障措施对所有相关数据进行恰当保存并备查。

⑨基因性疾病和染色体病胚胎诊断的检出率不低于96%。PGS筛查的准确率不低于98%。

二、肿瘤相关分析诊断

随着肿瘤分子生物学的迅猛发展，肿瘤基因在恶性肿瘤的筛查、诊断、治疗、预后评估、疗效监测等各方面发挥着越来越重要的作用。肿瘤的发生发展过程始于肿瘤基因点的突变,继而导致细胞的无限分裂,直至细胞发生恶化、迁移。对健康人群定期进行肿瘤相关基因的筛查,尤其是患癌高危人群,有利于实现"早发现、早诊断、早治疗",为癌症患者赢得更多的生存机会。经临床肿瘤诊治经验的长期积累,研究者已发现化疗药物对肿瘤细胞的杀伤效应与特定的基因表达或基因多态性显著相关,通过基因诊断可为患者选择最佳的治疗方案,提高患者的治疗效果和生存质量。近年来,分子靶向治疗在临床上取得显著的成效,为肿瘤的诊治提供了一种新的有效的治疗模式。分子靶向药物治疗主要是通过小分子化合物、多肽、单克隆抗体等靶向作用于与肿瘤发生、发展、预后等密切相关的特异分子,从而抑制细胞生长因子受体的激活、信号通路传导及血管生成,特异性地干预肿瘤细胞生物学行为,进而达到抑制肿瘤发展的目的。分子靶向药物具有高选择性地杀死肿瘤细胞而不杀伤或仅轻微损伤正常细胞的特点,毒副作用相对较小,可有效地改善治疗效果及患者的生活品质。由于恶性肿瘤在分子水平上存在高度异质性,其发生发展是多基因、多形态、多步骤相互协同作用的结果,因此在采用靶向药物治疗方案之前,需明确患者是否存在相应的靶点,从而指导恶性肿瘤患者个体化靶向治疗,提高用药的安全性和有效性。

相对于目前其他常见的基因诊断方法,新一代测序技术具有通量高、成本低、速度快、操作简单、利用单一平台即可实现全面深入的基因检测等优点,现已从实验室研究逐渐走向临床应用。

目前,单一化的生物标志物应用在分析肿瘤的基因方面远远降低了癌症疾病的多维复杂性的认知。通过对全外显子组的测定可对肿瘤信号通路进行检测,因而治疗肿瘤的单一模式将在未来得以突破。在临床应用上,多种癌症的基因组图谱的测定工作已得以完成。

个体化医疗遵循着"不同癌同治、同癌不同治"的原则。大部分癌症的管理和治疗的靶向药物已得到改善。例如,赫赛汀的问世是针对治疗 $HER2$ 阳性的乳腺癌,格列卫是治疗慢性粒细胞白血病的特效药。在基因检测的基础上,个体化医疗方案将得以实现。

(一)在肿瘤风险预测及预防中的应用

NGS技术可使肿瘤防治措施前移至预防阶段。大量研究表明,某些肿瘤的发生与个别关键基因突变有密切关系。乳腺癌易感基因(breast cancer susceptibility gene,BRCA)变异被发现与女性的遗传性乳腺癌和卵巢癌相关,$BRCA1/2$ 基因是一类肿瘤抑制基因,可以帮助修复DNA损伤并能确保细胞的遗传物质(DNA)的稳定性,防止细胞生长变异。但当 $BRCA1/2$ 基因发生变异后,细胞失去了这一保护作用,发生癌变的风险将大大增加,并且还存在家族遗传性。$BRCA2$ 基因变异与男性乳腺癌、胰腺癌和前列腺癌关系同样密切。乳腺癌高危人群基因筛选技术以及肺癌基因检测技术已投入临床使用,国家肿瘤临床医学研究中心开展的乳腺癌基因检测技术,是利用NGS测序技术就 $BRCA1$、$BRCA2$ 等6个国际公认的乳腺癌易感基因进行全外显子基因测序检测,用于预测乳腺癌发生的概率;对于遗传性乳腺癌、卵巢癌和其他癌症,2014年版《美国国立综合癌症网络指南》中明确指出可利用NGS技术检测相关的基因突变。

(二)液态活检

活检就是从患者身体上取一部分细胞或者组织,做全面深入的检查,最终确定病情。活检的好处是,允许医生从病灶组织学结构层面对病情做出判断。但是,随着对肿瘤研究的深入,科学家发现在癌症的诊疗中组织活检有一定的局限性:第一,癌症有异质性,对于已经发生转移的癌症患者而言,仅仅取某个部位的癌组织,并不能反映患者整体的情况,但是,对所有的癌组织都取样又不好操作;第二,有些患者自身的情况决定了他们不适合组织活检;第三,有些肿瘤在受到手术的扰动之后,有加速转移的风险;第四,即使所有的条件都适宜,组织活检的滞后性对患者的治疗也是不利的。液体活检(liquid biopsy)技术是一种利用高通量测序技术检测血液中小DNA碎片的新技术。它可以捕获到肿瘤脱落进入血液的肿瘤细胞或DNA,用其替代从肿瘤本身提取的组织。此方法第一次非介入性地、可重复地抽取到肿瘤样本,医生从而可以建立基因表达谱,进行靶向突变用药,快速判断治疗是否有效,及随肿瘤的发展而调节治疗方案。

癌症病人血液中会存在少量游离的循环肿瘤细胞(cycling tumor cell,CTC),且坏死的癌细胞亦会释放少量的循环肿瘤 DNA(circulating tumor DNA,ctDNA)到血液中,因此可通过检测从肿瘤原发或转移部位释放到血液中的 CTC 和 ctDNA 来检测癌症,即液体活检。与手术活检和穿刺活检不同,液体活检直接从血液、唾液等体液中检测肿瘤细胞或肿瘤核酸,操作简便,且能重复取样。

ctDNA 和蛋白类标志物相比,前者的检测更灵敏,很少出现假阳性,可跟踪肿瘤的消失、扩散和复发。只需从受检者体内抽取外周血,根据受检者血液中是否含有某种肿瘤特异的游离 DNA 及其数量的多少,精准地确认相应基因的突变频率,达到早期筛查、监控、检测疗效的目的。液体活检对癌症的早期诊断、用药监控、预后判断等的作用已经得到研究的证实。

除了 CTC 和 ctDNA,外泌体(exosome)也将是液体活检肿瘤检测的标志物之一。外泌体是细胞分泌出的小泡,这个小泡里的内容物非常多,有蛋白质、DNA、信使 RNA 以及一些非编码 RNA,是细胞之间沟通的载体。研究发现,肿瘤细胞释放的外泌体的量较大,这些外泌体与肿瘤的发生、发展、转移以及抗药性具有一定的相关性。肿瘤细胞以这些邪恶的小泡为载体,迷惑免疫系统,帮助肿瘤细胞逃过免疫系统的监视。这些小泡在给肿瘤细胞的转移指引方向的同时,也创造适合肿瘤生长的微环境。

外泌体携带的信息多样,其中的蛋白质和核酸均可用于癌症的早期诊断、复发监测、抗药性监测等相关方面的分析。此外,外泌体在数量上多于 CTC,更易富集;在形式上外泌体能够有效保护核酸类物质,克服了 ctDNA 在血液中容易降解的问题,在临床应用上大有可为。

液体活检可以为患者提供无创、实时的检测,从而为癌症治疗提供有效的预后判断。在"Clinical Cancer Advance 2015"报告中,液体活检技术被列为今后十年内可广泛应用的一项癌症检测技术。

(田彦捷　武会娟)

第十一章　色谱-质谱联用检验

近年来,代谢组学逐渐成为生命科学的研究热点,它以生物体受外部刺激后所产生的小分子代谢产物的变化或其随时间的变化作为研究对象,实现对体液、细胞、组织提取物等复杂生物样本中的所有代谢产物进行定性和定量分析。

代谢物的浓度分布范围广,组成复杂,数目庞大而且差异很大,色谱技术具有卓越的分离性能和很高的灵敏度,可用于复杂代谢物的靶标分析,而质谱技术则具有高灵敏度和高特异性,所以,色谱-质谱联用技术越来越多地应用到代谢组学的研究中,已成为该领域中一种重要的分离分析技术。目前,与质谱联用的色谱技术主要有液相色谱(liquid chromatography,LC)、气相色谱(gas chromatography,GC)和毛细管电泳(capillary electrophoresis,CE)。其中液相色谱-质谱联用技术(liquid chromatography/mass spectroscopy,LC/MS)和气相色谱-质谱联用技术(gas chromatography/mass spectroscopy,GC/MS)是最常用的色谱-质谱联用技术。本章将主要对这两种技术进行介绍。

第一节　色谱-质谱联用技术的基本概念

一、色谱常用概念

(一)色谱仪器与原理

①色谱法:一种高效能的物理分离技术,把它用于分析化学并配合适当的检测手段,就成为色谱分析法。它的分离原理是:溶于流动相中的各组分经过固定相时,因为与固定相发生作用(吸附、分配、离子吸引、排阻、亲和)的强弱不同,在固定相中的停留时间不同,最后先后从固定相中流出,从而达到分离的目的。

②固定相与流动相:色谱法是利用溶液中被分离物质在两相中的分配系数等不同以使组分分离的方法。其中一相为固体,将液体涂布或使之键合在固体载体上,称固定相;另一相为液体或气体,称流动相,流动相中携带了待测的化合物。

(二)色谱图和峰参数

①色谱图:样品流经色谱柱和检测器,得到的时间-信号曲线。
②基线:经流动相的冲洗,色谱柱和流动相达到平衡后,检测器测出一段时间的流出曲线。基线一般平行于时间轴。

③噪声:基线信号的波动,通常由瞬时过载、电源接触不良、检测器不稳定、流动相含有气泡或色谱柱被污染所致。

④漂移:基线随时间的缓慢变化,主要由操作条件如温度、电压、流动相及流量不稳定引起,柱内的污染物或固定相不断被洗脱下来也会产生漂移。

⑤色谱峰:组分流经检测器时响应的连续信号所产生的曲线,即流出曲线上的突起部分。正常色谱峰近似于对称形正态分布曲线。不对称色谱峰有两种——前延峰和拖尾峰,其中前者比较少见。

⑥拖尾因子:也称为对称因子或不对称因子,用来衡量色谱峰的对称性。它的范围是 $0.95 \sim 1.05$。小于 0.95 为前延峰,大于 1.05 为拖尾峰。

⑦峰底:基线上峰的起点至终点的距离。

⑧峰高:峰的最高点至峰底的距离。

⑨峰宽:峰两侧拐点处两条切线与基线的两个交点间的距离。

⑩峰面积:峰与峰底所包围的面积。

(三) 定性参数

①保留时间:被分离的样品组分从进样开始到出现某组分色谱峰顶点所经历的时间,称为此组分的保留时间(retention time,RT),常以分(min)为单位。

②保留体积:从进样开始到某组分在柱后出现浓度最大值时流出溶剂的体积,又称洗脱体积。

③死时间:不保留组分的保留时间,即流动相通过色谱柱的时间。

④死体积:由进样器进样口到检测器流动池未被固定相所占据的空间。它包括四部分:进样器至色谱柱管路体积、柱内固定相颗粒间隙、柱出口管路体积和检测器流动池体积。

⑤调整保留时间:扣除死时间后的保留时间。

⑥调整保留体积:扣除死体积后的保留体积。

(四) 柱效参数、相平衡参数与分离参数

①柱效:用于定量表示色谱柱的分离效率。它主要由固定相的种类、性质(粒度、粒径分布等)、填充状况、柱长、流动相的种类和流速及测定柱效所用物质的性质决定。

②分配系数:在一定温度下,化合物在两相间达到分配平衡时,在固定相与流动相中的浓度之比。它与组分、流动相和固定相的热力学性质有关,也与温度、压力有关。

③容量因子:化合物在两相间达到分配平衡时,在固定相与流动相中的量之比,因此容量因子也称质量分配系数。

④选择性因子:相邻两组分的分配系数或容量因子之比,又称为相对保留时间。

⑤分离度:相邻两峰的保留时间之差与平均峰宽的比值,也叫分辨率,表示相邻两峰的分离程度。

二、质谱常用概念

(一)质谱仪器与原理

①质谱:带电原子、分子或分子碎片按质荷比(或质量)的大小顺序排列的图谱。

②质谱仪:一种能将物质粒子转化成离子,通过适当的电场、磁场将这些离子按空间位置、时间先后或者轨道稳定与否来实现质荷比分离,而且能够检测强度并最终对物质进行分析的仪器。

③质谱分析:先将物质离子化,按离子的质荷比分离,然后测量各种离子谱峰的强度而实现分析目的的一种分析方法。

④离子源:质谱仪中能将被分析物质电离成离子的部分。

⑤质量分析器:质谱仪中能够使电子按质荷比大小进行分离的部件。

⑥离子检测器:质谱仪中检测离子丰度的部件。

⑦分辨率:仪器对样品相邻的两个质谱峰的区分能力。相邻等高的两个峰,其峰谷不大于峰高的10%定义为能够区分。

⑧灵敏度:在一定条件下,质谱仪对选定化合物产生的某一质谱峰,仪器对单位样品所产生的响应值,是质谱仪对样品量感测能力的评定指标。

⑨离子-分子反应:在化学电离等高压离子源中,已电离分子与尚未电离的分子有较多的碰撞机会,因此发生离子-分子反应。在反应中,分子和离子之间发生质子交换或电荷交换而被电离。

⑩离子阱:在四极杆质量分析器的两端加上适当的电场将其封上,则四极杆内的离子将受 X、Y、Z 三个方向电场力的共同作用,使得离子能够在这三个力的共同作用下比较长时间地待在稳定区域内,就像一个电场势阱,这样的部件称为离子阱。

(二)质谱图和质谱中的离子

①质谱图:不同质荷比的离子经质量分析器分离,然后被检测并记录下来的谱图。

②质荷比:离子质量与它所带电荷的比值,记为 m/z。

③峰:质谱图中的离子信号。

④离子丰度:检测器检测到的离子信号强度。

⑤离子相对丰度:质谱图中指定质荷比范围内最强峰为100%,其他离子峰对其归一化所得的强度。标准质谱图均以离子相对丰度值为纵坐标,谱峰的离子丰度与物质的含量相关,因此是质谱定量的基础。

⑥基峰:质谱图中指定质荷比范围内强度最大的离子峰。

⑦分子离子:分子失去一个电子生成离子,即 $M-e \rightarrow M^+$。它是一个正离子,也是一个游离基,用 M^+ 表示。

⑧准分子离子:与分子存在简单关系的离子。通过它可以确定分子量,例如,分子得到或者失去一个氢生成的 $[M+H^+]$ 或 $[M-H^+]$。

⑨碎片离子:广义上指除分子离子以外的所有离子。
⑩多电荷离子:带有两个或两个以上电荷的离子。
⑪母离子与子离子:任何一个离子进一步裂解为质荷比较小的离子,前者是后者的母离子或前体离子,后者是前者的子离子。
⑫总离子流图:在选定的质量范围内,所有离子强度的总和对时间或扫描次数所作的图,见图11-1。
⑬质量色谱图:指定某一质量的离子,其强度对时间或扫描信号所作的图。

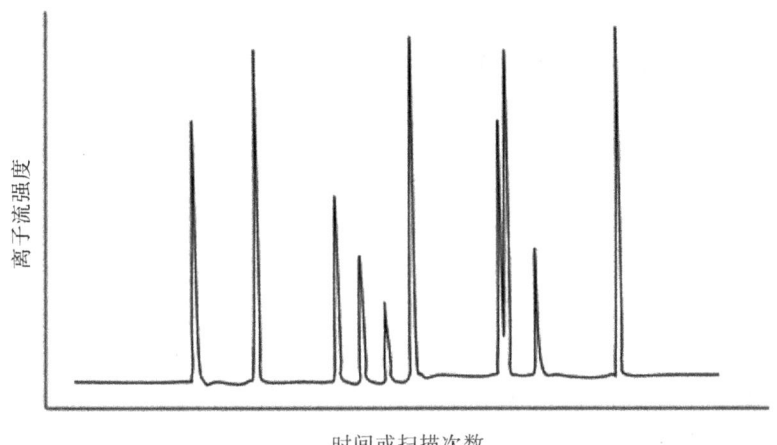

图 11-1 质谱总离子流图

(三)质谱分析方法与技术

①峰匹配法:能够精确测定加速电压的比值从而得到离子的精确质量,是一种广泛使用的获得电子精确质量的实验方法。

②气相色谱-质谱联用技术(GC/MS):气相色谱仪和质谱仪联用的技术,可用于混合物的快速分离与定性。其中,色谱对混合物具有强有力的分离能力,使混合物分离成各个单一组分后按时间顺序依次进入质谱离子源,获得各组分的质谱图以便确定结构。

③液相色谱-质谱联用技术(LC/MS):液相色谱仪与质谱仪联用的技术,与 GC/MS 类似,但是它适用于热不稳定、难挥发物质和大分子化合物的快速分离和鉴定。

④接口:协调联用的两种仪器输出和输入状态的硬件设备。它的特点是一方面降低色谱柱的出口压力,以满足质谱仪的要求;另一方面排出大量载气,使感兴趣的色谱馏分经浓缩后适量进入离子源。

第二节 液相色谱-质谱联用技术

液相色谱-质谱联用技术(LC/MS):高效液相色谱(high performance liquid chromatography,

HPLC)具有分离效率高、分析速度快、应用范围广等特点,与 GC 相比,不受样品挥发性和热稳定性的影响,是一种更具普遍性的分析手段。当其与 MS 联用时,能够集 HPLC 的高分离性能和 MS 的高灵敏度、高特异性的优点于一体,而且具有提纯和制备单一物质的能力。同时,样品可以在简单的预处理之后直接用 HPLC 进行分析,避免了衍生化等繁杂的预处理。目前,LC/MS 技术已发展成代谢组学研究的主流技术手段,多用于难以衍生化、不稳定及不易挥发、分子量较大的样品的前处理。但是,它的缺点是分离效率不高,分析时间较长以及没有化合物数据库来检索和比对等。本节我们重点介绍液相色谱-质谱联用技术的发展、原理和组成。

一、液相色谱-质谱联用技术的发展历史与前景

(一)液相色谱-质谱联用技术的发展历史

色谱法是一种分离混合物的技术,它是在 1913 年由俄国植物学家兹维特在实验中发现并命名的。将植物叶色素的石油醚提取液通过装有白色碳酸钙颗粒的玻璃管,然后用石油醚进行冲洗,玻璃管内会出现不同颜色的色带,并且随着冲洗剂的流动,不同的色带以不同的速度向下移动并分离。色谱法由此得名。装在柱内的填充剂称为固定相(也叫载体),冲洗剂则称为流动相。这种简易的分离技术奠定了传统色谱法的基础。

高效液相色谱的发展始于 20 世纪 60 年代中后期。20 世纪 60 年代末,世界上第一台高效液相色谱仪出现,开启了高效液相色谱的时代。1973 年,当时应用的主要是高压液相色谱,因为采用细的粒子为填料,所以会在柱前产生高压。对泵的要求是要耐高压和恒定流量。随着高压液相色谱在技术和理论上的不断进展,分析的时间也在不断缩短,分离度得到显著提高,填料越来越细,色谱柱逐渐缩短,因此对柱压的要求就没有那么高了,柱效却在不断提高,因此,将其称为高效液相色谱。

20 世纪 70 年代中期以后,电子和计算机技术用于高效液相色谱仪,且技术日趋成熟。由于其具有分离分析效能高、速度快、检测灵敏度高等特点,而被广泛用于化学化工、生物、食品、环境、医药学等领域中。但随着人们对检测灵敏度和精确度的要求不断提高,高效液相色谱法需要在提高自身检测能力的同时与其他先进检测方法有效联用,比如 HPLC/MS 联用技术、HPLC/NMR 联用技术。其中 HPLC/MS 联用技术是以高效液相色谱为分离手段,以质谱为鉴定工具的分离分析技术,具有高度的特异性。

(二)液相色谱-质谱联用技术的前景

液相色谱在各种相关技术的发展促进下,它的色谱柱、输液系统、检测系统、控制系统以及数据处理系统都得到了飞跃式的发展。高效液相色谱法目前已成为最为常用的分离和检测手段,在有机化学、生物化学、医学、药物学与检测、化工、食品科学、环境检测等方面都有广泛的应用。

未来,液相色谱-质谱联用技术的前景主要体现在以下几个方面:

①仪器的微型化和进行快速、高通量分析的趋势:微型化的 LC 和短的快速柱越来越多

地被使用和接受,以适应高通量的分离。

②各种联用技术的发展、色谱柱和接口的发展使得灵敏度不断提高,应用范围日益扩大,成为分离和测定复杂有机物的有效手段。

③在仪器的自动化、智能化、商品化等方面尚须进一步发展。实现仪器和操作的自动化,有助于加快分析速度,提高分析准确度、重复性和可靠性,促进仪器的迅速推广、普及和应用。

二、液相色谱-质谱联用技术的原理及组成

LC/MS 主要用于不挥发性物质、极性化合物、热不稳定化合物和大分子化合物的分离鉴定。它主要由液相色谱系统、接口、质谱系统等组成。其主要原理如图 11-2 所示。

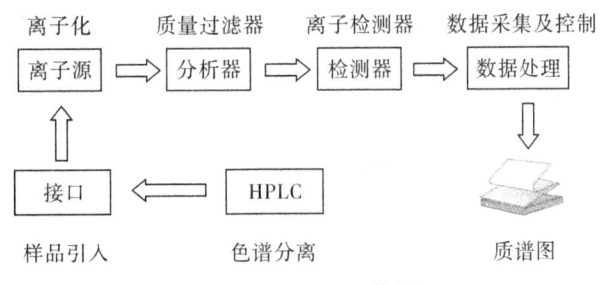

图 11-2 LC/MS 工作原理

(一)液相系统

液相色谱法是以液体为流动相的色谱法,包括常规液相色谱法、高效液相色谱法(HPLC)和超高效液相色谱法(ultra performance liquid chromatography,UPLC)。液相色谱法开始阶段使用的是大直径的玻璃管柱,在室温和常压下利用液位差输送流动相,称为经典液相色谱法,该方法柱效低、时间长。高效液相色谱法则是在经典液相色谱法的基础上迅速发展起来的。它与经典液相色谱法的区别是填料颗粒小而均匀,小颗粒具有高柱效,但会引起高阻力,需用高压输送流动相,故又称高压液相色谱法。超高效液相色谱法是在 HPLC 的基础上发展起来的,它应用的是粒径小于 2 μm 的小颗粒,而且整个系统体积小,检测快速,所以在检测速度、灵敏度以及分离度上都较 HPLC 有了明显的提高。

1. 液相色谱法的工作原理

液相色谱法的原理是流动相将被分离的物质带入色谱柱,根据各组分在固定相和流动相中的吸附能力、分配系数、离子交换作用或分子大小的差异进行分离。所以,根据分离机制的不同液相色谱法可分为液固吸附色谱法、液液分配色谱法(正相与反相)、离子交换色谱法、离子对色谱法及分子排阻色谱法。

(1)液固色谱法

它使用的固定相是固体吸附剂,根据被分离组分在固定相上的吸附作用不同而进行分离。分离过程是一个"吸附—解吸附"的平衡过程,适用于分离那些溶解在非极性溶剂中、具有中等相对分子质量且为非离子型的样品。此外,它还特别适用于分离同分异构体。

(2)液液色谱法

液液色谱法通过物理吸附的方法将液相固定相涂于载体表面,根据被分离的组分在流动相和固定相中溶解度的不同而分离。分离过程是一个分配平衡过程。

在液液色谱中,为了尽量减少固定相的流失,选择的流动相的极性应与固定相差别很大。因此,人们将固定相为极性、流动相为非极性的液相色谱称为正相液相色谱,相反的称为反相液相色谱,表11-1所示为二者的区别。

①正相色谱法:采用极性固定相(如聚乙二醇、氨基与腈基键合相);流动相为相对非极性的疏水性溶剂(烷烃类如正己烷、环己烷),常加入乙醇、异丙醇、四氢呋喃、三氯甲烷等以调节组分的保留时间;常用于分离中等极性和极性较强的化合物(如酚类、胺类、羰基类、氨基酸类等)。

②反相色谱法:采用非极性固定相(如 C_{18}、C_8);流动相为水或缓冲液,常加入甲醇、乙腈、异丙醇、丙酮、四氢呋喃等与水互溶的有机溶剂以调节保留时间;适用于分离非极性和极性较弱的化合物。该色谱法在现代液相色谱中应用最为广泛。

表 11-1 正相色谱法与反相色谱法的比较

	正相色谱法	反相色谱法
固定相极性	高~中	中~低
流动相极性	低~中	中~高
组分洗脱顺序	极性小的先洗出	极性大的先洗出

(3)离子交换色谱法

离子交换色谱法使用的固定相是离子交换树脂,分离原理是树脂上可电离离子与流动相中具有相同电荷的离子及被测组分的离子进行可逆交换,根据各离子与离子交换基团具有不同的电荷吸引力而分离。

常用缓冲液作为离子交换色谱的流动相。被分离组分在离子交换柱中的保留时间不仅和组分离子与树脂上的离子交换基团作用强弱有关,还受流动相的 pH 值和离子强度影响。pH 值可改变化合物的解离程度,进而影响其与固定相的作用。流动相的离子强度大,则离子强度高,不利于样品的解离,导致样品较快流出。离子交换色谱法主要用于分析有机酸、氨基酸、多肽及核酸。

(4)离子对色谱法

离子对色谱法又称偶离子色谱法,是液液色谱法的分支。它是根据被测组分离子与离子对试剂的离子形成中性离子对化合物后,在非极性固定相中溶解度增大,从而改善分离效果,主要用于分析离子强度大的酸碱物质。

离子对色谱法常用 ODS 柱[填料为十八烷基甲硅烷基(octadecylsilyl),即 C_{18} 柱],流动相为甲醇-水或乙腈-水,水中加入 3~10 mmol/L 的离子对试剂,在一定的 pH 值范围内进行分离。被测组分保留时间与离子对性质、浓度、流动相组成及其 pH 值、离子强度有关。

(5)排阻色谱法

固定相是有一定孔径的多孔性填料,流动相是可以溶解样品的溶剂。小分子量的化合物可以进入孔中,停留时间长;大分子量的化合物不能进入孔中,直接随流动相流出。它利用分子筛对分子量大小不同的各组分的排阻能力的差异而完成分离,常用于分离高分子化合物,如组织提取物、多肽、蛋白质、核酸等。

2. 液相系统的组成

HPLC 系统一般由输液泵、进样器、色谱柱、检测器、数据记录及处理装置等组成。其中输液泵、色谱柱、检测器是关键部件。有的仪器还有梯度洗脱装置、在线脱气机、自动进样器、预柱或保护柱、柱温控制器等,现代 HPLC 仪还有微机控制系统,可实现自动化仪器控制和数据处理。

(1)输液泵

输液泵是 HPLC 系统中最重要的部件之一。泵的性能好坏直接影响整个系统的质量和分析结果的可靠性。输液泵应具备如下性能:流量稳定,流量范围宽,输出压力高,液缸容积小,密封性能好和耐腐蚀。

目前应用最多的是柱塞往复泵。柱塞往复泵的液缸容积小,小至 0.1 mL,因此易于清洗和更换流动相,特别适用于再循环和梯度洗脱;而且改变电机转速能方便地调节流量,流量不受柱阻影响。其主要缺点是输出的脉冲性较大,现多采用双泵系统来克服。双泵按连接方式可分为并联式和串联式,一般来说,并联泵的流量重现性较好,但出故障的可能性较大,价格也较贵。

(2)进样器

HPLC 进样方式可分为:隔膜进样、停流进样、阀进样和自动进样。隔膜和停流进样器多在早期应用,装在色谱柱入口处。现在大都使用六通进样阀或自动进样器。进样装置要求:密封性好,死体积小,重复性好,保证中心进样,进样时对色谱系统的压力、流量影响小。

(3)色谱柱

色谱柱由柱管、压帽、卡套(密封环)、筛板(滤片)、接头、螺丝等组成。色谱是一种分离分析手段,分离是核心,因此起着重要分离作用的色谱柱是色谱系统的心脏。对色谱柱的要求是柱效高、选择性好、分析速度快等。HPLC 的各种微粒填料包括多孔硅胶以及以硅胶为基质的键合相、氧化铝、有机聚合物微球(包括离子交换树脂)、多孔碳等。

(4)检测器

检测器是 HPLC 仪的三大关键部件之一。其作用是把洗脱液中组分的量转变为电信号。按原理可分为光学检测器、热学检测器、电化学检测器、电学检测器、放射性检测器以及氢火焰离子化检测器。

评价检测器的性能指标包括:噪声和漂移、灵敏度、检测限和线性范围。

(5)数据处理和计算机控制系统

20 世纪 80 年代后,计算机技术的广泛应用使 HPLC 操作更加快速、简便、准确、精密和自动化,现在已可在互联网上远程处理数据。计算机的用途包括三个方面:①采集、处理和分析数据;②控制仪器;③色谱系统优化和专家系统。

3. 液相色谱法的特点及优点

HPLC的特点为"四高"：

①高压。压力可达150~300 kg/cm²。色谱柱每米降压为75 kg/cm²以上。
②高速。流速为0.1~10.0 mL/min。
③高效。可达5 000塔板/米。在一根柱中同时分离的成分可达100种。
④高灵敏度。紫外检测器灵敏度可达0.01 ng,同时消耗样品量少。

HPLC与经典液相色谱相比的优点有：

①速度快。通常分析一个样品只需要15~30 min,有些样品甚至在5 min内即可完成。
②分辨率高。可选择合适的固定相和流动相以达到最佳分离效果。
③灵敏度高。紫外检测器可达0.01 ng,荧光和电化学检测器可达0.1 pg。
④柱子可反复使用。用一根色谱柱可分离不同的化合物。
⑤样品量少,容易回收。样品经过色谱柱后不被破坏,可以收集单一组分或做制备。

UPLC与传统的HPLC相比,具有超高的分离度、超高速度和超高灵敏度的特点,所以,UPLC在蛋白质、多肽、代谢组学分析及其他一些生化领域中都得到了广泛的应用。

(二)接口

液相色谱的流动相为液体,流速较大,而质谱则需要在高真空的条件下工作,那么接口的主要作用是协调前后两种仪器的输出和输入间的矛盾,将流动相及样品气化,分离去除大量的洗脱剂、电离样品分子等。接口是色谱-质谱联用技术中的关键装置(图11-3)。

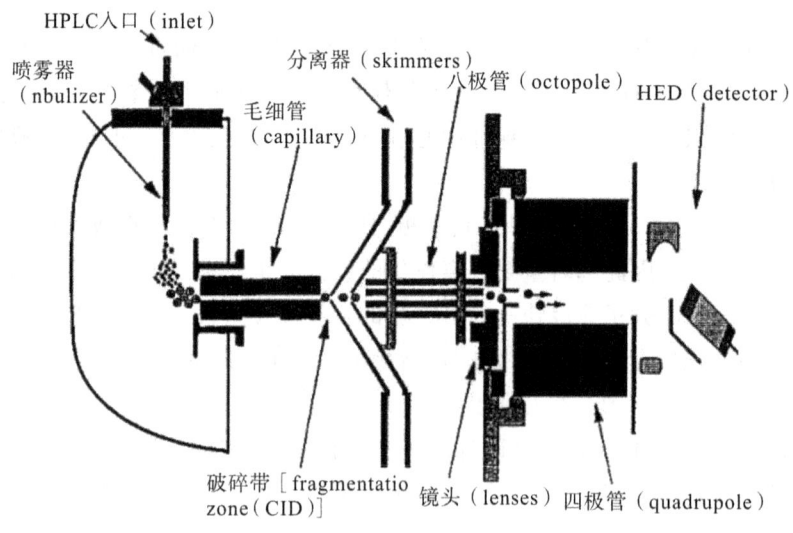

图 11-3 接口

目前的接口技术主要有热喷雾、等离子体喷雾、粒子束、大气压化学电离、电喷雾等。而现在LC/MS应用最多的接口设备是大气压接口。

大气压接口按照不同的电离方式分为电喷雾电离、大气压化学电离、大气压光电离等。电喷雾电离(electrospray ionization,ESI)比较容易形成电荷分子碎片,适用于极性、难挥发性和热不稳定的化合物,尤其适用于生物分子聚合物的分析,而且该接口使用的溶剂范围很广,可从100%的水相到100%的有机相。大气压化学电离(atmosphere pressure chemical ionization,APCI)主要适用于分子量不大的弱极性化合物,它只产生单电荷峰,而且主要适用于高流量的梯度洗脱、高低水溶液变换的流动相。它的工作原理是通过调节离子源电压,得到不同断裂情况的碎片离子质谱图。样品溶液流出毛细管后将由氮气雾化到加热管中,在加热管末端的尖端通过电晕放电使溶剂分子形成反应气体的等离子体。样品分子则与等离子体通过氢质子交换被电离形成$[M+H]^+$或$[M-H]^-$,然后进入质谱仪。

(三)质谱系统

1. 质谱仪的原理

质谱仪的原理是先将待测化合物的分子离子化,然后在电场和磁场的作用下,这些离子到达高能打拿极(dynode,又称倍增电极)产生电子,电子经电子倍增器产生电信号,由倍增器出来的电信号进入计算机储存,信号经计算机处理后得到一组特征质谱图。由于这些特定分子在确定的质谱条件下,具有特殊的碎裂和离子化规律,而且还有良好的重现性,所以质谱是一种具有较强结构分析能力的工具。

2. 质谱仪的组成

质谱仪包括分析系统、电学系统和真空系统(图11-4)。其中分析系统以离子源、质量分析器和离子检测器为核心。离子源将样品分子在高真空条件下离子化,电离后的分子进一步碎裂成多种碎片离子和中性粒子,它们在加速电场下获取相同能量的平均动能并进入质量分析器。质量分析器将它们按照质荷比的大小进行分离。分离后的离子依次进入离子检测器,采集放大的离子信号,经计算机处理后绘制成质谱图。电学系统为质谱仪的每一个部件提供电源和控制电路。真空系统为质谱仪的正常工作提供所需要的高真空,通常是$10^{-4} \sim 10^{-9}$ Pa。它由机械真空泵和扩散泵或涡轮分子泵组成。

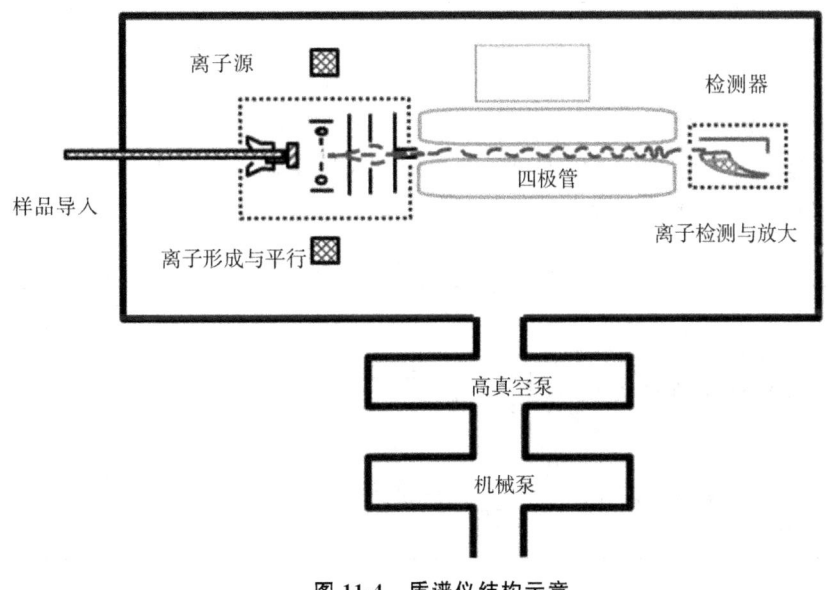

图11-4 质谱仪结构示意

3. 质谱的特点

质谱的特点有：

①质谱是分子离子及碎片离子的质量与其相对强度的谱，谱图与分子结构有关。

②质谱法进样量少，灵敏度高，分析速度快。

③质谱是唯一可以给出分子量、确定分子式的方法，而分子式的确定对化合物的结构鉴定是至关重要的。

4. 质谱仪的分类

质谱仪的种类非常多，工作原理和应用范围也大不相同，从应用范围来看，主要分为以下几种：液相色谱-四极质谱仪、液相色谱-飞行时间质谱仪、液相色谱-离子阱质谱仪、基质辅助激光解吸飞行时间质谱仪、傅立叶变换质谱仪等。

5. 质谱仪的性能评价指标

①质量检测范围：以原子质量单位为量度。

②分辨率：质谱仪分辨相邻质量数离子的能力，当两个相等强度的相邻峰（质量分别为 m_1 和 m_2），两峰的峰谷不大于峰高的 10% 时则认为两个峰已能够分开，则其分辨率为：

$$m_1 \times m_2 - m_1 = m_1 \times \Delta m \tag{11-1}$$

所以当质量数小时，分辨率也小。而分辨率与离子通道半径、加速器和收集器狭缝的宽度、离子源性质和质量等因素也有关。

③灵敏度：标志着仪器对样品在量方面的检测能力，包括绝对灵敏度和相对灵敏度。绝对灵敏度指的是分析样品时在记录器上得到可检测的质谱信号所需要的样品量，相对灵敏度指可检测到的微量杂质的最小相对浓度。

第三节 气相色谱-质谱联用技术（GC/MS）

气相色谱-质谱联用技术（gas chromatography/mass spectrometer, GC/MS）首先需要对极性强、挥发性低、热稳定性差的物质进行衍生化处理，这样可以增加样品的稳定性和挥发性，从而有利于气相色谱仪对物质进行分离，使混合物分离成各个单一组分后按时间顺序依次进入质谱离子源。然后，质谱仪可以对气相色谱中的峰进行扫描来获得每个峰的质谱图。它的缺点是对热不稳定性的物质和分子量较大的代谢物不能分析，衍生化步骤相对烦琐。GC/MS 与 LC/MS 的区别见表 11-2。

表 11-2 LC/MS 与 GC/MS 的区别

名称	待测物条件	样本准备	色谱分离
LC/MS	相对分子量大；水溶性极性小分子、热不稳定性化合物、肽、蛋白质、DNA 等生物大分子	无须衍生化，样品处理简单	只需少量色谱分离；几种化合物共同洗脱也不影响定量分析；定量准确
GC/MS	相对分子量小；热稳定、易挥发性化合物或处理后具有可挥发性的样品	须衍生化，复杂而且烦琐	由于定量碎片无法用单一质荷比来确定，需要高分辨能力的 GC；定量困难

一、气相色谱-质谱联用技术的发展历史与前景

(一)气相色谱-质谱联用技术的发展历史

气液色谱法诞生 50 多年来,色谱柱由气-液、气-固色谱填充柱很快发展为毛细管柱,多种高灵敏度和选择性检测器的发展使气相色谱的使用范围不断扩大,尤其是 20 世纪 60 年代气相色谱-质谱联用仪的发明,有效弥补了气相色谱在定性分析方面特异性差的弱点,使得气相色谱技术在复杂基质样品分析中有了突破性进展。

1952 年,James 和 Martin 创立气液色谱法的同时,使用了第一个气相色谱检测器来检测脂肪酸。1954 年,氢电离检测器的发明使检测器的灵敏度提高了 2~3 个数量级。20 世纪 50 年代,化学发光检测器以及一批用于化合物组成和结构分析的联用仪器,如傅立叶变换红外光谱、质量选择检测器和原子发射检测器逐渐成为常规使用的检测器。20 世纪 60 年代和 70 年代,由于环境科学等学科的飞速发展对痕量分析提出了要求,一些高灵敏度、高选择性的检测器陆续出现。尤其是 20 世纪 90 年代以来,电子技术、计算机和软件的飞速发展使质量选择检测器生产成本和复杂性下降,稳定性和耐用性加强,所以目前已成为最通用的气相色谱检测器。近 20 年来,色谱技术以惊人的速度扩展到食品、中药、化工、环境、卫生等各个分析研究领域,许多新的色谱技术已进入实用阶段,如毛细管电泳技术、色谱-质谱联用技术、固相萃取技术和超临界流体色谱技术以及最新出现的全二维气相色谱等。这些新技术的综合应用,大大提高了分析的灵敏度,简化了分析步骤,提高了分析效率,并使分析检测结果的可靠性得到进一步的确证。

近年来,随着计算机技术的飞速发展,质谱库检索功能不断完善,GC/MS 对可挥发性未知成分与微量成分的结构分析更是具有独到之处。

(二)气相色谱-质谱联用技术的前景

随着社会不断进步,人们对气相色谱的研究越来越深入,气相色谱与其他分析方法一样,向更高灵敏度、更高选择性、更方便快捷的方向发展,不断推出新的方法来解决遇到的新的问题。

未来气相色谱-质谱联用技术主要向通用型、专用型、微型方向发展,主要体现在以下几个方面:

①自动化程度进一步提高,特别是电子程序压力流量控制系统技术为色谱条件的再现、优化和自动化提供了更可靠、更完善的支持。

②快速分析:借助应用较短的细口径毛细管柱,以氢气作为载气和提高升温速率等办法得以实现。

③色谱仪器上的许多功能进一步得到开发和改进,如大体积进样技术;检测器也不断改进,灵敏度进一步提高;与功能日益强大的工作站相配合,色谱采样速率显著提高;另外,应用统计方法对色谱中的复杂多组分重叠峰进行解码,可以获取更多的信息。

④新的选择性检测器得到应用,如原子发射检测器、氧-火焰离子化检测器、脉冲式火焰

光度检测器等；随着接口技术的不断发展，接口设备越来越小、简单、轻便，GC/MS联用的功能更为强大。

二、气相色谱-质谱联用技术的原理及组成

GC/MS是一种新的分离、分析技术，主要由4部分组成：色谱部分、接口、质谱部分和数据处理系统（图11-5）。

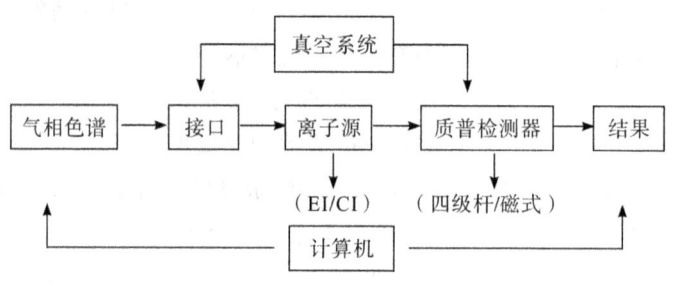

图11-5 GC/MS的组成图

（一）色谱部分

1. 气相色谱法的原理

气相色谱法的工作原理是：待分析样品在气化室气化后被惰性气体（即载气，也叫流动相）带入色谱柱，柱内含有液体或固体的流动相，由于样品中各组分的沸点、极性或吸附性能不同，每种组分都倾向于在流动相和固定相之间形成分配或吸附平衡。由于载气的流动，样品组分在运动中进行反复多次的分配或吸附—解吸附，结果是载气中浓度大的组分先流出色谱柱，而在固定相中分配浓度大的组分后流出。当组分流出色谱柱后，立即进入检测器，检测器能够将样品组分转变为电信号，而电信号的大小与被测组分的量或浓度成正比。这些信号被放大并记录下来的成果，就是气相色谱图。

2. 气相色谱的组成

气相色谱单元一般由气路系统、进样系统、色谱柱与控温系统组成。

（1）气路系统

气相色谱仪具有一个让载气连续运行、管路密闭的气路系统。通过该系统可以获得纯净的、流速稳定的载气。它的气密性、载气流速的稳定性以及测量流量的准确性，对色谱结果均有很大的影响，因此必须注意控制。

常用的载气有氮气和氢气，也有用氦气、氩气和空气的。载气由高压气瓶经减压阀减至 0.2~0.5 MPa，再经装有活性炭或分子筛的净化器（除去载气中的水、氧等不利的杂质）和减压阀、稳流阀及流量计到达气相色谱的进样系统。

（2）进样系统

进样系统包括进样器和气化室两部分。进样系统的作用是使液体或固体试样，在进入色谱柱之前瞬间气化，然后将其快速定量地转入色谱柱中。进样量的大小、进样时间的长短、样品的气化速度等都会影响色谱的分离效果及分析结果的准确性和重现性。液体样品

的进样一般采用微量注射器,而气体样品的进样常用色谱仪本身配置的推拉式六通阀或旋转式六通阀定量进样。为了让样品在气化室中瞬间气化而不分解,要求气化室热容量大,无催化效应。为了尽量减少柱前谱峰变宽,气化室的死体积应尽可能小。

(3) 柱系统

柱系统包括柱箱和色谱柱。柱箱的控温系统范围广,可快速升温和降温,而且柱温对样品在色谱柱上的柱效、保留时间、峰高等有着重要的影响。气相色谱柱主要有两类:填充柱和毛细管柱。填充柱由不锈钢或玻璃材料制成,内装固定相,一般内径为 2~4 mm。毛细管柱又叫空心柱,分为涂壁、多孔层和涂载体空心柱。空心毛细管柱材质为玻璃或石英,内径一般为 0.2~0.5 mm,呈螺旋形。色谱柱的分离效果除与柱长、柱径和柱形有关外,还与所选用的固定相和柱填料的制备技术以及操作条件等许多因素有关。

(4) 控温系统

温度直接影响色谱柱的选择分离、检测器的灵敏度和稳定性。控制温度主要是对色谱柱、气化室和检测室的温度进行控制。色谱柱的温度控制方式有恒温和程序升温两种。

对于沸点范围很宽的混合物,一般采用程序升温法。程序升温指在一个分析周期内柱温随时间由低温向高温做线性或非线性变化,以达到用最短时间获得最佳分离效果的目的。

3. 气相色谱的特点

气相色谱法是指用气体作为流动相的色谱法。由于样品在气相中传递速率快,因此,样品组分在流动相和固定相之间可以瞬间达到平衡。由于可选作固定相的物质很多,因此,气相色谱法是一个分析速度快和分离效率高的分离分析方法。近年来,采用高灵敏度和选择性检测器,使得它具有分析灵敏度高和应用范围广等优点。

(二) 接口

接口是连接气相色谱单元和质谱单元的重要部件。气相色谱的入口端压力高于大气压,在高于大气压力的状态下,样品混合物的气态分子在载气的带动下,由于在流动相和固定相中的分配系数不同,因而各组分在色谱柱内的流动速度不同而被分离,最后和载气一起流出色谱柱。

通常色谱柱的出口端为大气压力。质谱仪中样品气态分子在具有一定真空度的离子源中转化为样品气态离子。这些离子(包括分子离子和其他各种碎片离子)在高真空的条件下进入质量分析器,按质荷比大小进行分离。在质量扫描部件的作用下,检测器记录各种离子的离子流强度及其随时间的变化。因此,接口技术中要解决的问题是气相色谱仪的大气压的工作条件和质谱仪的真空工作条件的连接和匹配。接口要把气相色谱柱流出物中的载气尽可能除去,保留或浓缩待测物,使近似大气压的气流转变成适合离子化装置的粗真空,并协调色谱仪和质谱仪的工作流量。

GC/MS 联用仪中接口常用直接导入型接口,即将色谱柱直接接入质谱离子源。直接导入型接口的作用是支撑插入毛细管柱,使其准确定位并保持温度,使色谱柱流出物不产生冷凝。载气限于氦气或氢气,流量 0.7~1.0 mL/min 为佳。它的优点是技术简单,样品利用率高,死体积小。另外,GC/MS在发展过程中还有喷射式分子分离器接口、开口分流型接口等。

(三)质谱部分

质谱部分主要由离子源、质量分析器、离子检测器和真空系统组成。

1. 质谱仪的分类

气相色谱的质谱仪按原理一般分为磁质谱、射频质谱(四级杆质谱、离子阱质谱)、飞行时间质谱和傅立叶变换质谱。

2. 离子源

离子源的作用是将被分析的样品分子电离成带电的离子,并使这些离子在离子光学系统作用下汇聚成具有一定几何形状和一定能量的离子束,然后进入质量分析器被电离。GC/MS常用的离子源有电子轰击型离子源和化学电离源。

(1)电子轰击型离子源(electron impact source,EI)

它是GC/MS中发展最成熟、应用最普遍的电离方法。进入离子化室的样品在一定能量的电子轰击下发生电离,产生分子离子。它的特点是:结构简单,温控和操作均较方便;电离效率高,所形成的离子动能分散;性能稳定,所得谱图是具特征性的,能表征组分的分子结构。目前大量的有机物标准质谱图都是用EI源得到的。但是,它的缺点是:样品必须能气化,不适用于难挥发、热不稳定的样品;有的化合物在EI方式下分子离子不稳定、易碎裂,得不到分子量信息,谱图复杂以致解释起来有一定困难;EI方式只能检测正离子,不能检测负离子。

(2)化学电离源(chemical ionization source,CI)

CI和EI在结构上相似,主要差别是CI源在工作过程中会引进一种反应气体。它的原理是:离子化室内的反应气(主要是甲烷、异丁烷、氨气等)受电子轰击,产生离子,再与样品发生分离碰撞,产生准分子离子。它的特点是:离子-分子反应后剩余的内能很小,所以分子离子峰大,碎片离子峰少,谱图简单,易识别;具有选择性,即仅与样品中的被测组分发生反应;可以检测负离子,灵敏度高。但是,谱图重现性差,所以谱图库中无CI源标准谱图;和EI一样要求样品必须能气化,适用于热稳定性好、蒸气压高的样品,不适于难挥发和热不稳定的样品。

3. 质量分析器

根据质量分析器的不同,GC/MS分为气相色谱-四级杆质谱仪、气相色谱-离子阱质谱仪、气相色谱-飞行时间质谱仪和全二维气相色谱-飞行时间质谱仪。

4. 离子检测器

质谱仪常用检测器为电子倍增管、光电倍增管、照相干板法、微通道板等。目前,四级杆质谱仪、离子阱质谱仪常采用电子倍增器和光电倍增管,而飞行时间质谱仪多采用微通道板。

第四节　色谱-质谱联用技术的应用

随着色谱-质谱联用技术日趋成熟,它所能检测出的代谢物种类日益增多,检测灵敏度和精确度不断提高,同时伴随着各种数据库的建立和数据计算软件的开发,它的应用已经扩展到生命科学研究的各个方面,包括临床疾病的诊断、治疗、预后和监测,药物的开发,毒理学研究和营养代谢等,正日益显现出其强劲的应用潜力和深远的发展前景。本节将从肿瘤、代谢性疾病和肝脏疾病这几方面进行介绍。

一、色谱-质谱联用技术在肿瘤诊疗中的应用

(一)概述

肿瘤是机体在各种致瘤因素作用下,局部组织的细胞在基因水平上失去对其生长的正常调控导致异常增生与分化而形成的新生物。新生物一旦形成,它的生长将不受正常机体生理调节,而是破坏正常组织与器官。尤其是恶性肿瘤,它的生长速度快,呈浸润性生长,易发生出血、坏死、溃疡等,并常有远处转移倾向,可造成人体消瘦、无力、贫血、食欲不振、发热以及严重的脏器功能受损等,最终造成死亡。

恶性肿瘤早期多无明显症状,即使有症状也常无特征性,待患者出现特征性症状时,肿瘤常已经属于晚期。肿瘤的发病过程是一个相对漫长的过程,早发现、早诊断、早治疗是提高癌症治愈率、降低死亡率的关键。

任何疾病的发生发展都会影响机体的新陈代谢,也因此会导致体液中的代谢物质发生变化。色谱-质谱联用技术对复杂机体化合物的高分离能力和质谱独特的选择性、灵敏度、分子量和结构信息于一体的特点,使得它在肿瘤研究尤其是无症状早期肿瘤的诊断方面有着日益突出的显著优势。接下来将简单介绍一些色谱-质谱联用技术在癌症诊疗中的应用。

(二)色谱-质谱联用技术在卵巢癌诊疗中的应用

卵巢恶性肿瘤是女性生殖器官常见的恶性肿瘤之一,发病率仅次于宫颈癌和子宫内膜癌而列居第三位,但是它的死亡率是妇科肿瘤的首位,对妇女的健康和生命造成了严重威胁。然而,大多数患者早期症状不典型,传统的肿瘤标志物检测虽然能够提高诊断的阳性率,但是特异性不高。目前,临床应用最广泛的血清标志物CA 125的早期诊断灵敏度仅30%左右,所以早期诊断是一大难题。随着代谢组学方法的不断更新,色谱-质谱联用技术的不断发展,越来越多的代谢肿瘤标志物被鉴定出来。

2006 年,Carsten Denkert 等为了明确卵巢癌代谢物的特点,应用 GC/TOF MS 的技术分析了 66 例侵袭性卵巢癌和 9 例交界性卵巢癌患者的代谢谱,共检测了 291 个代谢物,其中 114 个是已知的化合物。他们通过 t 检验发现这两种病理类型有 51 种代谢物是不同的,主要涉及嘌呤代谢、嘧啶代谢、糖脂代谢和能量代谢。另外,他们应用聚类分析、主成分分析

和分类预测模型对侵袭性肿瘤和边界性肿瘤的代谢谱进行区分,发现模型预测的准确度高达88%。

赵素敏等利用LC/MS技术对卵巢肿瘤进行磷脂轮廓分析,研究卵巢癌和良性卵巢肿瘤患者血清中磷脂代谢的差异情况。研究发现,卵巢癌患者和良性卵巢肿瘤患者与正常对照组相比,存在明显的磷脂代谢差异,发生改变的磷脂主要为缩醛磷脂酰乙醇胺、磷脂酰胆碱、缩醛磷脂酰胆碱、鞘磷脂和溶血磷脂酰胆碱。这说明良性和恶性卵巢肿瘤患者的磷脂摄入和代谢与正常人存在差异,所以,该结果为阐明卵巢癌的发病机制提供了有用的信息。

在卵巢癌的亚型里,高级别浆液性卵巢癌(high-grade serous carcinoma,HGSC)的发生率和死亡率都是最高的,它占卵巢癌死亡率的90%,然而对它的早期诊断和进展尚不清楚。Jones等为了明确HGSC的早期代谢谱,选用了14只具有HGSC表型的DKO(Dicer-Pten double knockout,DKO)小鼠和11只对照小鼠的血清样本进行分析,发现其中18种差异代谢物的精确度、灵敏度和特异性达到100%。这些代谢物主要包括脂肪酸、胆酸、甘油磷脂、多肽和一些饮食中的植物化学物质,它们主要影响细胞内的能量储存和细胞膜的稳定性,这使我们对HGSC的早期起源和进展有了第一步的了解,也为人类卵巢癌的发病机制提供了新的思路。

(三)色谱-质谱联用技术在结直肠癌诊疗中的应用

结直肠癌是一种常见的消化道肿瘤,其发病率在世界范围内居恶性肿瘤的第三位。目前,随着人们饮食结构的变化,高蛋白食物摄入的增加,结直肠癌的发病率和死亡率都显著增加。结直肠癌的发生发展受基因、环境等多种因素的影响,但对其发生机制的理解尚不清楚,所以给治疗也带来了很大的困难。

早期结肠癌患者通过外科手术切除病变部位,其5年生存率可以达到90%,如果在晚期发现,其5年生存率小于8%。目前,结直肠癌的筛查多使用粪便潜血试验,这种方法发现结肠癌的概率只有17%~46%。而大量存在于结肠组织、粪便和血清中的生物标记物,如癌胚抗原(carcino-embryonic antigen,CEA)也常作为结肠癌的辅助诊疗指标,但其灵敏度和特异性都低于50%。结肠镜检查的灵敏度和特异性虽然都超过了95%,但是由于费用较高,对操作者的要求高,另外对患者造成的痛苦比较大,使得患者不愿意接受该项检查。因此,亟须开发一种可以应用于结肠癌早期筛查的简单可靠、灵敏度高、特异性好、无创或微创的检查方法。

色谱-质谱联用技术分析的样本主要是尿液和血液,它的样本采集过程对人体没有伤害,因此,该方法的应用有利于结直肠癌的大规模筛查。

邱云平等利用GC/MS技术分析了39例正常人和51例大肠癌患者的尿液,发现了187个代谢物,主要包括小分子有机酸类、脂肪酸类、氨基酸类、胺类等。他们进一步运用主成分分析、正交偏最小二乘判别分析的方法进行建模,找到了36个差异代谢物作为潜在的代谢标志物,而这些物质与组胺代谢、色氨酸代谢以及肠道菌群的结构改变等相关,并且能将包括5例结肠癌Ⅰ期患者在内的所有大肠癌患者与正常人区分开,利用费希尔线性判别分析,进一步证明代谢标志物对大肠癌的诊断有很好的预测效果。所以,色谱-质谱联用技术可以为大肠癌的早期诊断和病理分期提供一种可供借鉴的手段。

结直肠癌患者中仅有1/4在早期被诊断出来,根治性手术是增加5年生存率的最好的办法,但是在术后1年,有多达50%的术后患者出现复发。所以,术后的检测也是很重要的。然而,现在术后的监测方法缺乏特异性和敏感性。Chen等应用LC/QTOF-MS技术对结直肠癌不同时间点的患者血清代谢物进行分析,发现磷脂酰胆碱、溶血磷脂酰胆碱和二酰甘油(甘油二脂)在正常人和结直肠癌患者中明显不同,但是在根治性手术前后的患者中没有统计学意义。然而,包含多不饱和脂肪酸的磷脂酰胆碱和溶血磷脂酰胆碱在结直肠癌患者血清中是减少的,而包含饱和脂肪酸的溶血磷脂酰胆碱和甘油二酯在结直肠癌患者血清中是增加的。所以,这些都说明了色谱-质谱联用技术为结直肠癌进展过程中的代谢紊乱提供了一种新颖的分析方法,对结直肠癌的诊断和治疗有所帮助。

当结直肠癌患者仅有肝内转移时,他们的中位生存期是40～58个月,5年生存率是40%～58%,然而目前仅有25%～30%的结肠癌伴肝转移患者进行了手术切除。所以,对结直肠癌伴肝转移的患者的早期检测显得尤为重要。Farshidfar等应用核磁共振和GC/MS技术观察了3组结直肠癌患者(42例局部的结直肠癌、45例仅有肝脏转移的结直肠癌、25例肝外转移的结直肠癌)的血清代谢谱,发现他们的代谢物不同,主要集中在半乳糖、谷氨酸盐和谷氨酸盐代谢通路,这说明在肿瘤转移过程中肝脏的代谢发生了改变。那么,这也为治疗提供了选择,如果仅有早期的肝脏转移,则以手术切除为主,但是如果发生了更多的器官转移,则以姑息治疗为主。所以,不同部位的疾病引起循环中代谢物的不同,能够对分期的精确性和治疗方式的选择提供很大的帮助。

(四)色谱-质谱联用技术在前列腺癌诊疗中的应用

前列腺癌是男性最常见的恶性肿瘤之一,而且死亡率很高。尽管前列腺素特异性抗原(prostate-specific antigen,PSA)已经作为前列腺癌血清标志物被广泛应用在临床上,但是,它缺乏特异性和灵敏性。对前列腺癌的成功预防和治疗主要依赖于对该疾病的早期精确的检测,因此,敏感性更高的标志物对前列腺癌的早期诊断是十分重要的。

2009年,Sreekumar等通过GC/MS等检测技术对前列腺癌患者的262份样本(42份组织、110份血浆和尿液)的1 126个代谢物进行检测,并运用主成分分析发现N-甲基甘氨酸在前列腺癌的进展过程中明显增加,而且它的含量在前列腺癌细胞系中也是增加的。当敲除了甘氨酸-N-甲基转移酶,可以减弱前列腺癌的侵袭性。这说明N-甲基甘氨酸是前列腺癌侵袭和进展过程中的一个重要代谢中间产物,它可能在癌细胞转移中扮演重要的角色,从而有可能成为治疗前列腺癌的新靶点。

Zang等应用UPLC/MS/MS技术对前列腺癌患者和健康人的血清样本进行分析,用一个体外诊断多元指数分析来预测前列腺癌的敏感性、特异性和精确性。这两种人群有40个代谢物是不同的,它们的灵敏性是92.1%,特异性是94.3%,精确度是93%。他们用MS、MS/MS鉴别了31种代谢物,其中10种通过色谱法确定,这些代谢物都参与了类固醇激素的生物合成通路,而且脂肪酸、氨基酸、溶血磷脂和胆酸都参与了前列腺癌的发生发展过程。

前列腺癌可以是局部的也可以是进展的,对于进展的雄激素依赖的前列腺癌,内分泌治疗（最大限度地减少雄激素的去雄治疗）仍然是最原始的治疗方法。刚开始大于80%的雄激素依赖前列腺癌患者反应比较好，但是，大多数肿瘤会在2年内复发，产生对去雄治疗的抵抗，它的侵袭性、增殖及恶性程度也会增加。在这个阶段，抗癌治疗的作用很弱，最后进展至终末阶段。Huang等应用LC/MS技术发现未治疗的前列腺癌患者和健康人有7种血清代谢标志物明显不同，包括去氧胆酸、甘氨熊去氧胆酸、L-色氨酸、二十二碳五烯酸、花生四烯酸、脱氧胞嘧啶三磷酸盐和吡啶磷。在至少2年内对去雄激素治疗反应好的患者这些代谢物的水平几乎接近于健康人，然而，那些对内分泌治疗反应不好的患者这些代谢物水平仍然是异常的。其中，去氧胆酸、甘氨熊去氧胆酸和二十二碳五烯酸均参与胆固醇代谢，所以也说明了胆固醇代谢在前列腺癌进展中起着重要的作用。这些代谢物可以作为前列腺癌患者对内分泌治疗反应的一个预测标记物，从而更好地指导治疗。

二、色谱-质谱联用技术在代谢性疾病诊疗中的应用

（一）色谱-质谱联用技术在糖尿病诊疗中的应用

随着人们生活水平的提高，高蛋白、高脂肪饮食，缺乏运动以及心理压力过大等不健康的生活方式导致了肥胖、高血糖、高血压以及血脂异常等心血管疾病的多种代谢危险因素在个体内集结的状态，称为"代谢综合征"。

随着全球肥胖症患者日益增加，代谢综合征的发病率明显升高，也越来越年轻化，因此，对该疾病的预防、早期诊断和干预就显得愈发迫切。代谢性疾病往往会导致碳水化合物、脂肪、蛋白质、电解质等一系列代谢紊乱，应用色谱-质谱联用技术研究此类疾病，能够为疾病的代谢状态提供全面信息，为其发病机制、药物疗效以及相关并发症的诊断提供新的思路。

Xu等采用GC/MS和LC/MS方法分析健康志愿者、空腹血糖调节受损（impaired fasting glucose，IFG）、2型糖尿病患者的空腹血清样本，发现与健康志愿者相比，IFG和2型糖尿病患者体内的果糖、α-羟基丁酸、丙氨酸、脯氨酸、苯丙氨酸、谷氨酸、支链氨基酸以及脂类（豆蔻酸、软脂酸、硬脂酸）明显升高，而焦谷氨酸、甘油磷脂、鞘脂类则明显减少，甚至在校正了年龄、性别、体重指数后结果仍然如此。所以，氨基酸、脂肪酸、甘油磷脂、鞘磷脂代谢的异常可以将正常人、IFG和糖尿病患者区分开来，它们也可能成为糖尿病诊断的潜在生物标记物。

为了评估2型糖尿病患者药物治疗后的效果，Bao等选用了74例新诊断的2型糖尿病患者，并随机给予瑞格列奈、二甲双胍或者罗格列酮的单药治疗，在随访的24周和48周进行生化指标的检测以及用GC/MS方法检测血清代谢物。他们发现，3种药物对血糖以及临床指标的改善相似，但是对血清代谢物的改善不尽相同。这三种药物都能够下调高水平的谷氨酸，但是罗格列酮治疗能够逆转更多的异常代谢物，包括缬氨酸、赖氨酸、葡糖糖醛酸内酯、尿酸盐和硬脂酸，说明罗格列酮比其他两种药物更能有效改变2型糖尿病患者的代谢异常。因此，色谱-质谱联用技术不仅可以用于2型糖尿病的诊断，而且可以监测药物的治疗效果。

色谱-质谱联用技术不仅可以用于糖尿病的诊断和药效的监测，而且也可以寻找并监测

糖尿病并发症生物标记物的动态变化,还可以提供实时的诊断结果,以便及时采取治疗措施,对症治疗。王旭方等用 GC/MS 和 LC/MS 的方法对不同时期的糖尿病肾病患者的血清和尿液中的糖、脂以及氨基酸代谢产物进行检测,发现不同时期的糖尿病肾病患者血清和尿液代谢产物水平呈现完全不同的分布。其中,早期诊断的候选标志物有血清棕榈酸、尿磷脂酰胆碱和十八烷二酸;而疾病进展的候选标志物有血清左旋肉碱、磷脂酰胆碱和二酰基甘油、尿液尿嘧啶二磷酸和溶血磷脂酰胆碱。所以,利用色谱-质谱联用技术可以很好地展示不同时期糖尿病肾病患者血清及尿液中代谢产物的变化特点,为进一步发现用于糖尿病肾病早期诊断及病情进展的生物标志物奠定了基础。

(二)色谱-质谱联用技术在肥胖研究中的应用

肥胖的流行率和发生率已经成为一个重要的公共卫生问题,但是它潜在的生化和代谢过程尚不完全清楚。那么,寻找肥胖相关的标记物对揭示其发生机制是有很大帮助的。这些标记物对疾病的早期诊断和预防起了很重要的作用。

为了明确肥胖和不肥胖的西班牙儿童代谢物的不同,Butte 等应用 GC/MS 和 UPLC/MS 方法对 353 例正常人和 450 例肥胖的西班牙儿童进行分析,发现支链脂肪酸(亮氨酸、异亮氨酸和缬氨酸)以及它们的分解产物丙酰肉碱、丁酰肉碱和类固醇衍生物在肥胖的儿童体内明显升高,而溶血磷脂和脂肪酸的二羧酸盐则明显降低。

Rauschert 等总结了近些年研究肥胖的 13 篇文献,发现支链氨基酸(例如亮氨酸、异亮氨酸、缬氨酸、谷氨酸盐、甲硫氨酸和苯丙氨酸)、非酯化的脂肪酸、有机酸、乙酰肉碱和磷脂酰胆碱 C18:1 都是文献报道的潜在生物标记物。这就说明肥胖状态与这些代谢物是相关的,而且 β 氧化的下调与肥胖的进展相关。其中支链氨基酸的升高也是胰岛素抵抗和 2 型糖尿病晚期进展的能够较早体现出来的标志物。

三、色谱-质谱联用技术在肝病诊疗中的应用

酒精性肝病的主要原因是长期大量饮酒,直接对肝脏造成损害。初期表现为脂肪肝,进而进展成酒精性肝炎、酒精性肝纤维化和酒精性肝硬化。严重酗酒时可诱发广泛肝细胞坏死甚至肝功能衰竭。近年,我国的酒精性肝病发病率有所上升,但是,尚没有特异性的诊断指标,而且往往很难与其他的肝脏疾病鉴别,所以,寻找特异性的早期诊断标志物是提高酒精性肝病治疗的关键。

孙长梅等应用 UPLC/MS 技术对 11 例酒精性肝病患者和 22 例健康志愿者进行尿液代谢图谱的分析,并对获取的数据运用正交偏最小二乘法分析进行模式识别,共筛选出 36 种潜在的生物标记物,其中鉴别出 7 种可能的化合物,分别为肌酐、吲哚-3-羧酸、吲哚-3-乳酸、L-色氨酸、L-丝氨酸、L-亮氨酸和谷胱甘肽。这些生物标记物可用于酒精性肝病的早期无创诊断。

肝细胞癌是常见的恶性肿瘤,它也是高死亡率的癌症之一。它的高死亡率与诊断晚相关,而且,目前临床上主要应用甲胎蛋白(α-fetoprotein,AFP)和超声对肝癌高危人群进行监测,使肝癌能够在无症状和体征的亚临床期被诊断出来。但是,AFP 的敏感性有限,所以高

敏感性和特异性的生物标记物对肝细胞癌的早期诊断十分重要。

  Ressom 等应用 UPLC-QTOF MS 技术分析了 78 例肝细胞癌的患者和 184 例肝硬化的患者,发现其体内代谢物主要是鞘磷脂和磷脂不同,1-磷酸鞘胺醇和溶血磷脂酰胆碱水平在肝癌患者血清中是升高的,它们有利于癌症的进展或者增加癌细胞的侵袭力和炎症;而胆酸生物合成的代谢物,如甘氨鹅脱氧胆酸、甘氨胆酸、甘氨脱氧胆酸、牛磺胆酸和牛磺鹅脱氧胆酸水平是下降的,它们可以用于预测肝硬化患者的肝功能不全。这些代谢物有希望成为检测肝硬化伴有早期肝细胞癌患者的生物标志物。

(雷　莎　伦永志)

第十二章　毛细管电泳检验

毛细管电泳(capillary electrophoresis,CE)是从 20 世纪 80 年代初发展起来的一种新型分离分析技术,是经典电泳技术和现代微柱分离有机结合的产物,包含电泳、色谱及其交叉内容。该技术使分析水平从微升进入纳升,并使单细胞分析,乃至单分子分析成为可能,是继高效液相色谱(HPLC)之后,分析科学领域的又一次革命。

第一节　基本概念与原理

毛细管电泳是一类以毛细管为分离通道,以高压直流电场为驱动力,依据样品中各组分之间滴度和(或)分配行为上的差异实现分离的一类新型液相分离技术,故又可称作高效毛细管电泳(high performance capillary electrophoresis,HPCE)。

一、毛细管电泳的基本原理

毛细管电泳是指粒子在电场的作用下,以不同的速度向电荷反方向迁移的现象,是一种在空心、微小内径的毛细管(内径 10～200 μm)中对大、小分子进行分离的高效分离技术,毛细管两端分别浸入连有高压电源的电极缓冲液中,该电压使得分析样品沿毛细管迁移,在高电压下,各粒子由于电荷和体积不同而被分离。在自由区带毛细管电泳中,电子的移动(带电荷分子朝相反极性的电极方向移动)和电渗流(在毛细管内壁上的电荷和应用的势能而引起的电解质移动)导致了分离。

电渗流的大小取决于电场强度、电解质的 pH、缓冲液的组成和离子强度、内摩擦和毛细管表面的特点等,这些因素能单一或互相影响分离效果,结果可使用紫外线直接通过毛细管上的小窗口进行检测,也可选择激光诱发荧光、二极管阵列、电化学和质谱检测器等进行检测,而样品进样则是通过气压或电压将样品压入毛细管中来完成的。

二、毛细管电泳的基本装置

毛细管电泳仪是由一个高压电源、一根毛细管、一个检测器、两个供毛细管两端插入而又可与电源相连的缓冲液槽、控制系统以及数据处理系统这几部分构成的,如图 12-1 所示。

毛细管电泳的工作原理如下:毛细管电泳所用的石英毛细管柱(毛细管电泳中最常使用的毛细管),在 pH＞3 的情况下,其内表面带负电,当其与溶液接触时,会形成紧贴于内表面的和游离的两部分离子。这两部分离子组成与表面电荷异号的离子层,即双电层,凡是浸没在液体中的界面都会产生双电层。无论是带电粒子的表面还是毛细管管壁的表面都有双电

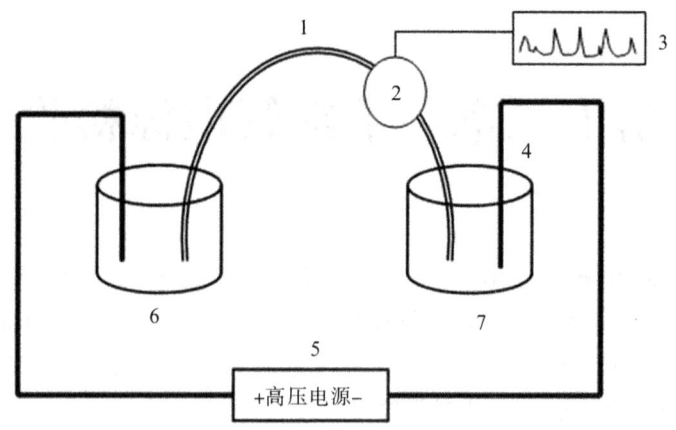

注：1—毛细管；2—检测器；3—记录/数据处理；4—铂丝电极；
5—高压电源；6—高压电极槽；7—低压电极槽。
图 12-1　毛细管电泳仪器简图

层。其中第一部分又称为 Stern 层，第二层为扩散层。扩散层中游离部分离子的电荷密度随着与表面距离的增大而急剧减小。在 Stern 层和双电层的游离部分的起点的边界层之间的电势称为管壁的 Zeta 电势，其典型值在 0~100 mV 之间。Zeta 电势的值随距离的增大呈指数衰减，使其衰减一个指数单位所需的距离称为双电层的厚度(δ)。熔硅表面的 Zeta 电势与它表面上的电荷数及双电层厚度有关，而这些因素又受到离子的性质、缓冲溶液的 pH 值、缓冲溶液中阳离子和熔硅表面间的平衡等因素的影响。在高电压作用下，双电层中的水合阳离子引起流体整体向负极方向移动，该现象叫作电渗。电渗是推动样品迁移的另一种重要动力。双电层致使溶剂在电场作用（以及碰撞作用）下整体定向移动而形成电渗流（毛细管中的电渗流为平头塞状）。毛细管区带电泳条件下，电渗流从阳极流向阴极。电渗流的控制是毛细管电泳中的一项重要任务。电渗流与 pH 的关系十分密切，电渗流受 Zeta 电势的影响，Zeta 电势由毛细管壁表面的电荷决定，而电荷又受到缓冲溶液的 pH 值影响，所以电渗流的值是缓冲溶液的 pH 值的函数，一般随 pH 值的增大而增大，到中性或碱性时，其值会变得很大。所以一般来说，Zeta 电势越大，双电层越薄，黏度越小，电渗流值越大。此外，任何影响管壁上解离的因素，如毛细管洗涤过程、电泳缓冲液组成、黏度、温度等都会影响或改变电渗流。电磁场以及许多能与毛细管表面作用的物质如表面活性剂、蛋白质等，都可以对电渗流产生很大影响。因此，用来控制电渗流的方法主要有改变缓冲溶液的 pH 值，改变缓冲溶液的成分和浓度，加入添加剂，毛细管内壁改性——物理或化学方法涂层等，外加径向电场，改变温度等。而中性物质则可用作测定电渗的标记物，如二甲基甲酰胺（DMF）、二甲亚砜（DMSO）、β-萘酚、丙酮、甲醇、乙醇等。

　　带电粒子在直流电场作用下于一定介质（溶剂）中所发生的定向运动称为电泳。电场中带电离子运动除了受到电场力的作用外，还会受到溶剂阻力的作用。一定时间后，两种力的作用就会达到平衡，此时离子做匀速运动，电泳进入稳态。实际溶液的酸碱度不同，所以样品分子的离解度不同，电荷也将发生变化，这时的淌度可称为有效电泳淌度。一般来说，离子所带电荷越多,离解度越大,体积越小,电泳速度就越快。在无限稀释溶液中(稀溶液数据外推)测得的淌度称为绝对淌度。在毛细管电泳中,样品分子的迁移是有效电泳淌度和电渗流淌度的综合表现,即粒子在毛细管内电解质中的迁移速度等于电泳和电渗流两种速度的矢量和,这时的淌度称为表观淌度。在大多数的水溶液中,石英(或玻璃)毛细管表面因硅羟基解离会产生负的定域电荷,进而产生指向负极的电渗流。在毛细管中电渗速度可比电泳速度大一个数量级,所以能实现样品组分同向泳动。正离子的运动方向和电渗一致,因此它应最先流出。中性分子与电渗流同速,故电泳速度为零,随电渗而行。负离子运动方向和电渗相反,但因电渗流速度一般都大于电泳流速度,所以它在中性粒子之后流出。因此各种粒子可以根据迁移速度的不同而实现分离。

理论上,若溶质纵向扩散是区带展宽的唯一因素,那么对于毛细管电泳来说,可以通过增大分离高压和缩短毛细管来提高速度,同时兼顾分离效率。即在任何给定的时间内,若要获得最高的理论塔板数,分离电压与毛细管长度的比例应该最大,也就是说,在只考虑溶质纵向扩散的前提下,采用尽可能高的分离电压和短的毛细管,可以实现高柱效和快速分离。高电渗流同样可以提高分析速度和柱效。然而实际上,分离高压增大和毛细管长度缩短时,除了扩散外,还有诸多因素影响柱效,其中最严重的是温度效应,即毛细管的焦耳热问题,这是高速毛细管电泳(high-speed capillary electrophoresis,HSCE)中不可忽略的问题。焦耳热随着分离高压增大和毛细管的缩短而增大。焦耳热过大会造成峰扩展、变形。理论上,当 G 小于 1 W/m 时,焦耳热造成的峰扩展可以忽略不计。因此,通过采用小内径毛细管可以降低焦耳热,施加高电压,实现快速分离而不影响柱效。在高速毛细管电泳的许多实例中,通常采用内径低至 $10~\mu m$ 的毛细管和 $2\sim5$ kV/cm 的高电场。但内径低于 $50~\mu m$ 的毛细管对进样和检测有更高的要求。另一种减少焦耳热的方法是采用低电导率的缓冲溶液,如带电量少且具有高的相对分子质量的溶液或窄 pH 范围的两性电解质。这种方法比较实用,因为它对仪器没有特殊要求,可以应用于商品毛细管电泳仪上。综上所述,在维持高效情况下,要加快毛细管电泳的分析速度,可以采用以下 5 种方法:①短而窄内径的分离毛细管;②高分离电压;③高电渗流;④添加表面活性剂、有机溶剂等;⑤对毛细管内壁进行涂层改性修饰。其中涂层改性修饰是最有效、最常用的方法,不但能够提高毛细管电泳的分离效果和重现性,而且可以抑制分析物与毛细管内壁间的吸附作用。

三、毛细管电泳的主要分离模式

HPCE 具有多样化分离模式,其分离的机理有所不同,但它们之间具有相互补充的作用。

(一)毛细管区带电泳(capillary zone electroporesis,CZE)

毛细管区带电泳又称为自由溶液毛细管电泳,是毛细管电泳中最简单的一种形式,用以分析带电溶质。其分离原理是:基于被分离物质的净电荷与质量之间比值的差异,不同离子按照各自表面电荷密度的差异,以不同的速度在电解质中移动而导致分离。为了降低电渗流和吸附现象,可将毛细管内壁涂层。它要求缓冲液具有均一性,毛细管内各处具有恒定的电场强度。CZE 是目前应用最广的一种分离模式,适用于蛋白质、氨基酸、多肽类和离子的分析。毛细管中除电解液外,无须填充任何物质,操作简便,自动化程度高。

（二）毛细管凝胶电泳(capillary gel electrophoresis,CGE)

毛细管凝胶电泳是将凝胶移到毛细管中作为支撑物进行分离的区带电泳。凝胶是一种固态的分散体系,具有多孔性,起着类似于分子筛的作用。被分离物在通过毛细管内的凝胶柱时,按照各自分子的体积大小逐一分离,分子体积大的首先被分离出来。该方法主要用于 DNA、RNA 片段的分离和测序,PCR 产物分析及蛋白质等大分子化合物的检测。

（三）胶束电动力学毛细管色谱(micellar electrokinetic capillary chromatography,MECC)

胶束电动力学毛细管色谱是电泳技术和色谱技术的结合,当把离子型表面活性剂加入缓冲液中,并且其浓度足够大时,这种表面活性剂的单体就结合在一起,形成球体（胶束）。目前以十二烷基磺酸钠（SDS）胶束最为普遍,MECC 和 CZE 类似,缓冲液在管壁处形成正电,产生强烈的向负极方向移动的电渗流,而 SDS 胶束由于外壳带负电性,具有向正极迁移的倾向,一般电渗流的速度大于胶束向正极迁移的速度,因而胶束最终以较低的速度向负极移动。中性粒子之间的分离是根据其本身的疏水性的不同而达到的,不同疏水性的粒子和胶束的相互作用不同。疏水性强的作用力大,保留的时间长。MECC 是目前唯一既能分离中性离子又能分离带电组分的 HPCE 模式。

（四）毛细管等电聚焦电泳(capillary isoelectric focusing,CIEF)

毛细管等电聚焦电泳通过内壁涂层使电渗流减到最小,两个电极槽分别装有酸碱溶液,加高电压后,在毛细管内壁建立 pH 梯度,溶质在毛细管中迁移至各自的等电点,形成明显区带。聚焦后,用压力或改变检测器末端电极槽储液的 pH 值使溶质通过检测器。该方法已经成功用于测定蛋白质等电点、分离异构体等方面。

（五）毛细管等速电泳(capillary isotachophoresis,CITP)

毛细管等速电泳是在被分离组分与电解质一起向前移动的同时进行聚焦分离的电泳方法,与 CIEF 一样,CITP 在毛细管中的电渗流为零,缓冲系统由前后两种不同淌度的电解质组成,分离时毛细管内首先导入淌度低于被分离组分的尾随电解质。在强电场的作用下,各被分离组分在两种电解质之间的空隙中发生聚焦分离。选择处理或未处理硅胶毛细管电泳,电渗流可用 0.25% 羟脯氨酰甲基纤维抑制。前导电解质为 5 nM 磷酸,尾随电解质为缬氨酸。在分离开始时,电流会由于高淌度的电解质完全充满毛细管而迅速增大,进入分离过程时,电流会随着低淌度的电解质进入毛细管而下降。

（六）毛细管电色谱(capillary electrochromatography,CEC)

毛细管电色谱是将高效液相色谱众多的固定相填充到毛细管中,或在毛细管内壁涂布固定相,以样品与固定相间的相互作用为分离机制,以电流流向为驱动力的色谱过程。此模式兼具电泳和液相色谱的特点。

(七)亲和毛细管电泳(affinity capillary electrophoresis,ACE)

亲和毛细管电泳在电泳过程中具有生物专一性亲和力,即受体(receptor)和配体(ligand)相互间发生特异性亲和作用,形成受体-配体的复合物。通过对比受体和配体在发生亲和作用前后的电泳图谱变化,可获得有关受体和配体亲和力大小、结构变化、作用产物等方面的信息。ACE 可用于研究抗原-抗体或配体-受体等特异性相互作用。

(八)胶束电动毛细管色谱(electrokinetic chromatography,EKC)

胶束电动毛细管色谱是根据电动现象命名的一种电泳模式,涉及电渗、电泳和色谱三方面的原理,主要用于手性化合物的分离。

(九)非水相毛细管电泳(non-aqueous capillary electrophoresis,NACE)

非水相毛细管电泳是分析物在有机溶剂中进行电泳分离的一种模式,使用非水相介质可增加方法的选择性,并有利于非水溶性物质的分离。

(十)CE/MS 联用

CE/MS 联用是将 CE 的高效分离能力与 MS 的高鉴定能力相结合,是微量生物样品,尤其是多肽、蛋白质分离分析的强有力工具。它可提供分子量及结构信息,适于目标化合物分析或窄质量范围内扫描分析,如多环芳香碳氢化合物(PAH)、寡聚核苷酸分析等。

(十一)芯片毛细管电泳(chip-CE)

芯片毛细管电泳技术是以毛细管电泳为核心,以芯片为操作平台的新兴技术。它可在几分钟甚至更短的时间内对上百个样品同时进行分析,这种快速分析的能力及分离泳道的阵列化,可以得到极高的单位信息量。芯片通常只消耗皮升级的样品,并且可以在线实现样品的预处理以及分析全过程,这些特点使得芯片毛细管电泳在新一代毛细管电泳仪的研制中成为一个极为活跃的热点。它可用于核酸、蛋白质的分析以及其他化合物的分析。

四、毛细管电泳的主要检测方法

(一)光学检测

紫外可见光、荧光以及化学发光检测是常用的光学检测法。

(二)电化学检测

在众多电化学检测方法中,安培检测灵敏度最高,选择性好,应用范围广,是相对容易研制和适合毛细管电泳的电化学检测方法,适用于金属离子的检测。

(三)质谱检测

毛细管电泳与质谱检测联用的关键是接口。该接口能够将毛细管分离的样品高效地输入质谱仪并提供足够的液体流量使其有效地离子化。与毛细管电泳联用的主要质谱检测法是电感耦合等离子质谱(ICP-MS)、软电离的电喷雾质谱(ESI-MS)以及离子喷雾质谱(ISI-MS)。ICP-MS是含微量金属和非金属化合物的高灵敏度的元素特效检测器。另外,国内外大量报道指出,CE-ICP-MS和CE-ESI-MS也能够对非金属元素形态进行分析。

第二节 发展历史与前景

一、毛细管电泳技术的发展历程

毛细管电泳这一方法虽是新工艺,但有着近百年的历史,是在电泳技术的基础上发展起来的一种分离技术,它真正被视为一种在生物化学中有重要意义的技术是在1937年,由Tiselius首先提出。传统电泳最大的局限是难以克服由高电压引起的焦耳热,1967年,Hjerten最先提出在直径为3 mm的毛细管中做自由溶液的区带电泳(CZE)。但他没能完全克服传统电泳的弊端。现在所说的毛细管电泳技术(CE)是由Jorgenson和Lukacs在1981年提出的,他们使用了75 μm内径的毛细管柱并用高电压和荧光检测器对多种组分进行了分离,创立了现代毛细管电泳。1984年,Terabe将胶束引入毛细管电泳,开创了毛细管电泳的重要分支——胶束电动毛细管色谱(MEKC)。1987年,Hjerten等把传统的等电聚焦过程转移到毛细管内进行。同年,Cohen和Karger提出了毛细管凝胶电泳。1988—1989年出现了第一批毛细管电泳商品仪器。近年来,提出了将液相色谱的固定相引入毛细管电泳中,又发展了电色谱,扩大了电泳的应用范围。当把电泳从凝胶板上转移到毛细管中后发现:分析灵敏度提高到能检测一个碱基变化的水平,分离效率达百万理论塔片数;分析片段能大能小,小到分辨单个核苷酸的序列,大到分离DNA;分析时间也由原来的以小时计算缩减到以分、秒计算。可以说,毛细管电泳是经典电泳技术与现代微柱分离技术完美结合的产物。它在经典电泳技术上进行了两项重要改进:一是采用了0.05 mm内径的毛细管,二是采用了高达数千伏的电压。毛细管的采用使产生的热量能够较快散发,大大降低了温度效应,使电场电压可以很高;电压升高,电场推动力大,又可进一步使柱径变小,柱长增加。

由于毛细管电泳符合以生物工程为代表的生命科学各领域中对多肽、蛋白质(包括酶、抗体)、核苷酸乃至DNA的分离分析要求,因而得到了迅速的发展。长期困扰我们的生物大分子如蛋白质的分离分析也因此有了新的转机。

毛细管电泳技术兼有高压电泳及高效液相色谱的优点,其突出特点是:所需样品量少,仪器简单,操作简便;分析速度快,分离效率高,分辨率高,灵敏度高;操作模式多,开发分析方法容易;实验成本低,消耗少;应用范围极广;可自由选择被分离物质的类型,使图谱清晰;容易清洗,不容易产生柱污染。

由于毛细管内径的限制,检测信号是毛细管电泳系统最突出的问题。紫外可见法是毛细管电泳常用的检测方法,但受到仪器、单波长等因素的限制。目前应用最广泛的是二极管阵列(photo-diode array,PDA)检测器。常规的检测器还有灵敏度很高的激光光热和荧光检测器。近些年,在实际应用中还产生了激光诱导荧光检测器、有良好选择性的安培检测器、通用性很好的电导以及可以获得结构信息的质谱(MS)检测器等。迄今为止,除了电感耦合等离子体(inductively coupled plasma,ICP)和红外(infrared ray,IR)技术没有和毛细管电泳联用,其他的检测方法均和毛细管电泳联用并且大部分已实现商品化。使用毛细管电泳时应该根据所分析物质的特点,选择相应分离模式和检测器,扬长避短,以得到最佳分析效果。

二、毛细管电泳技术的发展前景

毛细管电泳具有多种分离模式(多种分离介质和原理),故具有多种功能,因此其应用十分广泛,通常能配成溶液或悬浮溶液的样品(除挥发性和不溶物外)均能用其进行分离和分析,小到无机离子,大到生物大分子和超分子,甚至整个细胞。它广泛应用于生命科学、医药科学、临床医学、分子生物学、法庭与侦破鉴定、化学、环境、海关、农学、生产过程监控、产品质检、单细胞和单分子分析等领域。该技术可检测多种样品,如血清、血浆、尿样、脑脊液、红细胞、体液或组织及其实验动物活体试验;且可分离分析多种组分,如核酸、核苷酸、蛋白质、多肽、氨基酸、糖类、糖蛋白、酶、氨基酸、微量元素、小的生物分子等,以及DNA序列分析和DNA合成中产物纯度测定等,甚至可用于碱性药物分子及其代谢产物分析、无机及有机离子/有机酸分析、单细胞分析、药物与细胞的相互作用分析和病毒的分析,如在缓冲液中加入表面活性剂可用于手性分离中性化合物。另外,毛细管电泳对如今纳米技术的完善升级也起到了很大的促进作用,特别是在生物学应用领域,它能够准确地反映纳米微粒表面的细微改变,并可用于纳米微粒与抗体、寡核苷酸等结合的检测。毛细管电泳不仅在基础科学中得到广泛应用,在临床医学等领域也有较多应用,如临床疾病诊断、临床蛋白分析、临床药物监测、代谢研究、病理研究、同工酶分析、PCR产物分析、DNA片段及序列分析等。随着毛细管电泳技术的不断发展和完善,毛细管电泳技术越来越受到重视,为了适应生命科学的发展需要,该技术将进一步向微型化(芯片化)、集成化及自动化的方向发展,并将在临床研究和基础研究领域发挥越来越重要的作用。

第三节 应用举例与要点

一、毛细管电泳在重要生命物质检测中的应用

(一)毛细管电泳对糖类的检测分析

糖类是人体必需的营养素之一,对生命活动起着十分重要的作用,过去常用HPLC和

GC 等分离方法对其进行测定。近年来随着毛细管电泳技术的发展,毛细管电泳也开始广泛用于生物大分子糖类的分离分析。由于糖类物质多为电中性,且亲水性强,又不含强的紫外和荧光生色基团,故大多数情况下,糖类需经衍生化后再用 CZE 模式分离。在 CZE 中,由于中性分子的电泳迁移速度等于电渗流速度而无法得到分离。如果在电泳介质中加入形成胶束的阴离子表面活性剂(如十二烷基硫酸钠 SDS),中性分子将依据其极性大小在水相与胶束相(拟固定相)之间产生多次色谱类型的分配行为,从而达到分离的效果。目前在糖检测方面紫外分析应用较多,但它的灵敏度相对不高,检出限一般只达 10^{-6} mol 数量级水平。而用激光诱导荧光检测,对糖类进行柱前高效荧光标记,可使检出限达到 10^{-9} mol 水平。

(二)毛细管电泳对氨基酸的检测分析

人体对蛋白质的需要实际上是对氨基酸的需求,自然界中的蛋白质一般含 22 种氨基酸,其中有 8 种为人体必需的,但在人体内不能合成。过去氨基酸毛细管电泳分离后可用间接紫外、间接荧光或电化学检测器检测,但更多情况是对要测定的氨基酸先进行水解,然后再用衍生试剂进行柱前或柱后衍生,最后利用紫外或荧光检测器测定。例如,对氨基酸样品采用萘磺酰氯(DNS-Cl)衍生剂进行衍生,在 254 nm 紫外波长下其精氨酸衍生物的最低检测限达 8.5×10^{-11} g;又如,可采用异硫氰酸荧光素(FITC)衍生,激光制导荧光检测器检测,CZE 对氨基酸进行分离。

(三)毛细管电泳对脂肪酸的检测分析

脂肪酸是重要的营养素之一,脂肪酸的测定对分析食品的化学特性和进行食品质量的控制有很重要作用。过去,脂肪酸的测定常用 GC 和 HPLC。GC 虽具有耐高温的色谱柱,能用氢火焰离子检测器(flame ionization detector,FID)检测食品中的脂肪酸。在 HPLC 中流出物采用在线检测技术,且某些检测器如折射指数检测器(refraction index detector,RID)不便于直接对样品进行检测;衍生化反应经常使被测物转化不完全,也会生成干扰性的副产物;此外,对于有表面活性部位的溶质如长链脂肪酸,可能发生吸附现象,最终导致色谱峰拖尾,使分析结果受影响。近年来,毛细管电泳已广泛应用于食品中脂肪酸的分离分析,常用的分离模式为 CZE 和 MECK。随着脂肪酸链长的增加,其水溶性相应降低,并在缓冲液中形成胶束,分离选择性也随之降低,同时运用表面活性剂,MEKC 方法也可用于分析食品中的脂肪酸,但分析 $C_{11} \sim C_{15}$ 的中链脂肪酸时受到一定限制。

(四)毛细管电泳对有机酸的检测分析

有机酸的毛细管电泳测定于 20 世纪 90 年代初首先被报道,近年来有了较大发展。目前多用 CZE 模式测定啤酒、果汁、酸乳、蔬菜汁及面包中的多种有机酸(有机阴离子)。由于大多数有机酸无紫外吸收,故需用间接紫外测定。Devries 等人用 CZE 分离间接紫外同时测定了啤酒中的苹果酸、柠檬酸、醋酸、乳酸、琥珀酸和丙酮酸。利用计算机控制 CE 的温度或电压程序,使毛细管中的电解缓冲液形成动态,pH 梯度或电渗流梯度可大大增加有机酸的分离度。

(五)毛细管电泳对金属元素的检测分析

大量金属元素在生物体内具有重要功能,特别是矿物质元素。目前用毛细管电泳分析矿物元素这一应用已逐渐广泛和成熟,如测定矿泉水、苹果浆、果汁、花生酱、牛乳、奶酪及乳粉中的 K^+、Na^+、Ca^{2+}、Mg^{2+} 等离子,饮用水中的 K^+、Na^+、Ca^{2+}、Zn^{2+} 等离子。

食品基质中的阳离子可用间接紫外法检测,也可将其转化为具有紫外吸收的化合物,用直接紫外法测定。

(六)毛细管电泳对维生素的检测分析

维生素是食品中微量存在的小分子营养物质,是维持人体正常生理功能所必需的一类有机化合物。食品中某种维生素长期缺乏或不足将引起人体代谢紊乱并出现病理状态,因此对食品中维生素的分析很重要。CZE 和 MEKC 均可用于检测食品基质中总抗坏血酸,如 Cancalon 等人用 CZE 分离电化学检测柠檬汁中的维生素 C,用 MEKC 测定啤酒、果汁和蔬菜汁中 L-抗坏血酸。此外,CZE 也可一次同时检出食品基质中的盐酸吡哆胺、吡哆醇、吡哆醛等多种 B 族维生素。

(七)毛细管电泳对功能成分的检测分析

目前,毛细管电泳也可用于对食品基质中的功能成分,如生物碱和黄酮及其苷类物质的分析,用于酚酸的分析也有报道,如采用 CZE 模式分离生物碱,采用 MEKC 及 CZE 两种方法对黄酮化合物进行分离。

二、毛细管电泳在核酸、蛋白质检测中的应用

(一)毛细管电泳对核酸的检测分析

毛细管电泳现已应用到核酸分析的众多方面,如测序、基因突变分析、DNA 片断或 PCR 产物测定、基因表达、DNA 损伤分析、疾病诊断等。而 mRNA 目前也可以通过将其反转录成互补 DNA(cDNA)来进行分析。随着 chip-CE 的发展,miRNA 的检测也成为可能。

1. DNA 测序

DNA 测序的策略一般是基于 PCR 的毛细管阵列激光诱导荧光检测,毛细管阵列 DNA 测序仪已经商品化并得到迅速推广。目前,DNA 测序研究的方向主要在于提高测序的速度(高通量)和准确度以及大分子片断的认读长度(read length)。有学者研究了毛细管阵列电泳中电场梯度对 DNA 测序的序列长度、速度、选择性、准确性等方面的影响,并用优化的电场梯度条件在 140 min 内完成了 800 个以上碱基的序列测定。更有研究者仅用 40 min 便完成了 975 个碱基的 DNA 序列测定,且准确率高达 98.5%。

2. RNA、miRNA 的检测

目前,利用 chip-CE 技术已能对 RNA 及小 RNA 的浓度、纯度以及完整性进行检测,并且还可以基于目标 miRNA 与荧光探针的特异性杂交,利用 chip-CE 对从 RNA 中提取出的

miRNA 进行定性分析。

3. 基因突变分析

基因突变是指基因组 DNA 分子在结构功能上发生碱基对组成或排列顺序的改变,主要包括碱基的替换和小片段 DNA 的缺失或插入。如今已经发展出多种毛细管电泳基因突变分析技术,可对遗传性疾病进行基因诊断和对致病基因进行分离鉴定。一般采用 PCR 扩增目标基因,并通过毛细管电泳检测突变的 PCR 产物。目前,基因突变最常用的分析方法是单链构象多态性(SSCP)分析,其基本原理为:双链 DNA 片断变性,解离成单链 DNA(ssDNA),ssDNA 根据自己的特殊序列而折叠形成特定的构象;突变的基因片断由于碱基的变化而发生折叠变化,进而影响 ssDNA 的构象;由于不同构象 ssDNA 的电泳迁移率不同,可以采用毛细管电泳分离检测。近来,单核苷酸多态性(SNP)检测引人注目,它是生物个体差异的基因基础,包括药物疗效的差异、疾病易感性的差异等,在疾病诊断和个体化用药上有着重要的价值。

4. 反义寡核苷酸分析

毛细管电泳用于核酸分析的主要分离模式是毛细管凝胶电泳(CGE)。按照筛分介质的不同,CGE 可分为凝胶和无胶筛两大类,主要用于 DNA 和 RNA 片段分离测序、PCR 产物分析及蛋白质等大分子化合物的检测。

在反义核酸体内递送的研究中,毛细管电泳技术发挥了很大作用。近 10 年来,随着质谱(MS)技术的发展,CE 与 MS 联用技术受到了广泛关注。CE-MS 结合了 CE 的高分离能力和 MS 的高灵敏度、高选择性的特点,能提供分子质量和结构信息。WiUems 等建立了在线 CZE-ESI-Q-TOF/MS 方法分析寡核苷酸,并对体系中毛细管分离缓冲液组成成分、pH 值、鞘液的组成等条件进行了优化,提高了 CZE-ESI-Q-TOF/MS 方法检测寡核苷酸的灵敏度,分析相对分子质量为 5~9.2 ku 的寡核苷酸的相对误差仅在 3~35 pm。此研究小组后续又详细优化了 CZE-ESI-Q-TOF/MS 方法的条件,在碳酸铵缓冲液中加入反式-1,2-环已二胺四乙酸(CDTA),通过 CDTA 的螯合作用将背景中的 Na^+、K^+ 去除,从而不需要样品前处理的过程。在新方法中一个错配的核酸都可以被检测到。基于以上特点,CZE-ESI-Q-TOF/MS 是在寡核苷酸质量控制中非常有用的工具。

5. 核酸定量与基因表达分析

核酸的定量分析是研究基因表达量的重要基础。一般来说,研究基因表达的重要手段就是进行核酸或者蛋白质的测定。如果能够同时定量分析并在细胞、组织以及生物体等层次上进行对照,将完全有可能对基因表达进行深入彻底的研究。现在已经能够实现 HPCE 在单个卵母细胞水平的 mRNA 分析,如果能够结合单个细胞水平的蛋白质表达分析,将有助于更深入地理解蛋白表达过程中转录和翻译的相对作用。但是由于蛋白质组学(proteomics)的研究起步较晚,DNA 或 mRNA 的定性和定量在基因表达研究中依然占据最重要的地位。现在常用的基因表达研究一般基于 PCR 扩增技术,而在 PCR 产物的分离和检测方面可以发挥毛细管电泳的优势。Shimkets 报道了基因表达研究的 Genocalling 技术,它将 cDNA 样品同时用两种限制性内切酶进行水解,碎片经荧光标记的引物扩增,这些标记的 PCR 碎片经毛细管电泳分离并检测,结合生物酶化学,就可以得到基因表达的信息。

Sutcliffe 等发明了全基因表达分析（total gene expression analysis,TOGA）的自动的高通量的基因表达分析方法，也是基于 PCR-CE 技术，几乎可用于所有基因的基因表达总量分析。Martinelli 等建立了一种实时、快速的反转录 PCR(RF-PCR)方法。Kolesar 等首次报道了不需要经过扩增而直接进行 DNA 定量测定的方法，将分析的 DNA 与特定的荧光标记 DNA 探针杂交并通过 HPCE-LIF 分析，定量测定了与人的肥胖症有关的一种基因 AD-36，检出限 10.3 μg/L。

（二）毛细管电泳对蛋白质的检测分析

毛细管电泳在蛋白质分析方面的应用非常广泛，包括物化常数测定、纯度分析、微量制备、蛋白质组学研究、生化反应及其过程分析、结合蛋白质及其衍生物研究、临床医学与疾病诊断研究等众多领域。特别是蛋白质组学的研究已经成为继基因组学之后又一个热门的研究领域。

1. 毛细管电泳在蛋白质组学研究中的应用

蛋白质组（proteome）即基因组（genome）的蛋白质对应物，即一定时期的细胞、组织或生物体中得以表达的一整套的蛋白质。蛋白质的分离和测定是解决蛋白质组学研究的关键。为了满足研究的需要，蛋白质组学研究的毛细管电泳方法得以飞速发展。其中，毛细管电泳与质谱联用技术在蛋白质组学中的应用最为普遍，一般包括以下步骤：①将从细胞或组织中得到的蛋白质样品进行分离纯化（多用 2D-gel 电泳）；②分别将分离后的蛋白质进行酶解；③用 CZE 分离蛋白质水解后的多肽；④对分离后的多肽采用 MS/MS 在线分析确定每种肽的氨基酸序列；⑤通过库检索确定每种蛋白质的序列。例如，Tong 等人采用这种技术，对来源于酵母核糖体中的含 75 种蛋白的复杂混合物进行了分析，成功测定了混合物中 80% 的蛋白质；还有人利用 CZE/MS 分析了单个红细胞中的两条球蛋白链。另外，电泳芯片与质谱联用并应用于蛋白质组学研究的报道越来越多。生物质谱检测是蛋白质组学研究发展的主流，然而质谱仪器的昂贵又严重限制了这一技术的发展和推广。因此，也有人提出其他替代方法，Locke 等建立了基于柱上富集（head column stacking）的区带毛细管电泳技术，可以进行样品浓缩、分离及检测，蛋白质检测浓度范围从每微升皮克级到飞克级。

2. 生化反应及其过程分析

与蛋白质有关的生化反应及其过程分析包括酶催化反应过程监测、动力学研究、蛋白质稳定性测定等。例如 Ru 等利用 CZE 测定了 Rubisco 酶在不同条件下裂解的动力学过程；Vigiio 等利用 MEKC 研究了不同蛋白酶进行蛋白质水解的动力学过程；Zhao 等利用 CE-MS 分析了 WbpO 酶蛋白催化脱氢酶的转化反应动力学过程。

3. 蛋白质复合物分析

蛋白质复合物种类很多，包括金属结合蛋白，抗原-抗体复合物，蛋白质-DNA 复合物以及蛋白质-药物复合物等。它们一般分子量很大，结构复杂，对其进行分离分析相对比较困难，但是它们很可能是蛋白质发挥生物学功能的实际存在形态，而且这些复合物的研究对于药物筛选和临床诊断具有非常重要的意义。例如，可利用毛细管电泳分析鸡的红细胞中的一种 DNA-蛋白质复合物，利用 CE-LIF 对糖蛋白 HIV-1 gp120 与一种潜在的抗 HIV 药物的结合关系进行研究等。

4. 后修饰即蛋白质衍生物的研究

蛋白质的后修饰,如糖基化、脂基化、磷酸化等,在调节蛋白质的生物学功能方面起着重要的作用。后修饰之后的蛋白质衍生物,如糖蛋白、脂蛋白、磷蛋白等,均有着重要的生物学意义,很多药物本身就属于这类蛋白质。毛细管电泳是一种有效的分离分析糖蛋白的工具,既可以测定蛋白质又可以测定糖链。有人将 CZE 与 MS/MS 联用,不仅测定了糖蛋白的氨基酸序列,而且测定了其糖链部分的结构,显示了 CE/MS/MS 突出的优点。脂蛋白和磷蛋白的研究相对不够成熟。Okun 等分析了含低密度脂蛋白的受体与病毒之间的作用关系。Inano 等建立了一种适于分析脂蛋白的毛细管等速电泳(CITP),灵敏度和分辨率较高,可应用于脂蛋白相关疾病的临床诊断。Gambie 等利用 CZE/UV,分离并测定了氨基酸序列相同,只有残基磷酰化修饰不同的磷蛋白。

5. 毛细管电泳对蛋白质理化性质分析

以往大量的研究表明,毛细管电泳可以用来测定蛋白质的核质比、等电点以及分子量等。

(1)核质比的测定

CZE 是各种分离模式中最简单、应用最广泛的一种。在检测过程中,不同核质比的蛋白在管中的迁移速率不同,带正电荷的核质比最大的蛋白质最先通过检测窗口。用强碱(0.1 mol/L NaOH)清洗管壁可使管壁处于完全解离状态,利于蛋白质的分析;各组分的相对迁移时间不随电压变化,可作为 CZE 中峰定性的可靠参数。对不同种类的分离缓冲液进行比较,发现磷酸盐缓冲液与毛细管壁和蛋白质均发生作用,会改变蛋白质的迁移规律,但可以很好地将酸性蛋白和碱性蛋白分离;硼砂缓冲液主要是通过与毛细管壁发生作用来抑制蛋白质的吸附,不改变蛋白质的迁移规律。Lookhart 和 Bean 为提高毛细管电泳分析谷类蛋白的分辨率和重现性,对冲洗过程和分离缓冲液组成都进行了优化,指出用 1 mol/L 磷酸冲洗 4 min 是最佳条件,以 0.1 mmol/L 的磷酸盐缓冲液(含 0.05% 的羟甲基纤维素,pH 值 2.5),成功地对不同品种小麦进行了区分。在食品药品检验方面,有些在凝胶电泳和 HPLC 上鉴定为 100% 的纯化蛋白,在用毛细管电泳分析时,纯度仅为 90%。在临床应用方面,顾志冬等建立了血清蛋白 CZE 的分析方法,该方法还可同时对白蛋白进行定量测定;使用 CZE 对临床 5 种疾病进行分析,其分析结果与临床资料一致。

(2)等电点的测定

CIEF 将普通等电聚焦电泳转移到毛细管内进行。通过管壁涂层或向缓冲液中添加添加剂(如甲基纤维素)使电渗流减小,以防止蛋白质吸附及破坏稳定的区带。将样品与两性电解质混合进样后,两端分别插入酸和碱溶液中,加高电压 3～5 min 后,毛细管内部建立 pH 梯度,蛋白质在毛细管内向各自等电点处迁移,形成明显区带。最后,改变检测器末端贮瓶内的 pH 值,使聚焦蛋白质依次通过检测器而得以确认。在对样品进行测定之前,先对一系列已知等电点的蛋白质进行电泳,以等电点为纵坐标、以相对迁移率为横坐标制作标准曲线,再通过测得未知蛋白的相对迁移率,即可求得其等电点。Righetti 等人在加内标的情况下,以蛋白质通过检测窗时的电流值对等电点作图,通过测定未知蛋白经过检测窗口时的电流值求得其等电点,其误差在 0.03 个 pH 单位内。值得注意的是,由于检测窗口到负极尚有一段距离,因而不能检测等电点过高的蛋白质。为了扩大对碱性蛋白的检测范围,通常在缓冲液中加入四甲基乙二胺(可以扩展碱性一侧的 pH 值)。

(3) 分子量的测定

CGE 和非凝胶筛分毛细管电泳(NGSCE)都能够对蛋白质分子量进行测定。都是通过先对已知分子量的蛋白质进行电泳,以分子量对数为纵坐标、以相对迁移率为横坐标制作标准曲线获得公式,再根据未知蛋白质的迁移率计算出其分子量。其测定蛋白质分子量的机理与垂直板基本相同,即具有相同核质比的、被 SDS 包裹的、变性的蛋白质(糖蛋白除外)在凝胶中的迁移速率只与其分子量有关,而与其本身所带电荷和结构无关。虽然毛细管凝胶电泳有着极高的分辨率和效率,但是也存在一些问题:毛细管内径很小(一般 25~100 μm),但又相对较长,使得凝胶柱的制备较为困难;运行过程中电压很高,使得凝胶柱的使用寿命很短。因此,制备比较简单、寿命较长的 NGSCE 应用更广泛。所谓的非凝胶筛分,是在缓冲液中加入筛分介质,当其浓度超过临界浓度时,便会形成类似分子筛的结构,使 SDS-蛋白质复合物按蛋白质分子量分离。在分析过程中,每分析完一个样品,便将缓冲液冲洗掉,重新充入新的缓冲液,因此,两个样品之间不会相互影响。但是,如果同一个样品分析的时间过长,由于高电压和焦耳热等原因,筛分介质所形成的起筛分作用的结构会被破坏,加上蛋白质与管壁之间的相互作用,使得对大分子量蛋白质的筛分很难实现。

三、毛细管电泳在病毒学中的应用

(一) 毛细管电泳用于病毒粒子的分离

病毒具有胶体性质、大分子量、两性解离、对环境变化敏感等特征,可以通过毛细管电泳进行分离。虽然很久以前就报道了应用 CZE 方法对烟草花叶病毒进行分离,但由于各种原因未能成功。毛细管电泳直接用于分离病毒主要见于鼻病毒、脊髓灰质炎病毒、腺病毒、诺瓦克病毒、T5 和 MS2 噬菌体等少数几种病毒。

有研究者对阴离子表面活性剂 SDS 对毛细管电泳分离脊髓灰质炎病毒的影响进行研究,发现 SDS 不影响脊髓灰质炎病毒的电泳迁移率和完整性,但对其电泳峰的高度和宽度有影响,同时 SDS 会破坏亚病毒粒子的稳定性。Oita 等还使用脊髓灰质炎病毒首次研究了样品基质对毛细管电泳直接分离病毒电泳信号的影响。结果表明,样品基质电导率增高会降低检测灵敏度,通过超速离心、超滤浓缩等方法去除原始样品溶液成分,可降低其对毛细管电泳分离的影响。

(二) 毛细管电泳用于病毒滴度检测

病毒作为抗原和基因治疗药物载体已从实验室走向临床并快速发展着,快速确定完整病毒粒子(intact virus particle, IVP)滴度在疫苗研制生产和病毒载体表达重组蛋白研究中具有重要作用。常用的病毒滴度测定方法包括噬斑形成试验、透射电镜法、流式细胞术、荧光定量 PCR 等,这些方法或费时费力、对技术要求高,或基因扩增效率不同而无法准确定量,或不能区分IVP和亚病毒粒子或游离核酸片段而无法反映样本中IVP的数值。

毛细管电泳技术的发展为人们提供了可靠、稳定的快速检测病毒、亚病毒粒子方法。Mironov等学者以牛痘病毒JX-594株为研究对象,使用YOYO-1染料,用λ噬菌体DNA电泳绘制标准曲线,通过样品裂解前后病毒峰和游离DNA峰荧光强度变化计算ivp浓度,建立DNA病毒定量毛细管电泳(qCE)检测方法,同时,Mi-ronov等还确定采用蛋白酶K温和裂解检测效果最佳。该方法能够准确定量IVP,定量范围为$10^6 \sim 10^{12}$ IVP/mL,检测时间仅需5~15 min。Azizi等以水疱性口炎病毒(vesicular stomatitis virus,VSV)为研究对象,建立RNA病毒qCE检测方法,定量范围为$10^8 \sim 10^{13}$ IVP/mL,检测所需样本量为5~40μL;该方法还可对样本中的杂质DNA或RNA进行定量。qCE基于毛细管电泳分离技术可以准确区分IVP与游离核酸片段,达到精确定量IVP的目的。该方法所需样本量少,定量范围广,检测速度快,且可对病毒降解进行实时动态监测,适合科研及工业生产使用。

(三)毛细管电泳用于病毒等电点检测

CIEF具有可实现在线监测、自动化操作、所需样品和试剂少等优点,首先应用于HRV2的等电点(pI)测定。Schnabel等以羟丙甲纤维素涂层毛细管进行CIEF,通过在检测器一侧形成液体静压力抵消电渗流,使病毒在毛细管中停留足够时间以达到稳定聚焦状态,最终确定HRV2的pI为6.8。随后,全柱成像技术(whole column imaging detection,WCID)的应用使得无须聚焦区段移动即可实现直接检测,与CIEF联用缩短了检测时间,实现了高分辨率、高效分离检测。

四、毛细管电泳在临床诊断中的应用

(一)血清蛋白分析

血清蛋白电泳是临床上由各种原因引起的血液沉降率增加时需要进行的常规试验检查项目,有助于确诊临床报告的炎症或感染的状况并提示对其他项目做进一步检测。采用毛细管电泳可分离血清蛋白,并能准确计算出各蛋白质的相对浓度,避免了凝胶电泳法染色、脱色过程中多种影响因素造成的误差;HPCE法的结果重复性好,可信度高,便于储存和检索。前白蛋白在血清中的浓度可表明营养状态,并且还是确定炎症、肝硬化、恶性肿瘤、何杰金氏病等的重要指标,多数电泳法难以分辨,而用HPCE法很容易分离定量,检测波长为214 nm或200 nm。毛细管电泳增加了白蛋白部分的分辨率,这使双白蛋白血症检测的灵敏度有了很大的提高。毛细管电泳对肾病综合征、慢性炎症、自身免疫病、肝硬化等多克隆免疫球蛋白的分析具有较大的优势。血清蛋白电泳是单克隆蛋白(monoclonal protein,MP)血症重要的筛选试验,如多发性骨髓瘤和巨球蛋白血症,对典型的单克隆轻链和低浓度单克隆蛋白的检测有较高的敏感性。寡克隆蛋白成分是反映某种传染病存在的一种寡克隆γ-球蛋白,也是临床上某些疾病过程的组成部分,如B-细胞淋巴瘤、自身免疫或免疫复合物病等。

(二)免疫减法(immunosubtraction)鉴别单克隆免疫球蛋白的特征

单克隆免疫球蛋白是一种过度合成的单一类型或亚型的异常免疫球蛋白。它的产生是由于单一克隆的恶性或高致敏 B 细胞的无限增殖,从而产生同源性的单克隆免疫球蛋白。使用特异的抗同型免疫球蛋白(IgG、IgA、IgM、Kappa、Lambda)抗体包被琼脂糖凝胶球与血清样品一起孵育,在孵育前与孵育后分别进行毛细管电泳检测,通过用特异性抗体包被的琼脂凝胶球消除一个特殊的峰来指示是哪种单克隆成分,借此对免疫球蛋白的型、亚型和轻链型予以鉴定和分类。

(三)血红蛋白成分的分析

血红蛋白病(hemoglobinopathy)是一组由血红蛋白(Hb)分子结构异常或珠蛋白合成障碍而引起的遗传性血液病,前者称为异常血红蛋白病,后者称为地中海贫血。其中血红蛋白电泳是研究和分离异常血红蛋白的有效方法,且是诊断异常血红蛋白病和地中海贫血的重要手段之一。利用毛细管电泳,在溶血试剂中进行稀释的红细胞样品会被注射到毛细管的负极端,在高压电的作用下竞相电泳分离,然后 Hb 会被靠近正极端的 415 nm 光波检测装置检测到。通过该方法将蛋白质分离,并采用波长为 200 nm 氘光源和 CCD 探测器,对血红蛋白成分分析的灵敏度和分辨率高。用 CIEF 和 CZE 可分离出十几种 Hb 变异链。采用 CZE 法对正常人和地中海贫血患者血液样品在 pH 11.8 磷酸盐缓冲液中进行分离,分离的速度很快(小于 8 min),两者的电泳图谱明显不同。对胎儿红细胞处理后,用 CZE 法分离其血红蛋白,可分离出 α、β 和 γ 球蛋白链和多种球蛋白链。若是采用低 pH(3.2)的缓冲液,虽然分析时间有所延长,但变异体的分辨效果会有所提升。显然毛细管电泳技术对鉴别诊断血红蛋白病起重要作用。

(四)尿蛋白分析

近年来,尿蛋白的分析得到了进一步的发展,特别是根据分子量和所带电荷量来分离蛋白质的电泳技术。当今的生物学技术主要是应用电泳方法来检测游离轻链,并用免疫学技术来分析它们的特征。免疫游离轻链是肾脏损害的直接原因,最常见的是肾小管性或系统性肾病,可以是在尿中出现沉淀,也可以在间质中沉积。电泳异常条带位于 β 或 γ 区的病例中 2/3 的情况下存在本周氏蛋白。游离轻链常常沉积在肾小管中,导致肾小管中毒。由于蛋白尿定量与肾脏损害相关,形成蛋白尿的特定蛋白性质就反映了肾单位病变所在的位置和肾功能异常的发病机理。尿中特定蛋白的分析就如同一个真正的生化活检,能够及时反映肾单位内部的状况。

(五)肌红蛋白分析

在急性心肌梗死后患者的血液和尿液中常出现肌红蛋白异常升高,低浓度肌红蛋白难以用免疫比浊法测定,但毛细管电泳可在 8 min 内快速分离尿中低浓度肌红蛋白,并与血红蛋白相鉴别。

(六)脂蛋白分析

毛细管电泳可将血浆脂蛋白分离出 14 个亚组分,如在分离缓冲液中加入表面活性剂,可在短时间内对两个主要组分:高密度脂蛋白(HDL)和低密度脂蛋白(LDL)进行定量,并将 LDL 进一步分离为三个亚组分——LDL、中密度脂蛋白(ILD)和极低密度脂蛋白(VLDL),并对各组分的比例进行推算,从而为脂蛋白异常的情况提供不同脂肪代谢的信息。

(七)糖化血红蛋白(HbA_{1c})分析

红细胞中的血红蛋白糖基化部分即为 HbA_{1c}。HbA_{1c} 的水平与测定前数周内的血糖水平呈正相关,因此对糖尿病患者测定 HbA_{1c} 可了解患者过去较长一段时间内的血糖水平。该指标并不能作为糖尿病的诊断标准,但可作为控制血糖的指标,糖化血红蛋白的量还可作为评价各种治疗措施效果的标准。利用毛细管电泳能分离几种糖蛋白的糖基构型,可鉴别糖化血红蛋白 A_1、A_{1c} 和其他异构体,对糖尿病的监控具有重要意义。

(八)同工酶的分离

毛细管电泳技术已成功用于多种同工酶的分离,其原理是:先将样品在毛细管中电泳分离,待形成同工酶分离区带后,切断电源,再加入含底物的缓冲液,酶可催化底物而显色,进而形成可被检测的同工酶区带,再重新接通电源,继续电泳,使形成的同工酶染色区带先后通过检测器,测定最大吸收峰值,从而使被分离的同工酶可被分析并测定。如检测 βb-N-乙酰氨基葡萄糖苷酶的 A、B 同工酶,淀粉酶 P(胰)型和 S(唾液)型,肌酸磷酸激酶、碱性磷酸酶、蛋白水解酶、γ-谷氨酰胺基转肽酶、激肽释放酶、血管紧张素还原酶、组织蛋白酶 B 和 $5'$-核苷酸酶等,均可采用毛细管电泳技术分离其同工酶。

(九)免疫复合物分析

毛细管电泳可将免疫复合物从结合的抗原、抗体中迅速分离出来,应用荧光标记单克隆抗体,经 LIF-CE 检测,检测限可达毫克级,可用于混合液体中低浓度的免疫复合物鉴定。

(十)DNA 片段和染色体分析

HPCE 分离 DNA 分子需多聚物交联剂如聚丙酰烯胺、聚乙二醇、甲基纤维素等添加到缓冲液中作为分子筛,可对窄范围 DNA 进行高效分离。有学者将 HPCE 应用于 X 连锁隐性遗传病,成功地对 DNA 限制片段进行了基因多态性分析。研究表明,HPCE 可用于分析携带者及胎儿的产前诊断。

(十一)在治疗药物监测中的应用

毛细管电泳可简便、快速分析生物样品中各种形式的药物成分,在药理学研究、法医学检查及临床毒理等方面也有广泛应用。例如,抗肿瘤药物氨甲蝶呤先经固相萃取,HPCE 分离后用激光激活荧光检测器测定,其检测限可达 $0.1 \sim 1$ nmol/L;抗白血病药物胞嘧啶-β-D 阿拉伯糖苷,经简单有机溶剂提取样品,检测限为 8 μmol/L;应用筛孔电动毛细管电泳 (MECC) 可监测抗高血压药物,在分离液中加入 SDS 和 γ-环糊精,经有机溶剂提取,最低检测限为 10 μg/L。在临床常规用药的检测方面,如抗生素类药物阿莫西林可以不进行样品的前处理,直接以血浆样品进样,但缓冲液中加入 SDS 可减少蛋白的管壁吸附;头孢类抗生素经口服可被胃肠菌分解为 5 种代谢产物,其最终产物随尿液排泄,检测其血和尿药物浓度可作为临床观察指标;有的药物分析用血和尿药物浓度作为临床观察指标;有的药物分析用 MECC 可直接分离,不必特殊处理,如平滑肌解痉药,能缓解泌尿结石患者的疼痛。取患者尿液做 MECC 测定,检测限可达 200 μ/L。止喘药为治疗哮喘、早产儿窒息的常用药,取血清、唾液和尿液样品,直接进样并进行多波长测定,其线性范围为 0~200 $\mu mol/L$。催眠镇静类药物临床应用范围广,品种多,易发生药物依赖性,且中毒剂量与治疗剂量接近。如需进行药物浓度监测,最低检测限可达纳克每升水平。抗癫痫药物也可直接进入血、尿样品,还可分析人体内中毒物的成分,如吗啡及其主要代谢产物海洛因、可卡因等。在糖尿病的治疗监测中,可检测血中降糖药物的浓度,防止药物使用不当导致低血糖。

(十二)其他小分子、离子的检测

毛细管电泳能在 3~4 min 内分离血和尿样品中的血管造影剂并测定其含量,以及草酸盐等弱阴离子,检测尿样中十几种卟啉物质和维生素 C 异构体。在新生儿的遗传性有机酸尿症筛查中可检测 10 种有机酸标志物,如丙二酸二甲酯、戊二酸、3-甲基戊二酸、N-乙酰天冬氨酸、2-氨基乙酸、丙酸、乳酸、异戊酸、2-氨基异戊酸等。

五、毛细管电泳在药物分析中的应用

(一)毛细管电泳在药物制剂分析中的应用

目前,毛细管电泳分析技术在药品检验领域的应用迅速推广。药物分析大致可以分为两部分:一是原药的定量、原药中杂质的测定、药剂分析以及对它们稳定性的评价等以药品质量管理为目的的测定方法,这些方法要求有良好的选择性、适当的分析灵敏度、可靠的准确度等;二是对进入人体内的药物或代谢物的吸收、分布、代谢、排泄等体内动态的研究,即临床药物分析。这两部分的测定一般需要将分离和检测手段相结合。

药物制剂中成分复杂,除有效成分外,往往还含有一些有效成分的稳定剂或保护剂,一般几毫克的有效成分需要几十毫克的基体。毛细管电泳具有能排除高含量复杂基体干扰、检测痕量成分的能力,且样品只需经简单预处理,现已广泛应用于片剂、注射剂、糖浆、滴耳液、乳膏剂及复方制剂等各种剂型中主药成分的定量测定。

毛细管电泳技术的研究和应用,给药物分析领域和药品检验工作带来了生机与活力,将对该专业技术的发展及提高起重要的推动和促进作用,尤其是在对基因工程药物、中成药复方制剂的分析和中药材种属的鉴定方面。但任何事物都有两面性,它也有不足,如有的药物用毛细管电泳分析精确度还不够高;有的灵敏度很高,但专属性界定尺度又不易掌握;CE 仪器昂贵,很难普遍推广等都需要不断研究解决,其中,尤其以如何巧妙地与其他方法和技术(如 HPLC、MS 等)联合使用,以收到更好的效果为今后毛细管电泳技术研究、完善的方向和课题。可喜的是,这方面的工作已经启动,CE-HPLC、CE-MS 联用已取得高效率、高质量的分析成果。经过科学工作者的不懈努力,一个药物分析领域的新技术快速发展时期即将到来。

(二)毛细管电泳在药物杂质检查中的应用

药物合成中带入的杂质和药物的降解产物通常与药物有相似的结构,而且一般含量很低。毛细管电泳作为药物的杂质痕量组分分析方法,具有多组分、低含量和同时分离分析能力,故可作为药物杂质的检测手段。毛细管电泳也可以用于药物生产过程全方位控制与监测,以保证药物质量,提高工艺水平。已有文献报道用 NACE 法测定己烯雌酚片及其降解物;用毛细管电泳定量分析盐酸罗匹尼罗及其潜在杂质;用 CZE 法分析伊班磷酸盐及其相关杂质;用 CZE 和 CITP 法检测高舍瑞林中缩氨酸和反离子物质的含量;用 CZE 法定量检测半胱胺钠磷酸盐中的杂质。

(三)毛细管电泳在中药分析中的应用

中药品种繁多,药材产地各异,成分复杂,无论是药材还是成药的分析,都是一项非常艰难的任务。现代化仪器设备和科技手段(如薄层色谱、HPLC 等)用于中药分析工作虽取得巨大进展和成就,但往往只是对药材和成药中成百上千个成分中的一个或几个成分的分析,实际只是一种象征性的代表式分析,与之起化学和药理效应的实际组合成分(起码是有效成分)相比,仍有相当大的距离。随着毛细管电泳技术对中药材及其有效成分的鉴别与分析的快速发展,建立在此基础上的中成药和中药复方制剂中有效成分的定性、定量分析已有进展,且有希望解决长期困扰中药质量控制中的重大难题。近年,报道的毛细管电泳分析中药材已有 18 种,还有成药 70 种和有效成分 120 种以上。

毛细管电泳法已经日益广泛地应用到中药有效成分的分离和含量测定中,分离测定的成分包括生物碱、黄酮类、有机酸类、酚类、苷类、蒽醌类、香豆素类等。

(四)毛细管电泳在手性药物分析中的应用

手性药物的每个对映异构体在生物环境中表现出不同的药效,在药物吸收、分布、代谢、排泄等方面存在立体选择性差异。为了能准确地了解药效和安全用药,发展和建立简单、快速的手性药物对映体的分离分析方法,并将其用于临床研究和医药质量控制,显得日益迫切。毛细管电泳因其高效、快速、选择性强的特点而成为目前最有效的手性拆分方法。各种毛细管电泳分离模式皆可用于对映异构体分离,因此,手性拆分成为毛细管电泳应用最活跃、最独特的领域。其中,添加剂法只需向电泳缓冲液中加入合适的手性试剂,经过一定的分离条件优化即能实现手性分离。目前,主要的手性添加剂有环糊精类(CDs)、冠醚类、大环抗生素、蛋白质等。

(五)生物样本中的药物及其代谢产物分析

生物体内药物及其代谢物随时间与位置分布的研究,即药物动力学分析,在临床医学中有重要意义。在非水溶剂中可降低被分析物与管壁的作用,降低由吸附所引起的峰拓宽并改善拖尾,同时可显著提高被分析物的回收率。近年来,用毛细管电泳法进行生物样本中的药物及其代谢产物的分析已成为研究热点。已有文献报道用毛细管电泳法监测腺苷及其代谢物含量变化;用毛细管电泳法测定人血浆中的格列苯脲、二甲双胍(甲福明)、苯乙双胍含量;用 CE-化学发光法检测人尿中儿茶酚胺的含量;用 CZE 安培法测定尿中的 L-酪氨酸及其代谢物浓度;用 CZE 法测定人尿中两种巴比妥盐的浓度;用 HPCE 法测定头孢克洛血浆浓度;用 CE 法测定血浆中蛋氨酸的含量;用 CE 电导法检测血清中的丙戊酸含量。

(王　欣　伦永志)

参考文献

[1] ALLISON R,GREENPLATE,DOUGLAS B,et al.Systems immune monitoring in cancer therapy[J].Eur J Cancer,2016(61):77-84.

[2] BAN E,YOO Y S,SONG E J.Analysis and applications of nanoparticles in capillary electrophoresis[J].Talanta,2015(141):15-20.

[3] JONES C M,MONGE M E,KIM J,et al.Metabolomic serum profiling detects early-stage high-grade serious ovarian cancer in a mouse model[J].J Proteome Res,2015,14(2):917-927.

[4] COLAK D,ZANINOVIC N,COHEN M S,et al.Promote R-bound trinucleotide repeat mRNA drives epigenetic silencing in fragile X syndrome[J].Science,2014,343(6174):1002-1005.

[5] EUNMI BAN,EUN JOO SONG.Capillary electrophoresis methods for microRNAs assays:a review[J].Analytica Chimica Acta,2014,34(852):1-7.

[6] HOMMERSON P,KHAN A M,DE JONG G J,et al.Ionization techniques in capillary electrophoresis-mass spectrometry:principles,design,and application[J].Mass Spectrom Rev,2011,30(6):1096-1120.

[7] LIANG D,PENG Y,LV W,et al.Copy number variation sequencing for comprehensive diagnosis of chromosome disease syndromes[J].J Mol Diagn,2014,16(5):519-526.

[8] LIU S,SONG L,CRAM D S,et al.Traditional karyotyping vs copy number variation sequencing for detection of chromosomal abnormalities associated with spontaneous miscarriage[J].Ultrasound Obstet Gynecol,2015,46(4):472-477.

[9] MASAHITO T,PAULA A,MICHELLE S,et al.Towards germline gene therapy of inherited mitochondrial diseases[J].Nature,2013,493(7434):627-631.

[10] BUTTE N F,LIU Y,ZAKERI I F,et al.Global metabolomic profiling targeting childhood obesity in the Hispanic population[J].Am J Clin Nutr,2015,102(2):256-267.

[11] NAGAOKA S I,HASSOLD T J,HUNT P A.Human aneuploidy:mechanisms and new insights into an age-old problem[J].Nature Reviews Genetics,2012,13(7):493-504.

[12] PASALIC L,PENNINGS G J,CONNOR D,et al.Flow cytometry protocols for assessment of platelet function in whole blood[J].Methods Mol Biol,2017(1646):369-389.

[13] QUINN J J,CHANG H Y.Unique features of long non-coding RNA biogenesis and function[J].Nat Rev Genet,2016,17(1):47-62.

[14]RAWSTRON A C,DE TUTE R M,HAUGHTON J,et al.Measuring disease levels in myeloma using flow cytometry in combination with other laboratory techniques: lessons from the past 20 years at the Leeds Haematological Malignancy Diagnostic Service[J].Cytometry B Clin Cytom,2016,90(1):54-60.

[15]RAUSCHERT S,UHL O,KOLETZKO B,et al.Metabolomic biomarkers for obesity in humans:a short review[J].Ann Nutr Metab,2014,64(3-4):314-324.

[16]ZANG X,JONES C M,LONG T Q,et al.Feasibility of detecting prostate cancer by ultraperformance liquid chromatography-mass spectrometry serum metabolomics[J].J Proteome Res,2014,13(7):3444-3454.

[17]ZHANG W,HANKEMEIER T,RAMAUTAR R.Next-generation capillary electrophoresis-mass spectrometry approaches in metabolomics[J].Curr Opin Biotechnol,2017(43):1-7.

[18]ZHU X,LI J,RU T,et al.Identification of copy number variations associated with congenital heart disease by chromosomal microarray analysis and next-generation sequencing[J].Prenat Diagn,2016,36(4):321-327.

[19]侯一平,王保捷,郭大玮.法医物证学[M].北京:人民卫生出版社,2014.

[20]李海芳,张倩云,林金明,等.近期微流控芯片疾病诊断技术的研究进展[J].色谱,2011,29(4):284-292.

[21]林雪霞,刘斌,孙向英,等.微流控芯片-质谱联用细胞分析方法研究进展[J].分析测试学报,2017,36(2):184-189.

[22]刘誉,韦建鸽,吴彬彬,等.线粒体病的分子生物学机制[J].暨南大学学报(自然科学与医学版),2011,32(2):115-121.

[23]龙峰,段桂开.临床检验实验室自动化流水线的应用[J].中华检验医学杂志,2012,35(4):378-379.

[24]汤一苇,查理·斯特顿.诊断微生物学新技术[M].2版.吴尚为,贾彬,陈茶,等译.北京:科学出版社,2015.

[25]吴志俊,金玮.拷贝数变异:基因组多样性的新形式[J].遗传,2009,31(4):339-347.

[26]中国合格评定国家认可委员会.CNAS-CL02 医学实验室质量和能力认可准则(ISO 15189:2012)[M].北京:中国计量出版社,2013.

[27]中华人民共和国卫生部医政司.全国临床检验操作规程[M].4版.北京:人民卫生出版社,2015.

[28]周琰,李琴,刘皋林,等.临床(前)研究的质谱流式细胞术-流式细胞技术的"后荧光时代"[J].中国新药与临床杂志,2017,36(1):1-6.